KB267709

체질관리

내 체질을 알아야 건강하게 살 수 있다

건강비법

조명묵

미래문화사

각종 식품을 연구 분석하는 저자의 모습

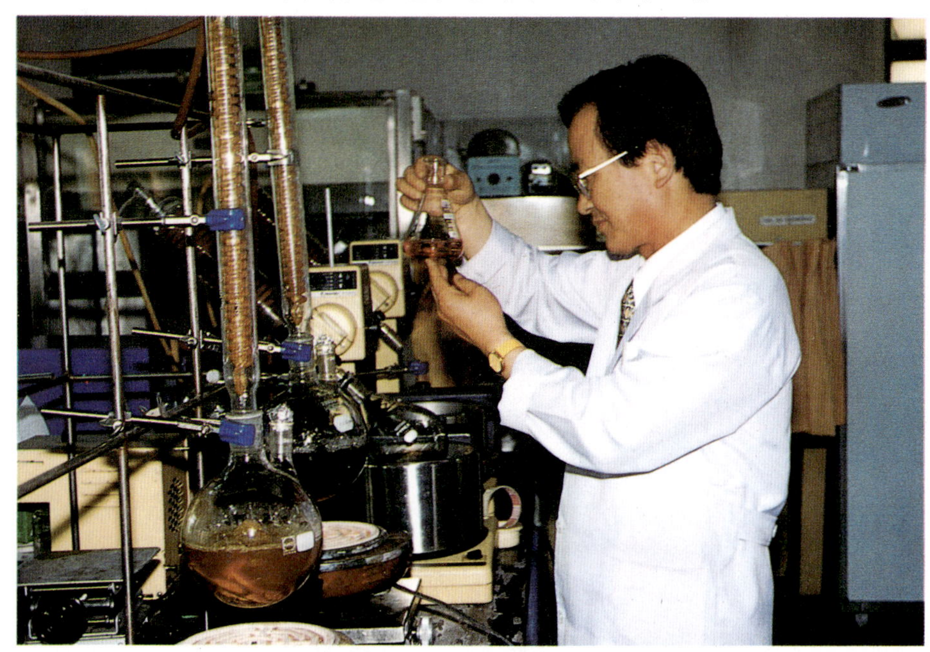

각종 식품에 중금속 여부를 분석하는 저자의 모습

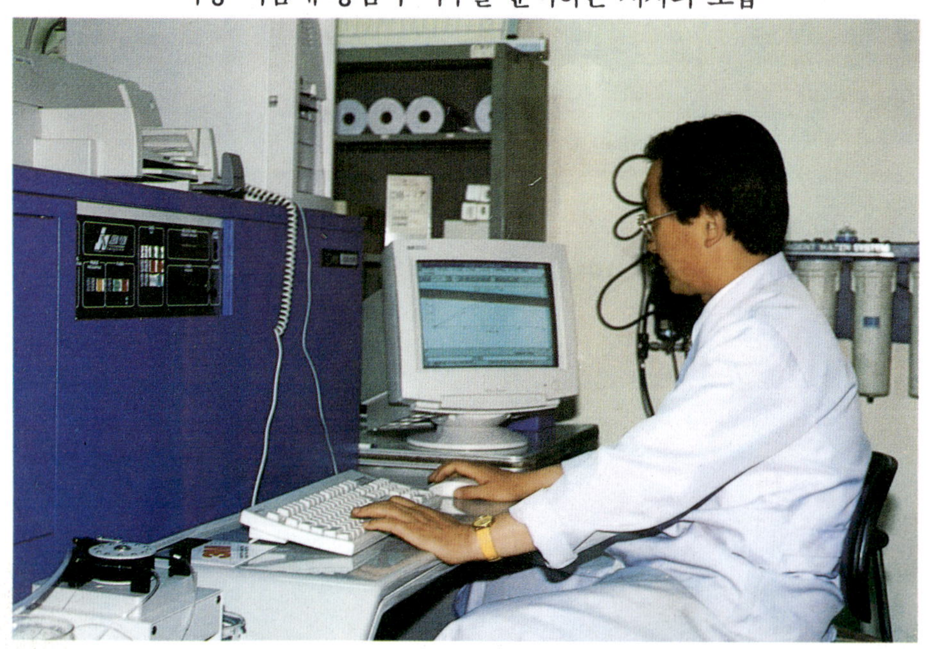

체질관리 건강비법을 강의하는 저자

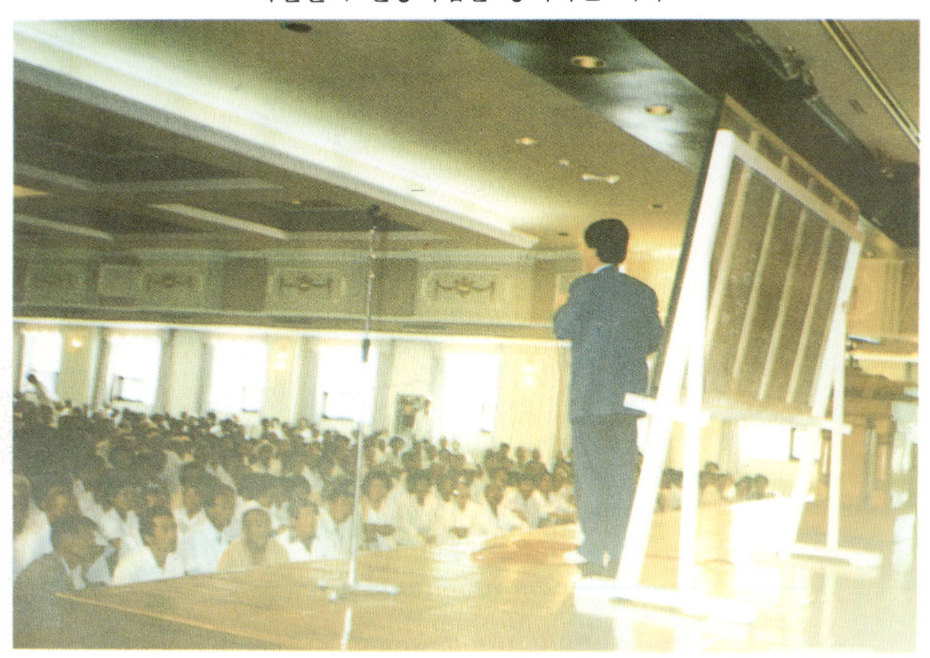

오링 테스트로 체질진단을 하는 저자의 모습

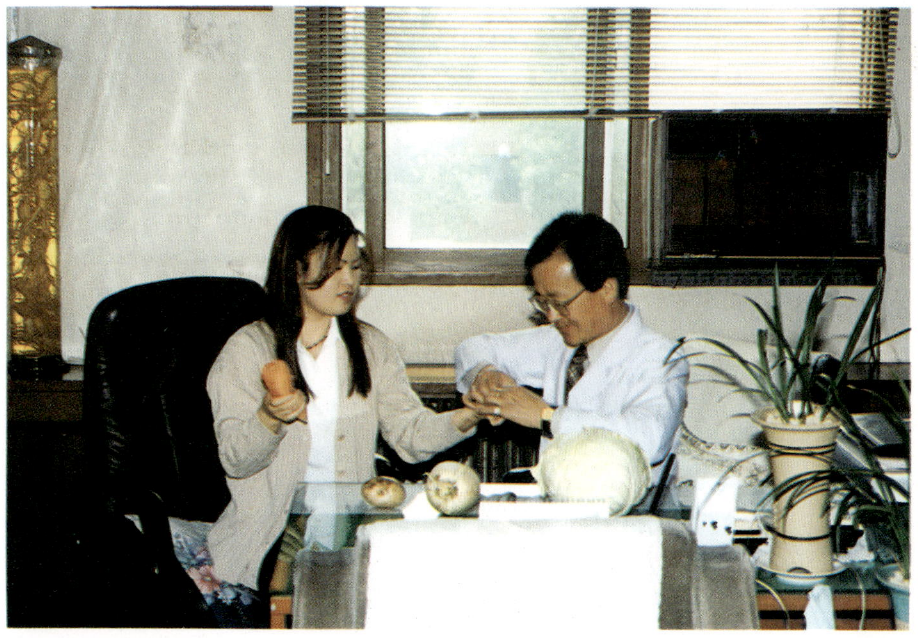

각종 식품을 연구 분석하는 저자의 모습

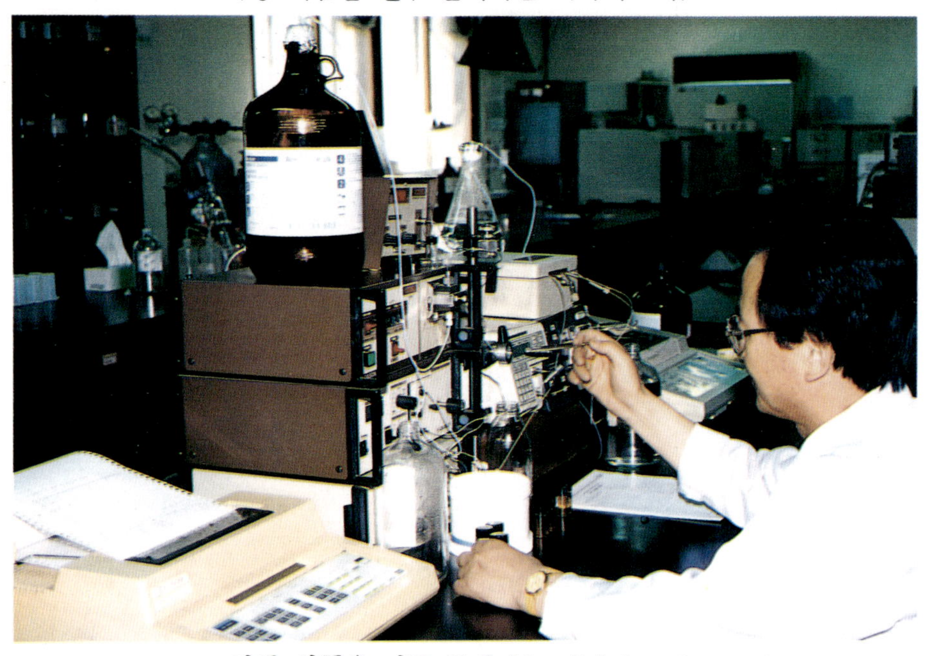

각종 식품을 연구 분석하는 저자의 모습

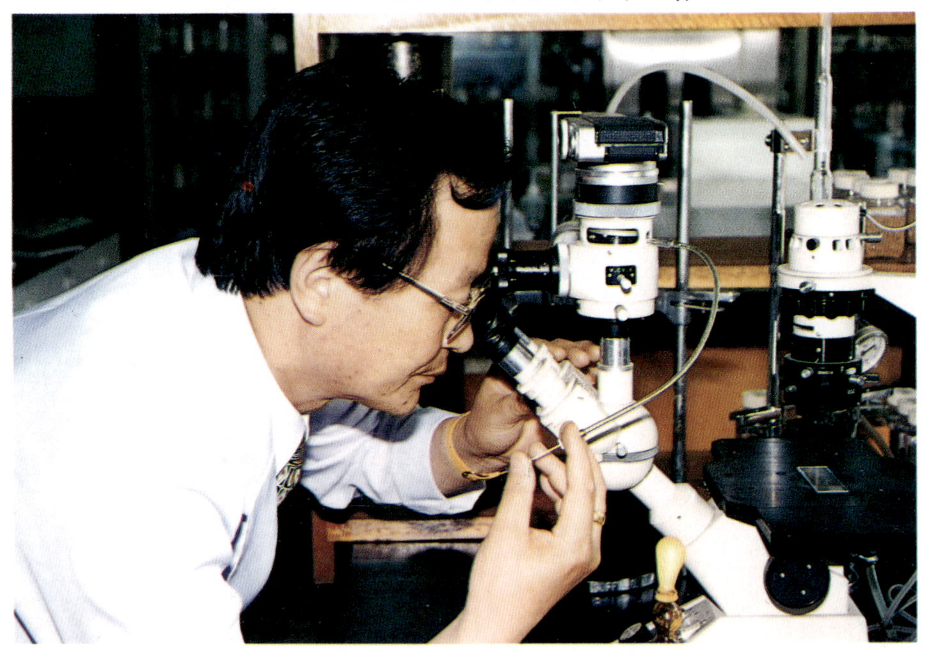

체질관리 건강비법

체질관리 건강비법

조명묵

미래문화사

머 리 말

　'사람은 소우주다'라는 말이 있다. 전체 우주를 축소한 대표적인 인물이 사람이다. 삼라만상 피조만물의 성분과 특성이 다르듯 사람의 개성도 다르다. 그러므로 자기의 체질을 알고 관리하여 살아가는 동안 건강하고 튼튼하고 보람 있는 삶을 살아가려면 올바른 식생활을 찾아야 하지 않겠는가 하는 생각이다.

　사람이 먹는 식품 중에서 사람이 필요로 하는 영양소를 모두 갖추고 있는 것은 존재하지 않는다. 그래서 여러 가지를 골고루 체질에 맞추어 먹어야 한다.

　옛날 사람들은 동물처럼 본능에 따라 먹을 것을 구분했다. 그래서 어떤 때는 독이 있는 식품을 먹어 변을 당하는 때도 있었다. 지금 우리가 먹고 있는 음식물은 조상들이 많은 희생을 치르고 얻어낸 것들이다. 후손들이 먹을 수 있는 것을 가려서 전해 내려오는 일용식품은 약 400종류나 된다.

　우리나라의 1960년도 전만 해도 허기진 배를 채우기 위해 단지 먹기에 바빴다. 그런데 농업과 어업이 발달하면서 식량을 얻기가 수월해지자 기왕이면 맛있는 것을 가려 먹는 식생활로 변하게 되었다. 그래서 맛좋은 것을 가려 배불리 먹다 보니 비만증이나 당뇨병·심장병·고혈압 등 이른바 성인병에 시달리는 현대인들이 급격히 증가하고 있다. 우리가 음식물을 섭취하는 것은 살기 위해 먹는 것이 아니라 건강하게 보다 열심히 일하며 나이가 들어서도 젊은 사람처럼 지낼 수 있는 체력을 기르기 위해서이다.

최근 과학의 발달로 사람이 각자 체질의 장단점을 알 수 있게 되고 식품 성분도 학술적으로 밝혀지고 건강을 위해 필요한 유익한 식품과 해로운 식품을 알고 섭취하게 되었다. 그리고 여러 가지 식품의 영양소와 특성이 알려지게 되어 이젠 배로 음식을 먹는 시대에서 입으로 먹는 시대로 바뀌었다고 표현할 수 있다. 그러나 건강하게 살기 위해서는 머리를 써서 먹어야 하기 때문에 앞으로는 머리로 음식을 먹는 시대로 바뀌어야 한다.

많은 동물 중에 사람만큼 식성이 좋은 생물도 드물 것이다. 초근목피(草根木皮)를 비롯하여 나무열매, 과일, 버섯, 곤충, 어패류, 채소류, 소, 닭, 돼지 등 육류에 이르기까지 광범위하고 다양하다. 세계적으로 보면 붉은 개미를 먹는 아프리카인, 구더기를 맛있게 먹는 에스키모인, 꿈틀거리는 낙지를 먹는 한국인, 원숭이 골을 즉석에서 파먹는 중국인, 그런가 하면 호수에 물고기와 새들로 먹을 재료가 얼마든지 있는데도 이용할 줄을 몰라 굶어 죽는 나라의 사람들도 있다.

과학문명이 발달된 선진 국민들도 아직은 자기의 체질을 관리하지 못하고 병들어 가는 사람들이 많다. 모든 병은 올바른 식생활로부터 고칠 수 있다. 이제부터라도 합리적인 식생활로 건강하게 삶을 살아가길 바란다.

제1장

일생의 체질

제1장 일생의 체질

사람의 생각은 행동을 지배하고 행동은 습관을 지배하며 습관은 그 사람의 성격과 인격을 지배하고 그 사람의 성격과 인격은 그 사람의 운명을 지배한다는 말이 있다. 이와 같이 일생 동안 살아가면서 환경 또한 4차원으로 변한다.

그 1차원은 어머니의 뱃속에서의 10개월 동안의 환경이며, 모태에서 세상에 태어나 모유를 먹는 6개월 동안이 2차원의 환경이다. 그리고 모유를 중단하고 식생활을 하면서 25세까지 성창하는데 그때의 세포 형성 기간 동안이 3차원의 환경이다. 4차원의 체질은 성장 후 일생 동안의 환경을 말하는데 자기 관리를 잘하면 오래 장수하는 운명으로 변한다.

우리가 배움의 목적은 아는 데 있고 아는 목적은 행하는 데 있으며 행하는 목적은 이루는 데 있듯이 건강한 체질을 항상 유지하려면 좋은 식생활을 하기 위해 끈기 있게 실천해야 한다.

* 통계청 사망 원인 분석

'94, 1년 동안 사망자 23만7백72명 중 사망 원인

- 30대—각종 사고 14.8%
- 40~60대—암질환자 21.4%
- 70 이후—중풍 · 뇌졸증 환자 30.2%
- 소화기 질환 8.2%
- 호흡기 질환 4.9%
- 감염성 질환 2.6%
- 사망자의 성비는 남자가 여자의 3배에 이르는 것으로 집계됐다.

* 서울 보건전문대에서 통합한 내용

태어나서 사망할 때까지 각종 부상이나 질병을 얻어 완치하는데 한국인은 평균 일생의 20%를 건강을 상실한 채 살아간다.

* 유병여명(有病餘命)의 수치

질병의 종류　　　　　　　성별	남	여
부상이나 질병으로 건강을 훼손당한 채 사는 기간	약 13년	약 18년
일생 동안 급성질환을 앓는 기간	약 4년	약 5년
일생 동안 만성질환을 앓는 기간	약 8년	13년 6개월
일생 동안 병원에 입원하는 기간	58일	47일
평균 수명	65세	75세

순간의 선택이 평생을 좌우한다는 말과 같이 순간순간 모여서 평생이 만들어지듯 나의 작은 습성이 나의 건강을 지켜준다. 나의 작은 습관이 오래 전부터 잘못되어 나의 몸이 각 기관을 병들어 가게 만드는 것이지 즉시 병이 발생되는 것은 아니다.

빗방울이 모여서 시냇물이 되고 시냇물이 모여 강을 이루며 강이 모여 바다를 만든 것이고 보면 바닷물은 결국 빗방울이 만든 것이니 작은 것은 결코 작은 것이 아닌 것임을 알아야 한다. 한 끼 한 끼 식사를 소홀함 없이 관리하여야 된다는 것을 깨닫고 끈기를 갖고 실천에 옮기기를 바란다. 그러면 사람은 성장의 5배를 산다고 하였으니 125세까지 장수할 수 있다고 본다.

1. 기본 건강법

1) 정신적 건강

평온한 마음, 즐거운 마음일 때는 뇌 내에 베타엔돌핀 엔케파린 도 파민이 많이 나와 면역 능력이 좋아지고 스트레스가 쌓일 때는 호르몬의 균형이 깨지며 면역 능력이 억제된다. 건강법이나 치료법도 시상하부를 좋게 함으로써 **내분비계, 자율신경계, 면역계가 정상이 되도록** 하는 방법 중의 하나다.

화내지 않고 즐거운 마음을 갖는 것에는 개인적으로 다르다. 그런 것에는 명상좌선기, 최면요법, 신앙생활, 독서, 서도, 다도, 무도, 요가, 태극권, 음악, 그림 등 여러 가지가 있다.

2) 육체적 건강

사람은 동물적 특징을 가지고 있기 때문에 숨을 쉬고 물을 마시고 음식을 먹고 움직여야 한다.

몸이 건강하려면 우선,

① 좋은 공기와 물을 마셔야 한다.

② 체질에 맞는 음식을 적당히 먹고

③ 적당한 운동을 해야 한다.

공기가 나쁘면 코와 기관지, 폐에 악영향을 미치게 된다. 뿐만 아니라 산소 부족은 세포 생성에도 좋지 않은 영향을 준다.

좋은 물이란 공해 없는 깨끗한 샘물 같은 것을 말한다. 사람의 몸은 약 70%가 물로 이루어져 있는데 그 중 약 0.9%가 소금기를 가지고 있고 대부분이 육각수의 형태를 띠고 있다. 이제부터 다섯 가지 기초 식품군 및 초정수와 생수로 인한 건강비법을 열거해 본다.

* 다섯 가지 기초식품군

	群別	食品群		主要營養素	食 品 名
구성식품	1	조어육류 난류 두유 및 콩제품		단백질	쇠고기, 돼지고기, 닭고기, 토끼고기, 생선, 조개, 굴, 두부, 콩, 땅콩, 된장, 달걀, 햄, 베이콘, 소시지, 치이즈, 어패류, 통조림, 조미건조어패류, 두유, 생선묵
	2	우유 및 유제품 뼈째 먹는 잔생선		칼슘(Ca)	멸치, 뱅어포, 새우, 잔생선, 사골, 우유, 유제품, 분유, 요구르트, 아이스크림
조절식품	3	채소류 과일류	녹황색	무기질 및 비타민	시금치, 당근, 쑥갓, 상치, 토마토, 미역, 다시마, 파래, 김, 톳나물, 당근즙, 맛김, 배추, 무우, 오이, 양배추, 김치 콩나물, 사과, 감, 딸기, 포도, 배, 수박, 토마토 켓찹, 과일주스, 과일통조림
			담색		
			과일		
열량식품	4	곡류(잡곡 포함) 감자류		당질	쌀, 보리, 콩, 팥, 옥수수, 밀, 감자, 고구마, 토란, 설탕, 꿀, 밤, 밀가루, 녹말가루, 알파(α)米, 미숫가루, 라면, 마카로니, 당면, 식빵, 비스켓, 케이크, 콘칩, 캔디, 쵸코렛, 과자류, 양갱, 도너츠
	5	유지류		지방	참기름, 면실유, 들기름, 콩기름, 쇠기름, 깨소금, 실백, 호도, 피너츠버터, 쇼트닝, 버터, 라드, 마아가린

※ 구성식품 : 근육, 혈액, 뼈, 모발, 피부, 장기 등 몸의 조직을 만든다.
　조절식품 : 몸의 생리기능을 조절하고 질병을 예방한다.
　열량식품 : 노동하는 힘과 체온을 낸다.

제2장

•

초정수와 생수로 인한 건강비법

제2장 초정수와 생수로 인한 건강비법

1. 건강의 기본 관리법

하나님의 신비로우신 능력에 의해 창조되어진 인간의 몸들이 원인을 알 수 없는 병, 이름모를 병으로 시달리면서 살아야 하는 이유는 무엇인가. 들판에 뛰노는 짐승들도 제 몸을 잘 건사하는데 최고로 발달된 문화 속에서 산다고 자처하는 만물의 영장 인간들에겐 웬 병들이 그렇게 많은지 모르겠다.

그것은 관리할 줄 모르기 때문이다.

기계 하나라도 제대로 관리하지 못하면 결국은 못 쓰게 고장이 난다. 인간의 몸도 관리하지 않으면 고장나지 않을 리 없다. 관리하는 데는 기본적인 원칙을 바로 알아야 한다.

1) 건강관리란?

우리 몸은 수십조 개의 세포들로 형성되어 있다.

우리 몸을 이루고 있는 세포 하나하나는 스스로 살아가는 자생력을 가지고 있다. 스스로 살아가는 자생력이 약해지지 않게 하고 또 약해졌으면 그 자생력을 회복시키는 것을 일컬어 건강관리라고 한다.

2) 건강을 해치는 이유

① 필요한 수분이 모자라기 때문이다.
- 뇌나 폐나 간이나 골수는 많은 물을 필요로 한다.
- 물이 모자라면 기관이 허약해진다.

② 필요 이상으로 열이 많은 것이다.
  • 필요 이상의 열이 쌓이면 염증이 생긴다.
  • 몸 안에 열이 많다는 것은 대소변을 잘 배설 못하기 때문이고 어느 한 곳에 열이 몰리면 순환이 잘 안 된다.
③ 몸 안에 독소가 쌓이는 것이다.
  • 수분이 모자라거나 열이 지나치게 많으면 체액이 변질되면서 독이 생긴다.
  • 수분이 모자라면 혈액이나 체액이 진해져 독이 된다.

* 건강관리의 기본 조건은 생수를 복용하여 몸을 마르지 않게 하고 열 없이 깨끗하게(독소가 없도록) 살아가는 것이다.

2. 몸 안에서의 물의 역할

동물이든 식물이든 모든 생명체는 물 속에서 생겨나고 자라고 또 회복되는 것이다. 시들어 가는 초목도 물만 주면 소생한다.
건강한 사람이 하루에 마셔야 될 물의 양은 2,000cc나 된다.

* 우리의 몸 안에는 2개의 신장이 좌우에 있는데 1일 두 신장이 걸러내는 물의 분량은 180 l 라고 한다. 말하자면 90되라는 것이다.
  • 매일 걸러내는 양은 180 l 가 된다.
  • 정수해 낸 노폐물은 2,000cc가 소변으로 배설된다.
  • 소변으로 2,000cc 배설하려면 2,000cc를 마셔야 한다.
  • 물을 마시는 것을 게을리하면 몸에 고장이 난다.
  • 병자는 3,000cc~4,000cc까지 마셔야 된다고 일본인이 지은 서식요법에 기록(이 물은 생수라야 한다)되어 있다.

1) 물의 역할

① 물은 몸 안에서 보사의 역할을 한다. (보사란 채워서 보충한다
   는 말과 빼어서 사한다는 말을 합한 것.)
② 물은 영양분을 전달하는 역할을 한다.
   - 우리가 먹은 음식물을 입에서 잘 씹고 위에서 소화하면 십
     이지장에서 인슐린과 담즙을 섞어서 소장으로 넘기고, 소
     장에서는 몸 안으로 흡수하여 영양분을 세포 사이에 있는
     물길을 통해 전신으로 전달한다.

* 만일 몸 안에 필요한 물이 부족하면 흡수된 영양분이 전신으로
전달되지 않아 먹기는 먹어도 실제로는 영양실조 상태에 있게 되기 때
문에 생수를 넉넉하게 마시는 것이 좋다.
③ 물은 몸의 모든 기능을 정상화시키는 일을 한다.
   소장에서 영양분을 흡수해 들이고 남은 찌꺼기는 대장으로 보
   내진다. 대장에서는 찌꺼기에 있는 물을 흡수하는데 찌꺼기에
   있는 물이 너무 모자라면 대장에서 물을 너무 빨아들이기 때
   문에 변비 현상이 일어난다. (변비는 병이 아니라 몸에 물이
   모자라는 현상이다.)
   변비가 있는 사람은 대장이 건강한 사람이요 대장이 약하여
   몸에 수분이 모자라면 먼저 비듬이 생기고 호흡이 곤란하고
   목에 가래가 끼게 된다. 그리고 위나 심장도 약해진다.
④ 물은 혈압을 조절하는 역할을 한다.
   - 혈액에 물이 모자라면 혈액이 진해져서 콜레스테롤 농도가
     높아지고 혈압이 높아지게 된다.
   - 몸 안에 물이 넉넉해야 혈압이 올라가지 않는다. (혈액에 수
     분 농도가 넉넉해야 한다.)
⑤ 물은 체액을 정상화시키는 역할을 한다.
   - 혈액은 혈관 속에 흐르는 피를 말한다. 체액에 물이 모자라면

몸이 마르고 물이 변질되면 몸이 부어서 문제가 생기게 된다.

* 하루에 2,000cc의 물을 마시고 2,000cc 정도 소변으로 배설되어야 체액이 이상없게 된다. 어떠한 식사보다 먼저 어떤 물을 마시느냐가 더 중요하다.

⑥ 물은 몸 안에 열을 순환시키는 역할을 한다.

- 몸 안에 필요한 양의 물이 모자라면 열이 제대로 순환이 안 되어 오른쪽 머리에 몰리게 된다.
- 왼쪽 뇌에는 물이 모자라기 때문에 흔들려서 어지럽고, 오른쪽 뇌에는 열이 많기 때문에 아픈 것이므로 양쪽 뇌의 느낌이 다를 때를 편두통이라 한다. 편두통을 없애려면 물을 넉넉히 마시면 된다.

2) 혈액과 체액은 소금물이다

- 몸 안의 물의 염도는 0.9%이다. 염분은 열을 내리게 하고 독을 해독시킨다.
- 2,000cc의 물에 천일염 한 스푼을 타서 닦으면 냄새가 제거되고 소금물을 바르면 모기도 안 달라붙는다.
  간척지 농사에 병충해가 없는 원인도 소금기 때문이다.

가. 잡곡밥에다 오미를 갖춘 채소의 반찬을 먹으면 보약의 역할을 한다

① 단맛은 주로 기운을 돋우는 작용을 한다.
② 매운맛은 체질을 강하게 하는 작용을 한다.

- 힘이 딸린다든지 체질이 허약하다는 느낌이 들면 단맛이 나는 것과 매운맛이 나는 음식을 곁들여 먹으면 건강하게 사는 데 도움이 된다.

③ 쓴맛 나는 것은 간에 영양소가 되어 배에 가스가 생기지 않게 한다. (쓸갯물)
④ 신맛은 몸 안에서 독소를 해독시킨다.
⑤ 짠맛은 몸의 저항력과 체액이나 혈액 변질을 예방한다.

- 뚱뚱한 사람은 쓴맛과 신맛을 복용하면 간장이 튼튼해 몸이 붓지 않는다.
- 다리가 잘 붓는 증상, 즉 관절염 등은 신것을 먹으면 낫는다. (생수에다 구연산 복용)

3) 체액과 혈액 정상화법

- 매일 물 2,000cc에 천일염 한 티스푼 정도 넣어서 하루에 마신다. 열이 많은 체질은 구연산을 두 스푼 정도 타서 마시면 좋다. 당뇨병일 경우 매일 물 4,000cc에 소금 두 티 스푼을 타서 마시면 좋다.
- 위 세척을 꼭 하고 이상의 물 복용 방법을 활용하길 바란다. (위 세척은 생수 1.5 l 에 천일염 세 티 스푼을 타서 20분 동안 다 마신다.)
- 혈압이 높으면 손가락에서 사혈하고 물 1,500cc에 소금물 한 티 스푼을 타서 마시게 되면 정상이 된다.

4) 체질 개선 방법

① 물을 넉넉하게 마셔야 한다. (1일간 2,000cc)
② 몸 안에 있는 수분에는 1%의 염분이 있어야 한다.
③ 음식은 곡식과 과일과 채소를 먹되 맛에 있어서 조화를 이루어야 한다.
④ 몸은 어느 부위라도 결리는 데가 없도록 풀어 주는 운동을 해야 한다.

5) 건강 회복의 방법

① 태양빛 열 이용
② 적절한 물 섭취(생수)
③ 산과 들에 있는 초목의 향기
④ 바닷물(염분 이용)
⑤ 해와 달과 별과의 적응
⑥ 춘하추동의 조절
⑦ 생태학적 조화
⑧ 체질에 맞는 음식 조절
⑨ 주말에 안식
⑩ 거룩한 신앙생활

양성체질인 사람은 열기 때문에 머리가 아프고 음성 체질인 사람은 냉기 때문에 머리가 아프다.

열이 나는 것은 몸 안을 시계바늘같이 오른쪽에서 왼쪽으로 열이 돌고 있기 때문이다. 열이 도는 이유는 두 신장 역할 때문에 오른쪽 신장은 왼쪽으로 넘어가야 할 열과 영양분이 오른쪽에서 분비되거나 허실되지 않도록 하는 역할을 하고, 열은 36도 5부의 열 이상이 소변으로 빠져 나가지 않도록 조절하는 역할을 한다. 오른쪽 신장에서 막힌 것은 위로 돌아서 왼쪽으로 넘어가 전신으로 퍼지는데 이것이 오른쪽 신장의 역할이다.

오른쪽 신장에서 통과하지 못한 열이나 분비물이 왼쪽으로 돌아가지 못하면 오른쪽에 머물게 되며 머문 열이 머리로 올라가 두통을 일으키게 된다. 오른쪽에 머문 분비물이나 노폐물은 오른쪽 다리로 몰려서 다리가 붓게 된다.

그리고 다리로 몰렸던 분비물이나 노폐물은 독이 되어 발에 몰렸다가 다리를 높게 해서 누우면 다시 신장으로 돌아와 억지로 소변으로 빠져 나가는데 이것이 밤에 보는 소변이다.

낮에 보는 소변은 독이나 열이 걸러진 소변이지만 밤에 보는 소변은 독소변이다. 그러므로 다리나 발이 붓거든 자기 전에 생수(초정수)에다 소금을 한 줌 정도 물에 타서 발목에 올라올 정도에 1시간 담갔다가 자면 독소가 빠져 나가기 때문에 밤에 소변을 보지 않게 된다.

오른쪽 신장이 36도 5부 이상 분비되지 못하게 막히면 막힌 열은 머리로 돌아서 왼쪽으로 순환하면서 전신으로 돈다. 그러나 왼쪽으로 돌릴 만한 물이 몸 안에 부족하든지 몸 안을 순환할 수 없을 정도로 과열이 되면 그 열은 머리에 몰려서 두통을 일으킨다. 머리에 두통을 일으킬 정도로 열의 순환이 안 되면 그 열은 다시 신장에 타격을 주어 신장염을 일으키게 된다.

이런 작용을 의식하여 생수(초정수)를 많이 마시면 필요량의 소변으로 열과 독이 빠져 나가므로 건강하게 살 수 있다.

왼쪽 신장의 역할은 오른쪽에서 왼쪽으로 물을 끌어당기는 일을 하므로 오른쪽에 있는 열과 영양분을 왼쪽으로 끌어들여 돌게 하는 역할을 한다.

몸 안에 필요한 물의 양이 모자라면 왼쪽으로 열과 영양분의 회전이 안 되기 때문에 왼쪽에 필요한 열이 돌아오지 못하고 오른쪽에 몰려 있게 되면서 왼쪽의 기관인 심장과 위장과 소장과 대장과 췌장이 왼쪽 신장과 함께 냉해져서 기능이 약해지게 된다.

그리고 손발도 냉해지게 되므로 왼쪽 신장을 제대로 하게 하려면 필요한 물이 몸 안에 넉넉하도록 정성껏 잘 마셔야 한다.

가. 변을 보며 건강을 체크한다

- 몸에 열이 있을 때 변비가 있으면 대장이 건강하다는 증거다.
- 몸에 이상이 있는데 변비가 없으면 대장이 약해 수분을 흡수하지 못한다는 증거다.

- 대변이 가늘면서 물기가 많으면 대장이 전혀 작용하지 못한다는 증거다.
- 변비가 전혀 없으면 대장이 약하기 때문에 기관이 약하고 목에 항상 가래가 끼게 된다.
- 변비에도 불구하고 물을 안 마시면 결국에는 대장의 벽이 닳아서 약해진다. 변을 보면서 대장의 정도를 분별해야 한다.

나. 소변으로 건강 체크를 한다

- 소변을 보면 몸 안에 흐르고 있는 체액의 상태를 확인할 수 있다.
- 소변이 맑으면 체액이 맑고 소변이 탁하면 체액이 탁하다.
- 소변에 색깔이 있으면 얼굴에도 색깔이 있다.
- 소변에 이상이 있을 때 물을 많이 마시면 개선된다.
- 특히 소변의 맛이 달 때는 물에 소금을 타서(0.9%) 마심으로써 당뇨를 방지할 수 있다.
- 소변은 자궁에 영양을 공급하기도 하고 자궁을 관리하기 때문에 소변이 변질되면 자궁이 타격을 받아 고장나기 쉽다.

6) 위장 세척 방법

- 생수 1500cc에 소금 3티스푼을 넣고 아침 식사 1시간 전에 시작하여 20~30분 동안 다 마시면 위장 세척이 시원하게 된다. 일주일에 1번씩 위장 세척 후 매일 1500cc를 마시면 건강하다.

가. 모든 기관을 마르지 않게

- 각 기관에 수분 농도는 체액이나 혈액에 있어서 85% 이상의 수분이 들어 있어야 한다. 간장과 뇌는 75% 이상이 필요하고

근육과 살은 65%, 뼈는 25% 이상의 수분이 필요하다.
그러므로 1500cc의 초정수에 한 티스푼의 소금을 타서 하루에 음료수로 마시면 유익하다.

나. 증상에 따라 관리한다

① 편두통
- 오른쪽 신장은 몸 안의 혈액과 체액을 정상화시키면서 소변으로 배설시키는데 35도 5부 이상의 열은 배설을 제한한다.
- 제한된 열은 위로 올라가 머리에 쌓이게 된다.
  머리에 쌓인 열은 다시 왼쪽 신장의 작용에 의해 머리에서 왼쪽으로 신장을 돌아서 배설 회전한다.
- 회전하는 과정에서 진행하지 못하고 오른쪽 물이 모자라서 오른쪽 뇌의 열이 왼쪽으로 회전할 수가 있다. 그 이유는 왼쪽에 물이 모자라서 오른쪽 뇌의 열이 왼쪽으로 회전할 수가 없어 오른쪽 뇌는 아프고 왼쪽 뇌는 물이 모자라서 어지러운 것을 편두통이라 한다.

- 뒷머리가 뻣뻣하다.
- 머리카락이 잘 빠지고 얇아진다.
- 머리카락이 희어진다.
- 집중력이 약해진다.
- 기억력이 약해진다. (오른쪽 뇌정도에 열이 있을 때 기억이 안된다.)
- 기미와 주근깨 제거
- 여드름 제거
- 건강한 피부 개선
- 목에 가래가 낀다.
- 편도선염

- 목이 잘 쉰다.
- 디스크
- 비만성 허리병
- 좌골신경통
- 왼팔과 왼손가락이 저릴 때
- 귀가 가렵다.

* 이럴 경우 생수에 천일염을 타서 마시면 좋다.

7) 얼굴색 개선법

- 얼굴색이 붉은 것은 신장에 문제가 있기 때문이다.
  특히 양볼이 유달리 팽팽하면서 붉은 것은 신장이 약하다는
  증거이다.

가. 얼굴이 검어질 때

- 간장이 담즙 생산을 제대로 못해 주기 때문에 혈액이 변질되
  어 색깔이 검어진다. 그러면 혈액이 진하기 때문에 위 세척을
  해주고 물을 많이 마시되 쓴 채소를 많이 먹어야 한다. (쑥이
  나 씀바귀, 웅담, 영지)

나. 얼굴이 파래질 때

- 몸에 산소가 부족하여 일어나는 현상이다.
  폐가 약하거나 몸에 수분이 부족해서 산소를 끌어들이는 작용
  이 제대로 되지 않아 나타나는 증상이다. 그러므로 위 세척을
  하고 물을 많이 마셔서 수분을 정상으로 유지해 줌으로써 건
  강도 회복되고 얼굴색도 정상으로 된다.

다. 얼굴이 하얘질 때

- 몸이 너무 냉하기 때문에 몸에 필요한 열이 모자라서 생기는
  증상이다. 그러므로 생수에다 소금을 약간 타서 마셔 수분을
  넉넉히 흡수하여 몸의 열순환을 제대로 시켜 주어야 한다.
  물을 마시는 과정에서 몸이 너무 냉하면 따뜻한 엽차를 마시
  면서 생수를 마시는 것이 바람직하다.
  (생수를 마시며 삼림욕을 하면 매우 효과가 있다.)
- 생수에다 소금물을 타서 바르고 그 위에 화장을 하면 얼굴이
  건성되지도 않고 피하지방질이 피부로 분비되어 항상 부드럽
  게 된다.
  이런 방법을 계속하면 기미나 주근깨, 여드름도 없어진다. 아
  이들의 태열도 물을 마시게 하면서 소금물을 연하게 타서 얼
  굴을 씻어 주면 없어진다.

8) 숙면법

- 낮에 신경쓸 일이 생겼거나 신경을 자극받고 저녁에 잠을 자
  기 힘들 때는 잠들기 1시간 전에 반 티스푼 정도의 소금을 물
  두어 컵에 타서 마시고 소변을 본 다음 잠을 자면 숙면할 수
  있다.

일어나는 즉시 마시는 초정수나 생수는 잠들어 있는 인체의 모든
기관을 일깨워 준다. 아침에 식욕이 없는 사람에게는 일어나자마자 물
을 마실 것을 권한다. 그것도 될 수 있는 한 찬물이 좋다.
이 한 잔이 위를 자극하고 그 자극이 뇌나 몸의 각 부위에 전달되어
잠들어 있는 기관을 깨워 준다.
그럼으로써 위액 분비가 증진되고 식욕이 생기고 배변도 좋아진다.
아침 초정약수 한 잔은 몸 전체에 엔진을 거는 스타트 단추다. 그리고

과일. 즉 풍부한 비타민이나 미네랄은 아침에 섭취하는 것이 가장 좋
다. 생수나 과일을 싫어하는 사람도 보약이라 생각하고 체질에 맞는
과일을 먹도록 한다.

제3장

•

사상체질론

제3장 사상체질론

- 태양인 : 폐의 기능이 좋고 간의 기능이 약하다. 오래 앉아 있거나 오래 걷지 못한다. 소변이 많다. 청각이 발달. 여자 중에는 몸이 건강해도 아이를 잘 낳지 못하는 경우가 많다.
- 태음인 : 간의 기능이 좋고 폐, 심장, 대장, 피부 기능이 약하다. 땀을 많이 흘린다.(땀은 많이 흘리는 것이 좋다.) 후각이 발달. 여자는 겨울에 손발이 잘 튼다.
- 소양인 : 비위의 기능이 좋고 신장 기능이 약하다. 몸에 열이 많다. 소화력이 왕성하다. 땀이 별로 없다. 시각이 발달. 남자는 정력 부족의 경우가 많고 여자는 다산하지 못한다.
- 소음인 : 신장의 기능이 좋고 비위 기능이 약하다. 허약체질, 냉성 체질이다. 땀이 별로 없으며 땀을 많이 흘리지 않는 것이 좋다. 미각이 발달. 피부가 부드러우며 여자는 겨울철에 손발이 잘 트지 않는다. 무의식중에 한숨을 잘 쉰다.

- 태양인에게 해로운 식품 : 열무, 무, 쇠고기
- 태음인에게 유익한 식품 : 당근, 도라지, 더덕, 마
- 소음인과 태음인에게 해로운 식품 : 보리, 팥, 오이 (태음인에겐 유익)

- 소양인에게 해로운 식품 : 감자, 고구마, 귤, 오렌지, 레몬, 미역, 김, 다시마

1. 사상체질 진단법

① 오이를 들고 힘이 빠지면 소음인

② 당근을 들고 힘이 생기면 태음인
③ 감자를 들고 힘이 빠지면 소양인
④ 무를 들고 힘이 빠지면 태양인
체질 판별법은 완력테스트, 오링테스트, 와맥진법 등 3가지가 있다.

1) 신체적인 특징으로 사상체질을 진단하는 방법

- 태양인 : 머리가 크며 둥근편. 목덜미와 뒷머리가 발달되어 있고
  하관이 빠르고 눈이 작다. 체구가 단정한 편이나 상체에
  비해 하체와 허리가 약하다. 대체로 몸은 마른 편이고 깔
  끔한 인상이며 눈엔 광채가 있다. 머리가 명석하며 영웅
  심, 진취성, 자존심 등이 강하다. 독창적이고 독선적이
  다. 남을 비난하길 좋아하고 분노를 잘 일으킨다. 천재
  형, 발명가, 전략가, 혁명가, 음악가 타입이다. 위인이
  아니면 오히려 무능력자가 되기 쉽다.

- 태음인 : 얼굴은 원형 또는 타원형이며 이목구비가 크고 입술은 대
  체로 두툼하다. 체격은 큰 편이고 근육과 골격이 발달해
  있다. 보통 키가 크며 몸이 비대한 사람이 많다. 특히 손
  발이 크다. 허리가 굵은 편이고 상체보다는 하체가 더 튼
  튼하다. 의젓하고 무게가 있어 보인다. 여자는 미인이 적
  다. 성격은 인자하고 마음이 너그럽고 활동적이다. 집념
  과 끈기가 있고 점잖으며 묵묵히 실천한다. 고집이 세고
  음흉하여 속마음을 잘 드러내지 않는다. 욕심과 교만이
  있다. 여자는 애교성이 적다. 게으를 때는 한없이 게으르
  다. 호걸형, 낙천가, 겁쟁이, 사업가, 정치가 타입이다.

- 소양인 : 머리가 앞뒤로 나오거나 둥근 편이며 표정이 밝다. 턱은
  뾰죽한 편이고 입은 과히 크지 않으며 입술이 얇다. 특히
  눈매가 날카롭다. 체형은 상체에 비해 하체가 약하며 특
  히 다리가 가늘다. 살이 찐 사람은 두툼하다. 가슴 주위

가 발달해 있다. 경쾌해 보이나 가벼워 보이는 인상이다. 걸을 때 항상 먼 곳을 보고 걷는다. 성격으로는 외향적이고 명랑하며 재치가 있고 판단이 빠르다. 다정다감하고 봉사와 희생정신이 강하고 이해관계에 따라 마음이 변치 않는다. 강직하고 의분을 참지 못한다. 성질이 급하고 경솔하며 실수가 많다.

화를 잘 내고 계획성이 적다. 비판적이며 체념이 빠르다. 대인관계는 원만하나 가정을 소홀히 하는 경향이 있다. 상인, 군인, 봉사자, 중개인, 서비스업 종사자 타입이다.

- 소음인 : 용모가 오밀조밀 잘 어우러져 있다. 눈 코 입이 그다지 크지 않고 입술은 얇다. 눈에 정기가 없다. 상체에 비해 하체가 발달해 있다. 살과 근육이 비교적 적으나 골격은 굵은 편이다. 키와 몸집은 대체로 작은 편이지만 몸매의 균형이 잡힌 사람이 많다. 얌전하고 온화한 인상이며 미남 미녀가 많다. 성격은 사색적이고 매사에 치밀하며 착실하다. 판단력이 빠르고 머리도 총명하며 예의 바르다. 세심하고 내성적이며 자기 본위적이다. 질투가 심하고 계산적이며 화가 나면 마음을 쉽게 풀지 않는다. 늘 불안정한 마음을 갖고 작은 일에도 속상해 한다. 여자인 경우에는 꼼꼼하게 살림을 잘 한다. 지사형, 교육자, 종교가, 학자, 사무원 타입이다.

2) 손가락 이용법

제1지는 간장(木)·태양인 : 금반지를 끼면 힘이 강해진다. 은반지를 끼면 힘이 약해진다.

제2지는 심장(火) : (보해 주는 금반지) (사해 주는 은반지)

제3지는 비장(土)·소음인 : (보해 주는 금반지) (사해 주는 은반지)

제4지는 폐장(金)·태음인 : (보해 주는 금반지) (사해 주는 은반지)

제5지는 신장(水)·소양인 : (보해 주는 금반지) (사해 주는 은반지)

3) 색을 이용한 체질 진단법

① 보라색을 올려놓고 검사해서 오링이 쉽게 안 벌어지면 태양인이다.
② 흰색을 올려놓고 검사해서 오링이 쉽게 안 벌어지면 태음인이다.
③ 파란색을 올려놓고 검사해서 오링이 쉽게 안 벌어지면 소양인이다.
④ 노란색을 올려놓고 검사해서 오링이 쉽게 안 벌어지면 소음인이다.

4) 기본 건강법

① 정신건강
평온한 마음이거나 즐거운 마음일 때는 뇌내 베타엔돌핀, 엔
케파린, 도파민이 많이 나와 면역 능력이 좋아지고, 스트레스
가 쌓일 때는 호르몬의 균형이 깨져 면역 능력이 억제된다.
건강법이나 치료법도 시상하부를 좋게 함으로써 내분비계, 자
율신경계, 면역계가 정상이 되도록 하는 방법 중 하나이다.
화내지 않고 즐거운 마음을 갖는 여러 가지 적합한 방법으로
는 명상좌선기, 최면요법, 신앙생활, 독서, 서도, 다도, 무
도, 요가, 태극권, 음악, 그림 등이 있다.

② 육체 건강
사람은 동물적 특징을 가지고 있기 때문에 숨을 쉬고 물을 마
시고 음식을 먹고 움직여야 한다.
몸이 건강하려면 ㉠ 좋은 공기를 마시고, ㉡ 좋은 물을 마시
고, ㉢ 체질에 맞는 음식을 적당히 먹고, ㉣ 적당한 운동을
해야 한다.

5) 각 체질에 적합한 반지 끼는 법

① 태양인－제1지에 금반지, 제4지에 은반지
② 소양인－제3지에 은반지, 제5지에 금반지
③ 태음인－제1지에 은반지, 제4지에 금반지
④ 소음인－제3지에 금반지, 제5지에 은반지

이상의 금반지와 은반지를 끼면 몸의 기의 순환을 순조롭게 촉진하므로 건강이 좋아진다.

6) 다섯 손가락의 오행성

제1지는 목(木)이며 간에 속하고, 제2지는 화(火)이며 심장에 속하고, 제3지는 토(土)가 되고 비장에 속하고, 제4지는 금(金)이고 폐에 속하고, 제5지는 수(水)이며 신장에 속한다. 그리고 금반지는 보하는 작용을 하고 은반지는 사하는 작용을 한다.

가. 사상체질의 장부 허실을 보면 다음과 같다.

① 태양인은 간허폐실
② 소양인은 신허비실
③ 태음인은 간실폐허
④ 소음인은 신실비허

7) 색과 체질과의 관계

모든 색의 진한색, 보라색·곤색·빨간색·검은색은 소양인이나 태양인에게 좋다.
피부에 직접 닿는 내복, 브래지어, 팬티, 난방셔츠, 아래바지, 양말, 구두, 속창 등을 유익한 색으로 이용하면 건강에 도움이 된다.

 태음인과 소음인의 체질에 좋은 것은 중간색이 되는 흐린색·흰
색·분홍색·베이지색·회색 등이다.

8) 체질 맥진법

① 첫번째 부위에서 제일 높게 뛰면 비대 신소의 소양체질
② 다음 맥이 높으면 간대폐소의 태음체질
③ 그 다음 맥이 높으면 신대비소의 소음체질
④ 첫번째 부위인 소양체질의 맥과 맨 끝으로 짚이는 소음체질의
  맥이 같이 높게 뛰면 폐대간소의 태양체질임을 알 수 있다.

ⓐ 태양인은 예를 알면 중용군자가 될 수 있다.(예를 버리고 방
  종하기 쉽다.)
ⓑ 소양인은 지를 알면 군자가 될 수 있다.(지를 버리고 남을 속
  이려 들기 쉽다.)
ⓒ 태음인은 인을 알아야 군자가 될 수 있다.
ⓓ 소음인은 의를 알아야 군자가 될 수 있다.
  태음인은 인을 버리고 지극한 욕심을 부리기 쉽고, 소음인은
  의를 버리고 안일을 꾀하기 쉬우니 자기 체질에 맞는 수양을
  쌓아야 한다.

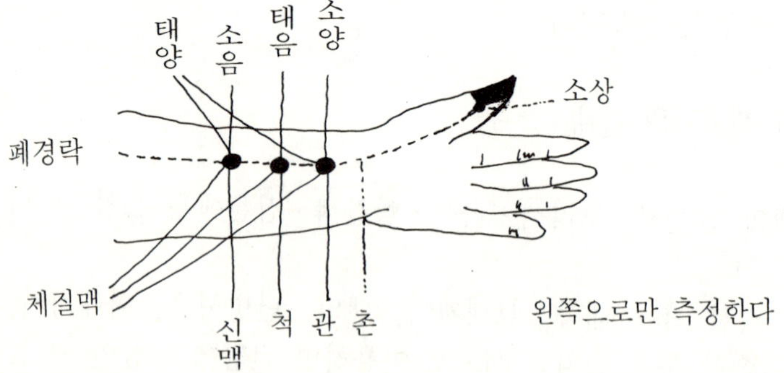

9) 건강식별 및 체질관별 요령

태양인은 소변이 잘 나오면 건강하다고 볼 수 있다.
태음인은 땀구멍 소통이 잘 되고 땀이 잘 흐르면 건강한 증거다.
소양인은 대변이 잘 통하면 몸에 별탈이 없다.
소음인은 먹은 것이 소화가 잘 되고 대변을 잘 보면 건강하다.
① 배추는 태음인 체질에 해가 되고 당근은 유익하다.
② 무는 태양인 체질에 해가 된다.
③ 오이는 소음인 체질에 해가 된다.
④ 감자·마늘은 소양인 체질에 해가 된다.
　이상의 제품을 O링 테스트한다.

10) 사상체질에 유익한 식품과 해로운 식품
　　(4장 52~55페이지 체질별 식품분류표 참조)

* 체질에 따라 발병률 높은 질병과 적합한 약재

	체질에 따라 발병률이 높은 질병	적합한 약재
태양인	간장질환, 소화불량(신트림) 안질, 식도경련, 불임증	오가피, 송절, 모과, 미루도 등
태음인	급성폐렴, 기관지염, 천식, 심장병, 고혈압, 중풍, 습진, 종기, 두드러기, 알레르기, 대장염, 치질, 변비, 노이로제, 감기, 맹장염, 장티푸스, 가스중독, 황달	녹용, 웅담, 산약, 사향, 대황, 마황, 우황, 행인 등
소양인	신장병, 방광염, 요도염, 조루증, 불임증, 요통, 협심증, 주하중(여름 타는 병)	석고, 지모, 숙지황, 목통, 황련 등
소음인	소화불량, 위염, 위하수, 위산과다증, 상습복통 등의 급만성 위장병, 우울증, 신경성질환, 수족냉증, 차멀미, 더위 타는 병, 설사, 외한증(추위 타는 병) 등	인삼, 파두, 부자, 약쑥, 청피, 후박

제4장

자연식과 질병 치료

제4장 자연식과 질병 치료

1. 자연식이란 무엇인가?

정제 가공한 음식을 먹지 말고 주식은 현미와 잡곡 3~4종을 섞어서 지어 먹는다.

부식 즉 반찬은,

동물성 식품 30%
신선한 야채 30%
해조류 30%
과일 10%의 비율로 하여 부식 전량이 주식과 같은 정도의 양을 먹는 식사법이다.

* 몸이 약한 사람은
주식량을 6, 부식량을 4의 비율로 하는 것이 좋다.

* 비만증인 사람은
주식량을 4, 부식량을 6의 비율로 하는 것이 좋다.

• 건강한 사람은 야채의 종류를 3종 정도 먹는다.
• 환자일 경우에는 야채 종류를 5종 이상으로 먹는 것이 좋다.

* 체질별 식품 분류표 소음인(少陰人)

유 익 한 식 품	곡　류	현미, 찹쌀, 쌀(백미), 차조, 강낭콩, 완두콩, 메주콩(흰 콩), 옥수수, 메조, 참깨
	채소류	양배추, 시금치, 푸른상추, 가지, 감자, 고구마, 무, 열무, 연근, 우엉, 쑥, 쑥갓, 근대, 콩나물, 취나물, 냉이, 달래, 씀바귀, 돌나물, 비름, 익모초, 파슬리, 호박, 피망, 마늘, 부추, 생강, 양파, 파
	버섯류	송이, 표고, 느타리, 팽이
	과일류	귤, 오렌지, 자몽, 레몬, 살구, 유자, 무화과, 대추, 사과, 토마토, 딸기, 복숭아
	견과류	호도, 은행
	해산물	미역, 김, 다시마, 파래, 가자미, 도미, 조기, 굴비, 삼치, 연어, 멸치, 미꾸라지, 잉어, 장어
	육　류	쇠고기, 닭고기, 양고기, 개고기, 염소고기
	기　타	구연산, 비타민 A·B·C·D, 로얄제리, 클로렐라, 포도당, 인삼+생강, 녹용, 녹차, 쑥차, 솔잎차, 황설탕, 천일염, 참기름, 카레, 후추, 겨자, 계피, 두부, 치즈, 두유, 야콘, 소주
해 로 운 식 품	곡　류	보리, 팥, 수수, 검은콩, 율무, 메밀, 녹두, 들깨
	채소류	오이, 당근, 배추, 유색상추, 도라지, 더덕, 참마, 토란, 깻잎, 미나리, 셀러리, 케일, 신선초, 컴프리
	버섯류	운지, 영지
	과일류	참외, 포도, 배, 감, 수박, 곶감, 머루, 매실, 파인애플, 바나나, 멜론, 키위, 모과
	견과류	땅콩, 밤, 잣, 아몬드
	해산물	새우, 굴, 조개, 게, 재첩, 바지락, 전복, 오징어, 낙지, 문어, 고등어, 청어, 꽁치, 정어리, 참치, 갈치, 멍게, 해삼(대부분의 어패류와 등푸른 생선이 해롭다)
	육　류	돼지고기
	기　타	결명자, 구기자, 오미자, 어성초, 오가피, 비타민E, 들기름, 숙주나물, 흰소금, 흰밀가루, 흰설탕, 우유, 계란, 요구르트, 베지밀, 초콜릿, 홍차, 커피

*** 체질별 식품 분류표** 소양인(少陽人)

유익한식품	곡　류	쌀(백미), 보리, 검은콩, 강낭콩, 완두콩, 검은팥, 메조, 메밀, 녹두, 들깨
	채소류	양배추, 배추, 무, 열무, 푸른상추, 가지, 시금치, 연근, 우엉, 오이, 토란, 쑥, 쑥갓, 근대, 취나물, 냉이, 달래, 씀바귀, 숙주나물, 깻잎, 돌나물, 비름, 마늘, 익모초, 미나리, 샐러리, 파슬리, 케일, 컴프리, 신선초, 어성초
	버섯류	송이, 표고, 느타리, 팽이, 운지, 영지
	과일류	참외, 포도, 수박, 토마토, 딸기, 복숭아, 곶감, 멜론, 키위, 유자, 매실, 배, 파인애플, 바나나, 살구, 무화과
	견과류	잣, 땅콩, 아몬드
	해산물	새우, 굴, 조개, 게, 재첩, 바지락, 전복, 오징어, 낙지, 문어, 고등어, 청어, 꽁치, 정어리, 가자미, 도미, 갈치, 삼치, 참치, 연어, 잉어, 장어, 멸치, 미꾸라지
	육　류	쇠고기, 돼지고기
	기　타	구연산, 비타민C · E, 로얄제리, 클로렐라, 포도당, 결명자, 구기자, 오미자, 녹차, 쑥차, 솔잎차, 황설탕, 천일염, 들기름, 초콜릿, 치즈, 두유, 야콘, 두부, 소주
해로운식품	곡　류	현미, 찹쌀, 차조, 율무, 수수, 메주콩(흰콩), 붉은팥, 옥수수, 참깨
	채소류	유색상추, 당근, 감자, 고구마, 도라지, 더덕, 참마, 콩나물, 부추, 생강, 양파, 파
	버섯류	조사 식품 중 해로운 것이 없음
	과일류	귤, 오렌지, 레몬, 자몽, 모과, 머루, 대추
	견과류	호도, 은행, 밤
	해산물	미역, 김, 다시마, 파래, 조기, 굴비, 멍게, 해삼
	육　류	양고기, 닭고기, 개고기, 염소고기
	기　타	꿀, 인삼, 녹용, 비타민A · B · D, 오가피, 계피, 참기름, 카레, 후추, 겨자, 흰소금, 흰설탕, 흰밀가루, 우유, 계란, 요구르트, 베지밀, 홍차, 커피

*** 체질별 식품 분류표**   태양인(太陽人)

유익한식품	곡 류	쌀(백미), 보리, 검은콩, 강낭콩, 완두콩, 검은팥, 메조, 옥수수, 메밀, 녹두, 들깨
	채소류	양배추, 배추, 시금치, 푸른상추, 숙주나물, 가지, 감자, 고구마, 연근, 우엉, 오이, 토란, 쑥, 쑥갓, 취나물, 냉이, 달래, 씀바귀, 깻잎, 돌나물, 비름, 근대, 마늘, 파, 양파, 파슬리, 익모초, 케일, 컴프리
	버섯류	송이, 표고, 느타리, 팽이
	과일류	귤, 오렌지, 자몽, 레몬, 모과, 파인애플, 토마토, 딸기, 복숭아, 포도, 감, 바나나, 곶감, 배, 키위, 유자, 살구, 머루, 무화과
	견과류	잣, 아몬드
	해산물	미역, 김, 다시마, 파래, 새우, 굴, 조개, 게, 재첩, 바지락, 전복, 오징어, 낙지, 문어, 고등어, 청어, 꽁치, 정어리, 멸치, 가자미, 도미, 연어, 바다장어, 조기, 참치
	육 류	모든 육류가 해롭다.
	기 타	구연산, 비타민 C, 로얄제리, 클로렐라, 오가피, 포도당, 녹차, 쑥차, 솔잎차, 황설탕, 천일염, 들기름, 초콜릿, 치즈, 두유, 야콘, 두부, 소주
해로운식품	곡 류	현미, 찹쌀, 차조, 율무, 수수, 메주콩(흰콩), 붉은팥, 참깨
	채소류	당근, 더덕, 열무, 도라지, 무, 유색상추, 생강, 부추, 콩나물, 참마, 미나리, 샐러리, 어성초, 신선초(대부분의 뿌리 야채가 해롭다)
	버섯류	운지, 영지
	과일류	사과, 수박, 멜론, 매실, 대추
	견과류	호도, 은행, 밤, 땅콩
	해산물	미꾸라지, 민물장어, 잉어, 멍게, 해삼(모든 민물생선은 해롭다)
	육 류	쇠고기, 돼지고기, 닭고기, 양고기, 개고기, 염소고기, 오리고기
	기 타	꿀, 인삼, 녹용, 비타민A · B · D · E, 모든약(한약, 양약 포함), 결명자, 구기자, 오미자, 계피, 참기름, 카레, 후추, 겨자, 흰소금, 흰설탕, 흰밀가루, 우유, 계란, 요구르트, 베지밀, 버터, 홍차, 커피

*** 체질별 식품 분류표** 태음인(太陰人)

유익한식품	곡 류	현미, 찹쌀, 쌀(백미), 차조, 수수, 메조, 율무, 강낭콩, 완두콩, 메주콩(흰콩), 붉은팥, 옥수수, 참깨
	채소류	당근, 오이, 양배추, 시금치, 푸른상추, 가지, 감자, 고구마, 도라지, 더덕, 무, 열무, 연근, 우엉, 토란, 근대, 쑥, 쑥갓, 참마, 콩나물, 호박, 취나물, 냉이, 달래, 씀바귀, 돌나무, 비름, 익모초, 파슬리, 피망, 파, 마늘, 부추, 생강, 양파
	버섯류	송이, 표고, 느타리, 팽이
	과일류	귤, 오렌지, 자몽, 레몬, 유자, 살구, 무화과, 사과, 수박, 토마토, 딸기, 복숭아
	견과류	호도, 땅콩, 은행, 밤, 잣, 아몬드
	해산물	미역, 김, 다시마, 파래, 가자미, 도미, 조기, 굴비, 삼치, 멸치, 연어, 잉어, 장어, 미꾸라지, 멍게, 해삼
	육 류	쇠고기, 돼지고기, 닭고기, 양고기, 개고기, 염소고기
	기 타	구연산, 비타민 A·B·C·D, 로얄제리, 클로렐라, 인삼, 녹용, 꿀, 녹차, 쑥차, 솔잎차, 황설탕, 천일염, 참기름, 카레, 후추, 겨자, 계피, 두부, 치즈, 두유, 야콘, 소주
해로운식품	곡 류	보리, 검은팥, 검은콩, 메밀, 녹두, 들깨
	채소류	배추, 유색상추, 깻잎, 미나리, 샐러리, 케일, 신선초, 컴프리
	버섯류	운지, 영지
	과일류	참외, 포도, 모과, 멜론, 배, 감, 곶감, 머루, 매실, 대추, 파인애플, 바나나, 키위
	견과류	조사 식품 중 해로운 것이 없음
	해산물	새우, 굴, 조개, 게, 재첩, 바지락, 전복, 오징어, 낙지, 문어, 고등어, 청어, 꽁치, 정어리, 참치, 갈치(대부분의 어패류와 등푸른 생선이 해롭다)
	육 류	조사 식품 중 해로운 것이 없음
	기 타	결명자, 구기자, 오미자, 포도당, 어성초, 오가피, 비타민 E, 들기름, 숙주나물, 흰소금, 흰설탕, 흰밀가루, 우유, 계란, 요구르트, 베지밀, 초콜릿, 홍차, 커피

* 체질별 녹즙 재료 분류

식품\체질	태양체질	소양체질	태음체질	소음체질
상　　추	○	○	○	○
샐　러　리	×	○	×	×
시　금　치	○	○	○	○
아　　욱	○	○	○	○
부　　추	×	×	○	○
무	×	○	○	○
미　나　리	×	○	×	×
당　　근	×	×	○	×
냉　　이	○	○	○	○
고들빼기	×	○	○	○
감　　자	○	×	○	○
양　배　추	○	○	○	○
양　　파	○	×	○	○
오　　이	○	○	○	×
컴　프　리	○	○	×	×
토　마　토	○	○	○	○
파	○	×	○	○
파　슬　리	○	○	○	○
갈　　근	×	×	○	×
귤	○	×	○	○
배　·	○	○	×	×
연　　근	○	○	×	×
케　　일	○	○	×	×
신　선　초	×	○	×	×
레　　몬	○	×	○	○
사　　과	×	×	○	○
포　　도	○	○	×	×
어　성　초	×	○	×	×
민　들　레	×	×	○	○
모　　과	○	×	×	×
비름, 쓴바귀, 차조기, 딸기, 돌나물, 익모초, 복숭아	○	○	○	○
알　로　에	×	×	○	×
수　　박	×	○	○	×

2. 체질에 맞는 좋은 음식

한의학(식의동원)에서는 올바른 식생활은 의술과 같다고 했다. 서양의 히포크라테스가 "음식으로 고치지 못하는 병은 고칠 수 없다"라고 말한 것처럼 올바른 식생활이 중요하다.

음식물 투입→소화 흡수 과정→배설(어떻게 하면 몸에 찌꺼기가 없게 할까?)

태양인은 태음인 식품을 피해야 하고

태음인은 태양인 식품을 피해야 한다.

소양인은 소음인 식품을 피해야 하고

소음인은 소양인 식품을 피해야 한다.

환자는 반대체질 식품은 아예 먹지 말아야 하고 건강인도 되도록이면 부득이 먹어야 될 경우를 제외하고는 아주 소량만 먹어야 한다.

1)육식과 채식에 관한 사항

사상체질론은 체질에 맞는 범위 내에서 아주 골고루 먹는 것을 권장하고 있다. 채식을 주로 하고 육식은 가끔 하는 정도라면 무리가 없다.

육류는 장에서 빨리 빠져 나가지 못하기 때문에 고기를 너무 많이 먹으면 변비를 일으키기 쉽고, 또 장내에서 쉽게 부패되어 독소를 발생시키기 때문에 적게 먹는 습관을 들이는 것이 좋다.

통풍 같은 병이 있어 요산을 없애야 할 때는 육식은 절대로 금해야 한다. 흰설탕, 흰쌀, 흰밀가루, 정제소금 등 너무 정제된 것은 먹지 않는 것이 좋다. 화학 조미료, 인스턴트식품, 통조림 등 가공식품은 줄이고 항생제나 화학약품이 많이 들어 있는 식품은 피하는 것이 좋다.

2) 소식과 균형식

현대 영양학적인 입장에서는 1일 3식주의, 일본 니시의학에서는 아침식사 없는 1일 2식주의를 주장한다. 이제마 선생은 1일 2식을 언급했고, 황제내경에서는 포식과 과음을 금하라 했다. 모두 과식은 금하고 소식을 권하며 균형 있게 골고루 조화된 식사를 하라는 뜻이다.

본인이 권하고 싶은 것은 건강인의 경우 평소대로 식사를 하되 단지 식사량을 조금 모자란 듯하게 하고, 음식 종류는 체질에 맞춰 골고루 섭취하는 것이 좋겠으며 환자의 경우는 속을 비우는 마음으로 1일 2식주의를 시도해 보는 것도 괜찮을 것이다.

가. 황제내경의 식생활에 관하여

포식하면 근맥이 이완되고 설사를 하거나 치질이 되거나 한다.
과음하면 기가 균형을 잃고 만다.
음식의 양이 배가 되면 위장이 손상된다.
자극성 강한 음식을 먹고 독한 술을 마시는 것은 질병의 시초다.
시간에 맞추어 식사를 하면 신체에 해가 생길 리 없다. 식사의 도리란 굶지 않고 과식하지 않는 것이다.
신선한 야채와 과일, 곡식, 씨앗 등엔 아미노산, 유기 미네랄, 산소, 비타민류, 섬유질 등이 많다.

(1) 효소

효소는 생명 현상의 여러 가지 생물학적 반응을 지배하고 조절하는 역할을 담당하고 있는 유기 촉매로써 살아 있는 세포에 의해 만들어지며, 종류는 수백만 종에 이르는 것으로 알려져 있다.

우리들이 먹은 음식물을 소화시켜 피에 흡수되도록 하는 역할을 하며, 온도에 대단히 민감하여 55℃에서 죽어 버린다. 그러므로 야채는

익히지 말고 먹어야 살아 있는 효소를 먹을 수 있다.

(2) 비타민

신선한 야채에는 몸에 동화되기 쉬운 활성 비타민의 형태로 풍부하게 들어 있다.
라이너스 폴링 박사(노벨화학상, 평화상 2개 수상자)는 비타민A는 암에 좋으며 비타민 A와 B와 C는 열을 가하면 파괴된다고 했다.

(3) 유기 미네랄

미네랄은 신체조직인 뼈와 힘줄, 머리카락 등을 형성하는 데 필요하다.
그 밖에 미네랄의 기능은 체액조절, 근육수축 등의 생리 조절기능과 효소를 활성화시킨다.
호르몬이나 효소의 성분이 된다.
미네랄이 제기능을 다하기 위해서는 신선한 식물 속의 유기 미네랄이어야 하는데, 열을 가하면 유기 미네랄이 무기 미네랄이 되어 효과가 없어져 몸에 탈이 나기 쉽다.

(4) 엽록소

식물은 엽록소를 이용해 태양 에너지를 마음껏 받아들인다.
생식요법의 권위자인 빌헬벤넬은 태양광선의 함유량을 기준으로 볼 때 생야채와 과일이 1급으로 치료효과도 최대라고 하였다.
태양 에너지를 흡수하는 엽록소가 인체의 헤모글로빈과 분자 구조가 유사해서 인체에 흡수도 잘 되는데, 익힐 경우 태양 에너지의 효과를 크게 떨어뜨린다.

(5) 각종 아미노산과 단백질

신선한 야채에는 동물성보다 우수한 각종 활성 아미노산과 단백질 등의 영양소가 들어 있다.

이것은 매우 중요한 역할을 하는 것들인데(치료시나 병 회복시) 열을 가하면 효과가 떨어진다.

(6) 섬유질

신선한 야채에 들어 있는 섬유질이 우리 몸에 끼치는 영향은 매우 크다. 배변이 좋아져 변비, 설사, 대장암, 동맥경화증, 담석증, 당뇨병, 비만증 등의 예방과 치료, 내장의 청소 역할을 해주는데 가열하면 섬유질이 파괴된다.

3) 현대인이 실행하기 쉬운 방법

① 체질에 맞는 곡식을 섞어서 익혀 적은 양을 먹는다(잡곡밥 — 현미는 필수, 3~4종).
② 국이나 찌개도 체질에 맞게 끓여 먹는다(소음인 — 미역·다시마국, 소양인 — 콩나물이나 된장국).
③ 나물이나 생선류 요리도 체질에 맞게 1~2가지
④ 체질에 맞는 생야채 3~4가지를 충분히 먹는다.
⑤ 식후 체질에 맞는 과일을 먹는다.
⑥ 식후 체질에 맞는 차를 마신다.
⑦ 녹즙을 식사하기 1시간 전에 먹으면 매우 좋다.
　환자일 경우 체질에 맞는 야채를 아무것이나 3~4가지 이상 갈아서 식전에는 물론이고 가끔 마시면 뛰어난 치료 효과를 볼 수 있다. (야채와 과일을 섞어 복용하되, 건강인은 1~2잔 정도 복용.)

4) 병의 회복이나 건강유지 식사법

① 시간에 맞춰서
② 적은 양을 먹되
③ 체질에 맞추어
④ 골고루
⑤ 생야채를 섞어서
⑥ 즐거운 마음으로 먹는다.

이와 같은 방법으로 식사를 하면 몸의 기능이 나날이 좋아지고 2주 정도 지나면 몸이 편안해지고 힘이 붙는 것을 느낄 수 있다.

질병 치료시나 회복시 때 피부미용이나 건강유지에 효과가 있으며, 기형아 예방, 건강한 아기의 출산, 산모의 건강을 위해서도 권장할 방법이다.

단점이라면 생각보다 실천하기가 어렵다는 점이다.

생활 자체를 바꾸지 않고는 난치병을 치료하기 어렵다는 사실을 명심하고 한 달만 철저히 지키면 그 다음은 저절로 실천할 수 있게 된다.

* 음식물을 과하게 섭취하면

내장 속에 음식물이 너무 오래 머물게 된다.

인체의 생리 구조는 음식물을 섭취하면 스스로가 필요로 하는 영양소를 적절하게 흡수하고 필요없는 것은 파괴하여 몸 밖으로 내보내는 회전 시간이 2~3시간이다. 따라서 음식물이 위 속에 2~3시간 이상 머물러 있으면 안된다.

단백질은 오래 머무르면 썩게 되고, 전분은 발효해서 화학물질과 가스를 발생시키는 등 독성을 일으킨다.

인체는 늘 똑같은 상태를 유지하려고 하는 의지를 가지고 있기 때문에 독성을 견뎌내지 못하고 음식물이 과하게 들어오면 정해진 시간 내에 소화시키기 위해 해독 물질에 필요한 효소를 내보내느라 바삐 움직이게 된다.

정상적인 세포 활동을 위해 필요한 에너지가 비상사태를 해결하기 위해 이변이 생긴다.

어떤 음식물이든 3시간 30분 이상 위장에 있으면 유독현상을 일으키게 된다.

단백질과 전분을 기름과 같이 먹는 등 이것저것 섞어 많이 먹을 경우 8시간 이상 위에 머물게 되어 유독화 현상은 극심하다. 따라서 함수율이 적은 음식은 한 끼에 1가지로 충분하다.

* 참고로 식품별 100g당 위장 내에서 유독화 현상을 일으키지 않을 한계 시간은 다음과 같다.

생계란 — 2시간 30분
삶은 계란 — 3시간 15분
쇠고기 — 2시간 45분
돼지고기 · 닭고기 · 장어구이 · 생선구이 · 군고구마 — 3시간 30분
말린 생선 — 2시간
생선회 — 2시간 30분
어묵 — 3시간
우유 — 3시간
쌀밥 — 2시간 40분
죽 — 1시간 45분
토스트 — 2시간 30분
떡 — 2시간 45분
국수 — 2시간
감자조림 — 3시간

* 식탁은 3첩 혹은 5첩 반상 정도로 유지하여 식탁을 간소화한다

옛날 왕은 12첩 반상, 서민들은 3첩 반상, 잘사는 사람은 5첩 반상이었다. 그런데 현대는 17가지 영양소를 섭취해야 한다는 강박관념

때문인지는 몰라도 식탁이 너무 복잡하다.

　김치 하나에도 32가지 영양소가 있고 된장찌개 하나에도 20여 가지 영양이 들어 있다.(5첩～3첩이 적합)

5) 우리의 식사 패턴

　전분과 채소만 먹거나 고기와 채소, 생선과 채소 등의 단순한 식사가 적합하다. 전분과 채소·고기·생선 등을 섞어 먹으면 좋지 않다. 예를 들어, 생선에는 아민이라는 물질이 있다. 단백질 음식이 몸 안에서 소금과 만나면 나이트로스아민이라는 발암물질이 생기게 된다.

　따라서 소금과 절인 육류나 햄·생선 등은 좋지 않다. 김치와 밥과 국을 함께 먹으면 완벽한 항암식품이 되는데 생선이나 육류와 섞어서 먹게 되면 몸 안에서 독성을 일으키게 된다.

가. 전통적인 식사법

　밥과 동물성 단백질을 같이 먹을 경우에는 반드시 끓여서 먹는다.

　쇠고기를 말갛게 끓여서 먹거나 계란을 먹을 때는 파·마늘·깨를 넣어서 찜을 해 먹는 등 계란이 가진 문제점을 보완해서 섭취한다.(튀김은 그 자체가 발암성 물질이므로 몸 안에서 변질된 지방질이 발암물질을 생성하는 과산화지질 유리기 산소를 만들어 내기 때문에 문제가 된다.)

나. 육류를 먹을 때 바람직한 방법

① 육류를 섭취할 때는 파·양파·배 등을 많이 넣어 조리한다.
② 수육을 만들어 먹는다.
③ 푹 고아서 기름기를 빼고 먹는다(곰국).
④ 육류를 섭취할 때 굽는다거나 튀긴다거나 훈연하는 등의 조리법은

피하는 게 좋다.

단백질과 전분을 같이 먹을 때 생기는 문제점을 보완하기 위해서는 채소를 살짝 데친 나물을 곁들이면 좋다.

다. 음식을 복잡하게 먹을 때

묵·두부·콩나물을 곁들여서 먹는다.

김치나 고기 혹은 김치나 생선을 섞어 먹을 경우 묵·두부·콩나물을 곁들이면 몸 속에서 생기는 나이트로스아민을 최소화시켜 주고 이 물질이 활성을 갖지 않도록 해준다.

후식으로는 사과·배·감 등 3가지 과일과 녹차가 좋다.

이런 후식은 나이트로스아민을 최소화시키고 아플라톡신과 같은 발암성 곰팡이도 많이 줄인다.

식혜도 좋은 후식이다.

식혜와 수정과는 잡스럽게 먹어서 음식물이 인체에서 발효되거나 썩는 걸 최소화시켜 주기 때문에 잔칫상에 보면 반드시 수정과와 식혜가 나오는 것이다.

6) 무엇을 어떻게 먹었느냐에 따른 발암식 구분

가. 암을 예방하기 위해서는

① 복잡하게 먹어서 위장 내에 음식물을 오래 머물지 않게 한다.
② 잘 조화해서 먹는다.
③ 적절한 후식으로 독성을 최소화시킨다.

나. 음식은 천천히 오랫동안 씹어서 먹는다

• 탄수화물은 입에서 소화돼야 한다.

- 단백질과 지방질은 위액 · 췌장액 · 담도액 등이 유효 적절하게 합쳐져서 소화시킨다.
- 급히 먹으면 소화액이 준비도 되기 전에 음식물이 넘어오게 되어 산도를 적절히 유지할 재간이 없어 위 안에서 썩거나 발효된다.
- 침 속에는 페록사이드 글로블린과 같은 항암 물질이 들어 있어 음식물이 침과 섞이면 소화에 문제가 없고 발암식도 활성화시킨다.

다. 지방간이나 간암에는

- 녹차와 벌집이 좋다.
  음식으로는 두부 · 표고버섯 · 파 · 마늘을 함께 먹으면 좋고 가장 좋은 것은 아미노산이다.
- 계란에는 아미노산이 많이 들어 있는데 생계란을 식초에 12시간 정도 담가 두었다가 알끈을 떼고, 무나 무청 · 깻잎 · 고추 · 고춧잎 · 파 · 마늘 · 두부 · 표고버섯 등과 함께 먹으면 매우 좋다.
- 더덕 · 인진쑥 · 나무딸기씨 · 질경이씨 · 생미나리 · 활나물 · 짚신나물 · 맨드라미씨 · 대추씨도 간암 치료에 도움이 된다.

라. 폐암에는

- 베타카로틴, 토코페롤이 좋다.
  베타카로틴은 깻잎 같은 녹황색 채소에 있다.
  토코페롤은 7~8분도의 곡류에 많이 들어 있다.
- 도움이 되는 음식으로는 도라지 · 수수 · 달걀 흰자 · 말린 생강 · 땅비싸리 뿌리 · 미역 · 활나물 · 파래 · 더덕 등이 있다.
- 특히 고름이 나오는 경우에는 도라지와 더덕이 매우 좋다.

마. 자궁 경부암에는

- 벌집과 탁솔이 좋다.
- 음식으로는 미꾸라지 · 활나물 · 엉겅퀴 · 뿌리즙 · 말린 지황 · 인삼 · 자라 껍질 · 화숙이 약이 된다.
- 복숭아씨 · 살구씨 · 대황지렁이 등을 갈아서 먹어도 좋다.

* 1년 동안의 해독 프로그램을 실시한다

봄 · 여름 · 가을 · 겨울 4계절로 나누어서 월 단위로 2~3일간 금식을 한 뒤 일주일 정도 오전에는 과일을 먹고 오후에는 야채만 먹는 식으로 몸 안에 쌓인 독성을 씻어 낸다.
끝나는 시기에는 동치미 국물이나 녹차를 이용한다.

바. 독성 제거에는

- 마늘 · 민들레 뿌리 · 녹두 · 살구씨는 클리닝할 수 있는 물질이고 독성 제거에는 고춧가루 · 생강 · 감초 · 우엉 등이 있다.
  (우엉은 간장 기능을 항진시키고 항균성이 있어서 좋다.)
- **한약재로는 감초가 생화학적으로 탁월한 독성클리닝 약초다.**
  소루쟁이는 혈액 · 간 클리닝에 좋다.
  생강과 고춧가루는 피를 맑게 해준다.
- 항바이오텍 물질로는 마늘 · 미나리 · 벌집 · 쑥 · 정향나무가 좋다.
- 중금속 클리닝에는 녹황색 채소 · 달걀 흰자 · 우유 · 인삼 · 더덕 · 녹두 · 도라지가 좋다.
- 일반 독성 클리닝에는 참기름 · 된장 · 두부를 합치거나 다시마와 된장 · 버섯을 합쳐도 된다.
- 복수가 차거나 복부에 차 있는 부기를 빼는 데에는 무 · 무청 · 깻잎 · 고춧잎 · 우엉 · 표고버섯 등으로 즙을 내어 계속 먹

으면 복수가 빠진다.

사. 클리닝할 때 배설 시간

- 대변, 노동을 통한 땀과 심호흡
- 시간은 오전 4시에서 정오 12시까지
- 가장 좋은 클리닝은 먹는 시간과 버리는 시간을 잘 지키는 일이다.

아. 암치료에 도움을 주는 것들

- 체내에서 생성되지 않는 8가지 아미노산(라이신 · 트레오닌 · 메티오닌 · 사이스틴 · 징크 · 셀레늄 · 글라이신 · 글루타치온)은 면역기구를 강화시키며 항산화작용과 항암작용을 하므로 반드시 공급해 주어야 한다.
- 질경이씨 · 마늘 · 파슬리 · 고추 · 아마씨 등은 소암성과 항암성을 가지고 있고, 사과초 · 식물성 · 다당체 · 효모 · 쌀 · 유산균 등엔 항암물질이 들어 있다. 오징어 껍질, 새우나 게 껍질, 두부 · 두유 · 청국장 · 우엉 · 콩나물 · 피망 · 양배추 · 시금치 · 죽순 · 무 · 양파 · 깻잎 · 당근 등엔 항암작용을 하는 요소가 들어 있고 면역력도 증강시킨다.

자. 햇빛 쬐기

- 생명의 근원이 태양에너지라는 사실은 식물에만 해당되는 것이 아니라 동물이나 사람도 마찬가지기 때문에 하루에 30분 이상 햇빛을 쬐는 것이 좋다.
- 태양에너지는 모든 생명의 원천이며 지구상에 생존하는 모든 생물은 태양의 수소(H)가 헬륨(He)으로 바뀌는 핵반응에 따라 생기는 빛과 열에 의존하여 생명을 보존한다.

- 식물은 엽록체의 광합성 작용을 통해 태양에너지를 화학에너지로 바꿔서 생육에 이용한다.
- 광합성 능력이 없는 동물은 식물을 영양원으로 해서 생존에 필요한 에너지를 획득한다. 그리고 동물은 태양에너지를 이용해서 프로비타민D를 비타민D로 바꾸는 작용을 한다. 최근에는 생화학적·물리화학적인 일반 지식과 연구 기술의 급속한 진보에 따라 동물도 광화학적 반응을 통해 세포 형성이 이루어지고 촉진되고 있는 자료가 입증되었다. 따라서 건강을 위해 햇빛을 쬐는 일은 매우 중요하다.

7) 색 건강법

- 속옷에 있어 태양인은 보라색, 태음인은 흰색, 소양인은 옅은 파랑색, 소음인은 옅은 노랑색이나 녹색을 입는 것이 좋다. 자신에게 맞지 않는 색은 피하는 것이 좋다.
- 태양인은 회색을 피하고
- 태음인은 보라색을 피하고
- 소양인은 노랑색 등 소음인 색을 피하고
- 소음인은 파랑색, 검은색 등 소양인 색을 피하는 것이 좋다.
- 겉색보다는 몸에 닿는 면의 색이 더 중요하다.
- **동·금은 음체질에 좋다.**
- 은·스텐은 양체질에 좋으므로 체질에 맞는 액세서리를 하는 것이 좋다.

가. 사상체질별 색깔

태양인색―보라색
태음인색―흰색
소양인색―청색, 하늘색, 검은색, 회색, 은색, 스텐색

소음인색—적색, 황색, 베이지색, 초록색, 금색, 구리색
태양인은 태음인 색이 해롭고 소양인은 소음인 색이 해롭다.

나. 색을 이용한 빛 치료법

① 자기 체질을 정확히 진단
② 자기 체질에 맞는 색을 확인
③ 조그만 전기 스탠드를 준비
④ 전구에 체질에 맞는 색깔의 셀로판지 종이를 구해 스탠드 앞을 씌운다.
⑤ 스위치를 켜서 자기 체질에 맞는 빛이 나오면 아픈 곳을 1시간 정도 쬔다.

다. 서양의 의성 히포크라테스의 견해

자연은 질병을 치유하는 힘을 가지고 있고 하고자 하는 것을 하려는 힘이 구비되어 있다. 사상체질론은 신의 섭리 중 하나이며 신이 인간에게 준 큰 선물이다.
건강을 찾는 방법은 인체의 자연치유력을 증가시키는 방법이다.

8) 질병과 체질에 맞는 음식

가. 간장병(간염 · 간경화 · 간암 · 지방간)—태음

- 현미잡곡식 요함 : 현미 · 찹쌀 · 흰콩 · 강낭콩 · 붉은 팥 · 수수 · 차조 · 율무.
  금식할 것은 검은콩 · 검은팥 · 보리 · 동물성 식품.
- 적합한 음식 : 당근 · 양배추 · 시금치(조리 또는 즙을 복용),

초정수를 많이 음용하여 몸의 신진대사 기능을 좋게 하도록 한다.

나. 고혈압－소음

주식으로는 현미식(찹쌀·흰콩·강낭콩·차조 포함)에 채식 위주의 식사법으로 하고 김이나 미역·다시마국·무를 많이 섭취하는 것이 좋다.

김은 굽지 않은 날김이 신진대사에 효과가 크다. 솔잎 쥬스나 솔잎차도 특효다. 맞지 않는 식품으로는 바다고기, 즉 오징어·낙지·문어·새우·게 등과 굴·조개·소라 등이다.

다. 난치성 피부질환(알레르기 등)－태음

정제 가공식품(밀가루 제품, 피자·빵·국수류), 가공 음료수를 과다 섭취한 사람에게 많이 오는 질환이다.

- 식사법 : 현미잡곡식(찹쌀·흰콩·강낭콩·차조)이 좋다.
  검은콩, 검은색 보리는 제외.
  양배추와 감자·무국이 특히 좋다.
  풍욕을 하여 피부에 독소를 빨리 뽑아주고 맑은 공기가 있는 곳에서 생활하는 것이 좋다.

라. 갑상선 기능 항진증·저하증－소음

주식은 현미·찹쌀·흰콩·강낭콩이 좋다.
부식은 김·상추·시금치·콩나물·연근·우엉·두부·양배추·미역·무·다시마가 좋고, 약재는 인삼·녹용이 좋다.
주의할 점은 가공식품(과자·빵·라면)과 가공 음료수 등을 금한다.
또한 흰설탕과 흰소금·들기름은 반드시 피하고 황설탕·천일염(호렴)·참기름 또는 콩기름을 사용하여 조리한다. 소음인의 경우 인삼 30g에 연자를 함께 달여 마시고, 태음인은 연근에 율무·꿀을 함께 복용하거나 율무 30g에 쌀 60g을 죽으로 쑤어 먹으면 좋다. 소양인은 영지버섯 10g을 차로 만들어 수시로 마신다. 태음·소음은 녹용분말이 좋고 당귀 10g, 양고기 90g, 생강 3쪽을 함께 달여 마시거나 개고기 200g, 생강 3쪽, 간장을 함께 달여 마셔도 좋다.

마. 디스크 질환(허리디스크·목디스크)—태음

디스크 환자는 특징이 허리가 아프면서 다리가 저리고 당기는 통증이 있다.

치료법은 현미 찹쌀·흰콩·강낭콩을 주식으로 하고 미역·무·다시마국을 먹으며 칼슘을 많이 보충한다.

어패류를 금하고 모든 간식은 가급적 금한다.

하체운동보다 상체운동을 많이 하는 것이 좋고 수영은 금한다.

냉온욕이나 사우나를 자주 하는 것이 건강 유지에 큰 도움이 된다.

바. 위장병(위궤양·위염·십이지장 궤양)—소음

식사법은 찹쌀·현미·강낭콩을 주식으로 한다.(보리·팥·검은콩은 금지한다.)

과식을 삼가하며 땀을 많이 흘리지 않도록 주의하여야 한다.

특히 양배추·쑥·부추·아욱·호박·미역·다시마·무를 많이 복용하고 케일·신선초·컴프리·미나리 등의 야채류는 금한다.

생수를 많이 마셔(식사 2시간 후) 신진대사를 원활하게 하면 인체를 항상 푸른 나무처럼 싱싱하게 유지할 수 있다.

양배추즙에다 파래가루를 함께 복용하면 소양인을 제외한 체질의 경우 특효이다.

율무 50g에 붕어 한두 마리를 넣어 죽으로 복용하면 태음인에게 좋다.

사. 당뇨병-소음

금식할 음식(보리 · 팥 · 검은콩 · 조개 · 새우 · 굴 등)

올바른 체질 식이요법은 현미 · 찹쌀 · 흰콩 · 강낭콩 등을 주식으로 하고, 시금치 · 양배추 · 취나물 · 콩나물 · 두부 · 연근 · 우엉 · 아욱 · 상추 · 쑥갓 · 호박 · 돗나물 · 미역 · 다시마 · 무를 반찬으로 식사한다.

약재로는 인삼에 생강을 넣어 달여 복용하며, 운동은 줄넘기 · 조깅 · 산보 등을 꾸준히 하는 것이 좋다.

야채 종류의 건강 효능과 주요 성분 분석

제5장 야채 종류의 건강 효능과 주요 성분 분석

1) 들깻잎

들깻잎에는 칼슘 등 무기질과 비타민 A와 C가 풍부하다. 철분이 많기로 이름난 시금치보다 2배 이상 철분을 함유하고 있는 쇠고기간 과 맞먹고 있다. 들깻잎 30g만 먹으면 하루에 필요한 양이 공급되는 셈이니 그 영양 효과는 대단하다.

들깻잎 100g의 일반 성분을 보면 다음과 같다.

단백질 3.7g, 지방 0.4g, 당질 5.8g, 섬유 1.9g, 회분 1.8g, 칼슘 215mg, 철분 20mg, 비타민A 3600I.U, 비타민C 46mg이다.

녹색을 띠는 엽록소를 가지고 있다.

엽록소는 직접적인 영양소는 아니나 세포 부활작용과 지혈작용, 강심말초혈관 확장작용, 상처치유 촉진작용, 항알레르기작용 등 특별한 생리작용을 가지고 있어 큰 관심의 대상이기도 하다.

2) 미나리

미나리에는 수분 94.9%, 단백질 2.1g, 지방 0.9g, 당질 0.8g, 섬유 0.7g, 회분 0.6g, 칼슘 32mg, 인 18mg, 철분 4.1mg, 비타민A 2331I.U, 비타민B_1 0.34mg, 비타민B_2 0.07mg, 비타민C 8mg 이 들어 있다.

미나리는 알칼리성 식품으로 혈압강하와 해열·진정·일사병 등에 효과가 있다. 치질·신경쇠약·정력이 약한 사람이나 술을 마시고 열이 날 때, 여성의 대하증과 하혈에도 좋다고 한다.

어린이가 급하게 체해서 토할 때 미나리 5~6 뿌리를 120ml 가량의 물에 넣고 15분 가량 달여 먹으면 효과가 있다. 변비로 항문이 파열

된 경우나 치질·황달·설사 등에는 생즙을 짜서 하루 2~3회 먹으면 좋다. 또한 식욕을 돋워주고 장의 활동을 좋게 하여 변비를 없애기도 한다. 해독작용과 여러 성분이 신진대사를 촉진시키기 때문에 저항력을 향상시켜 준다. 독특한 향미의 정유 성분은 정신을 맑게 하고 혈액을 보호해 준다.

3) 쑥갓(조개탕과 복용)

쑥갓은 향이 독특하고 맛이 산뜻해서 날로 먹어도 좋고 나물로 먹어도 좋다. 쑥갓 100g의 일반 성분은 다음과 같다.

수분 93.5%, 단백질 2.6g, 지방 0.3g, 당질 2.5g, 섬유소 1.0g, 회분 1.3g, 칼슘 74mg, 인 37mg, 철분 2.2mg, 비타민A 6.630I.U, 비타민B_1 0.16mg, 비타민B_2 0.25mg, 비타민C 45mg의 성분이 들어 있으며 알칼리성 식품이다. 엽록소가 풍부해서 적혈구 형성에 도움을 주고 혈중 콜레스테롤을 저하하는 효과가 있어 건강 유지에 큰 몫을 담당한다.

4) 생강

생강 100g의 성분을 보면 수분 80%, 단백질 3.10g, 녹말 30~60g, 지방 3~7g, 회분 3~10g, 섬유질 2~6g, 정유 1~3g이 들어 있으며 펙틴사과산과 수산도 들어 있다.

생강의 맵싸한 성분은 진저롤과 쇼가올이 주성분이며 향기 성분은 정유 성분으로 진기베린, 진기베롤, 캄펜, 보루네올, 시트랄 등으로 구성되어 있다. 이 정유가 매운 성분과 어울려 티푸스균이나 콜레라균 등 세균에 대한 살균력을 나타낸다. 특히 진저롤과 쇼가올은 여러 가지 병원성균에 대한 강한 살균작용이 있다.

생강은 이장염·비브리오균에도 살균력을 나타내기 때문에 생선회의 식중독 발생에 예방 효과가 크다. 살균 효과가 큰 진저롤을 대량으로 먹으면 실험 동물들은 운동 중추의 마비를 일으킬 수 있다. 그러나 보통 식품으로 먹는 양이면 식욕증진과 소화를 돕는 데 효과가 있다.

생강은 방향성 건의약 또는 교미제, 비린내 등 좋지 않은 맛을 고쳐 주는 것으로 널리 쓰여 왔다. 말린 생강은 신진대사 기능이 떨어졌을 때 이용되거나 기침·현기증·손발이 찬 경우, 요통·설사·구토 등의 치료제로도 활용되었다.

5) 초정수 및 약수 복용

사람의 인체는 70% 가량이 수분으로 돼 있다.

물은 여러 가지 영양소를 운반하기도 하고 노폐물의 배설, 혈액 및 내분비물, 세포 내의 각종 생리작용에 관여한다. 따라서 건강을 좌우하는 큰 요인이 되고 있다. 대개 사람은 하루에 1.5 l 가량의 수분을 배설한다. 소변으로 0.6 l, 보이지 않는 땀으로 0.6 l, 숨쉴 때 0.3 l 등이다.

배설한 물은 반드시 보충해 주어야 하는데 전날 배설한 양보다 500ml 많은 양의 물을 마시는 것이 좋다. 소금은 몸 속에 염분이 0.9%이므로 빨리 흡수하기 위해서는 천일염이나 볶음 소금으로 배합하여 0.9%를 맞추어 마시면 좋다. 소금은 증세에 따라 조절하는데 하루에 5g 가량으로 배합하는 것이 바람직하다. 사람이 늙으면 주름이 지는데 그것도 피부의 수분 부족에서 오는 것이다.

6) 배춧잎과 무잎 토란대(우거지)의 역할

우거지와 콩나물, 채소에는 비타민과 무기질이 풍부할 뿐 아니라 펙틴·섬유소·리그닌 등 이른바 식이성 섬유가 풍부하다. 이 식이성 섬유는 소화가 되지 않으며 칼로리도 없는 것이어서 영양적 가치가 없는 것으로 취급되어 왔다. 그러나 최근 건강 생리면에서 이들의 역할이 매우 크다는 사실이 밝혀져 관심을 모으게 되었다. 육식 위주의 식생활을 하면서 식이성 섬유의 섭취가 적으면 변비에 시달리는 경우가 많고, 직장암이나 담석증·당뇨병 등이 많다는 것이 밝혀졌다. 서구인의 하루 배설량은 대개 80~120g이고 식이섬유를 많이 먹고 있는 아프리카인들은 하루에 300~800g을 배설한다. 이것이 건강과 상관성이 많다는 것을 밝힌 사람이 바키트 박사이다.

당뇨병인 사람이 식이성 섬유를 충분히 섭취하면 혈당치의 변동이 적어지며 식이성 섬유가 콜레스테롤치를 낮춘다는 것은 상식이 되었다.

우거지란 원래 배추나 무잎·토란대 등을 말한다. 무잎과 같은 우거지에는 비타민A의 모체가 되는 카로틴과 엽록소가 많이 들어 있어 세포 부활작용, 지혈작용, 말초혈관 확장작용, 항알레르기작용 등 중요한 생리작용을 가지고 있는 조혈에 도움을 주는 성분과 철분의 흡수를 도와주는 성분, 그리고 변비 예방에도 좋다.

7) 아욱

아욱 100g에는 단백질 4.8g, 당질 1.5g, 섬유소 0.8g, 무기질 0.4g, 칼슘 67mg, 인 18mg, 칼륨 300mg, 비타민A 5500Iu, 비타민B_1 0.5mg, 비타민B_2 0.3mg, 비타민C 300mg이 들어 있다. 아욱은 채소 중에서도 영양가가 상당히 뛰어나다. 영양가가 높기로 이름난 시금치보다 단백질은 거의 2배, 지방은 3배, 특히 어린이들의 성장 발육에 필요한 무기질·칼슘도 2배나 많다.

아욱국과 아욱죽에 메치오닌, 라이신을 비롯한 8종의 필수아미노산이 들어 있는 새우를 넣고 조리를 하여 먹으면 어린이의 성장 발육에 좋다. 그리고 여성들이 생리일에 신경이 날카롭고 불안해지는 것은 칼슘이 부족한 원인이다. 이상의 증상을 치료하여 주는 역할을 새우와 아욱으로서 할 수 있다.

8) 콩

콩은 밭에서 나는 고기라고 할 정도로 단백질 40%, 지방 18%로 농작물 중 단백질이 최고이며 구성 아미노산의 종류도 다양하다. 콩의 지방은 약 50%가 리놀산이고 리놀레인산이 6%나 들어 있다. 이러한 불포화지방산은 동물성 지방의 과잉 섭취에서 오는 콜레스테롤을 씻어 내는 역할을 한다. 콩기름에는 비타민E가 10.4mg이나 들어 있어 미용과 노화방지에 효과가 있다. 심장병·동맥경화·고혈압 등을 일으키지 않는 식품으로 미국 등 선진국에서는 콩을 많이 애용한다.

콩에는 거품 성분인 사포닌이 들어 있는데 이 물질은 물과 기름에 잘 녹는다. 콩은 인체 내에서 과산화지질의 생성을 억제시키는 힘을 가지고 있고 뇌의 활동을 돕고 신경을 안정시키며 피를 맑게 하는 식품으로 알려져 있다. 사람의 뇌에는 약 30%의 레시틴이 있는데 콩에는 이 레시틴이 풍부하다. 레시틴은 혈관에 부착된 콜레스테롤을 제거하며 지방대사를 촉진하고 특히 간장에 지방이 축적되는 것을 억제하므로 공부하는 학생이나 정신노동자에게 필요하다.

9) 팥

팥 100g에는 당질 56%, 단백질 21%로 이루어져 있으며, 비타민 B$_1$이 곡류 중에서 가장 많다.

비타민B$_1$이 많아 각기병에 좋다. 그래서 쌀에 팥을 섞으면 당질대사가 잘 되며 당질의 연소 찌꺼기가 남지 않게 된다.

팥에는 특수 성분으로 사포닌과 콜린이 들어 있다. 사포닌은 거품 성분으로 비누가 없던 시절에는 팥가루를 물에 넣어 거품을 일게 하여 세제로도 사용했다. 잉어에 팥을 넣고 삶으면 이 사포닌이 우러나와 수분을 배출하는 데 도움이 된다.

콜린은 간장의 건강을 유지하는데 매우 중요한 물질이다.

간장에 지방이 축적되면 간장의 세포가 파괴되어 간경변증이 되기 쉽다. 그러나 콜린이 충분히 공급되면 중성지방이 잘 형성되지 않고 혈액에 잘 흘러가는 인지질인 레시틴이 만들어지기 쉬워 몸에 부담을 주지 않게 된다. 잉어 한 마리와 팥 1~2홉을 물 1~2되에 달여서 그 즙을 마신 후 몇 시간 뒤에 설사가 나면 임신 부종이나 각기 부종이 완쾌되었다는 증거이다.

10) 옥수수

옥수수 100g에는 350kcal 이상의 열량이 있으며 일반 성분은 다음과 같다. 수분 13.1%, 단백질 9.6g, 지방 4.0g, 당질 69.8g, 섬유 2.7g, 회분 1.5g, 칼슘 25mg, 인 345mg, 철 2.1mg, 비타민B_1 0.33mg, 비타민B_2 20.07mg, 나이아신 1.4mg이 들어 있다. 그리고 주성분은 당질인데 대부분 녹말이며 포도당도 조금 들어 있다.

단백질은 옥수수 알갱이 껍질 부분에 많고 씨눈에는 질이 좋은 불포화지방산이 많다. 토코페롤이라는 비타민E가 풍부해 성인병 예방과 노화 방지에 효과가 있다. 또한 씨눈에는 지방이 25~27% 가량 들어 있어 신경조직에 필요한 레시틴이 1.5%, 비타민E가 0.2mg이나 들어 있다. 옥수수에다 매일 먹어야 건강을 유지하는 필수아미노산 8가지가 골고루 들어 있는 우유와 함께 먹으면 자연스럽게 영양 균형을 이룰 수 있다.

11) 부추

부추 100g에는 비타민A 7286I.U, 비타민C 40mg이 함유되어 있다. 또 수분 89.8%, 단백질 4.3g, 지방 0.4g, 당질 3.9g, 섬유 1.2g, 회분 0.6g, 칼슘 34mg, 인 27mg, 철분 2.9mg이 들어 있고, 잎의 당질은 대부분이 포도당이나 과당으로 구성되는 단당류이다.

부추의 냄새는 유황화합물이 주체인데 마늘과 비슷해서 강장 효과가 있으며 음식물에 체해 설사를 할 때 부추를 된장국에 넣어 끓여 먹으면 효과가 있다.

부추는 창자를 튼튼하게 하므로 몸이 찬 사람에게 좋다. 구토가 날 때 부추의 즙을 만들어 생강즙을 조금 타서 마시면 잘 멎는다. 산후통에는 감초와 함께 달여 먹으면 효험이 크며 이질과 혈변 등에도 효과가 있다.

12) 무

무에는 수분 90%, 단백질 2g, 지방 0.1g, 당류 5.6g, 섬유 0.9g, 회분 0.6g, 칼슘 62mg, 인 29mg, 철분 0.9mg, 비타민B$_1$ 0.03mg, 비타민B$_2$ 0.02mg, 비타민C 15mg이 들어 있다.

무잎 100g에는 비타민A가 3000I.U나 들어 있으며 비타민C는 90mg, 비타민B$_1$ 0.1mg, 비타민B$_2$는 0.3mg, 칼슘은 190mg이 들어 있어 영양가가 매우 우수하다. 무의 달작지근한 맛은 포도당과 설탕이 주성분이다. 매운맛은 유황화합물 때문인데 특히 날무를 먹고 트림을 하면 그것이 휘발되어 고약한 냄새가 난다.

무의 효소로는 전분, 분해효소인 아밀라제(디아스타제)가 가장 많고 산화효소, 요소를 분해해서 암모니아를 만드는 효소, 체내에서 생기는 해로운 과산화수소를 물과 산소로 분해하는 카탈라제라는 효소 등 생리적으로 중요한 작용을 하는 효소가 매우 많다.

무 속에는 여러 가지 소화 효소가 많기 때문에 떡이나 밥을 과식했을 때 무즙을 내어 먹으면 소화가 잘 될 뿐 아니라 산도를 중화시켜 주기도 한다. 또 무는 옛날부터 기침에 특효가 있는 것으로 알려졌다. 무를 1cm씩 네모나게 썰어 병에 담고 꿀을 부어 2~3일 두면 무의 물이 빠져 맑은 물이 괸다. 이 물은 기침과 목이 아픈 데 특효다.

13) 배추

배추 100g에는 수분 94.7%, 단백질 1.3g, 지방 0.2g, 당질

2.7g, 비타민C 28mg, 섬유 0.7g, 회분 0.5g, 칼슘 70mg, 인 63mg, 철분 0.3mg, 비타민A 255I.U, 비타민B_1 0.06mg, 비타민B_2 0.09mg, 비타민C 28mg이 들어 있으며 100g에서 약 27칼로리의 열량을 낸다.

우리나라는 겨울철 채소로서 김장용으로 가장 많이 쓰이고 있으며 1년 내내 김치와 국 또는 찌개 등으로 식탁을 장식하는 알칼리성 식품이다.

비타민C가 풍부한 식품이다. 내장에 열이 높아 침이 마르고 입술과 혀가 갈라지기도 하며 몸이 붓거나 피가 나는 수가 있는데 이것을 한방에서는 내화상즙이라고 한다. 일종의 비타민C 결핍증인데 이런 때 아침·점심·저녁으로 비타민C가 풍부한 배추요리를 먹으면 잘 낫는다.

배추류는 침의 분비를 원활히 하고 창자 안에서의 소화를 도우며 내장의 열을 내리게 하는 작용을 한다. 배추에는 칼슘이 많이 들어 있어 뼈대를 만드는 데 필요할 뿐 아니라 산성을 중화시키는 능력을 가지고 있기 때문에 건강 장수를 돕는 성분으로 알려졌다. 또한 배추는 부드러운 섬유질이 들어 있어 변비에도 좋다.

14) 시금치

시금치 100g에는 수분 93.7%, 단백질 2.6g, 지방 0.7g, 당질 4.2g, 섬유 0.7g, 회분 1.1g, 칼슘 36mg, 인 32mg, 철분 4.2mg, 비타민A 8320I.U, 비타민B_1 0.12mg, 비타민B_2 0.38mg, 나이아신 0.7mg이 들어 있다. 시금치는 채소류에서 비타민A가 가장 높은 식품이다.

비타민은 약으로 공급하는 것보다는 식품으로 섭취하는 것이 현명하다. 시금치는 칼슘과 철분·옥소 등이 높아서 발육기의 어린아이는 물론 임산부에게 좋은 알칼리성 식품이다. 시금치에는 사포닌과 질이 좋은 섬유가 들어 있어 변비에도 좋고 철분과 염산이 있어 빈혈 예방에도 좋다. 시금치를 살짝 데치면 비타민C가 약 30% 파괴된다. 미국의 영양학자 샤만 박사가 1일 500g씩을 먹으면 칼슘이 녹지 않는 수산칼슘으로 변하여 결석이 생긴다고 했는데, 매일 100g 정도만 먹으면 몸에 아주 좋다.

15) 민들레

민들레에 들어 있는 특수 성분으로는 아눌린·팔미틴·새로친 등이 있는데 건위·강장·이뇨·해열·천식·거감 등의 효과가 있다.

민간요법에서는 젖이 적은 산모에게 찹쌀·민들레 등이 좋다고 전래되고 있다. 민들레 술을 만들어 먹으면 강장효과가 있다. 술을 만드는 방법은 민들레꽃이나 뿌리를 준비하고 그 양의 2~3배의 소주를 부어 20일 정도 두었다가 먹으면 된다.

16) 강낭콩

강낭콩 100g에는 수분 10.3%, 단백질 20.2g, 지방 1.8g, 당질 60.9g, 섬유 3.2g, 회분 3.6g, 칼슘 92mg, 인 317mg, 철분 6.7mg, 칼륨 1200mg, 비타민A 20I.U, 비타민B_1 0.30mg, 비타민B_2 0.2mg, 나이아신 1.8mg이 들어 있다.

강낭콩의 단백질은 글로블린이 많은데 필수아미노산으로 라이신·로이신·트립토판·트레오닌이 많아 쌀이나 보리에 섞어 먹으면 단백가를 올릴 수 있다. 지방 함량은 적으나 레시틴이 많다. 당질 중 전분이 가장 많아 약 35%를 차지한다. 비타민B_1이 부족하면 심한 경우에는 각기병이 걸리며, 가벼운 증세에서는 식욕부진·변비·피로·신경염·심장장애·부종 등이 일어난다. 비타민B_1의 하루 필요량은 섭취한 열량 1000칼로리에 대해 0.45mg을 기준으로 한다. 하루에 3000칼로리를 먹는 사람은 1.35mg이 필요하다.

17) 상추

　상추 100g에는 수분 94.1%, 단백질 1.8g, 지방 0.4g, 당질 2.9g, 섬유0.7g, 회분 0.7g, 칼슘 49mg, 인 27mg, 철분 4.8mg, 비타민A 3250I.U, 비타민B₁ 0.08mg, 비타민B₂ 0.28mg, 비타민C 4mg이 들어 있다.
　상추는 유리아미노산으로 로이신과 발린이 다른 채소보다 많으며 라이신·티로신을 돋우는 식품이다. 많이 먹으면 잠이 많아진다. 잠을 잘 이루지 못하는 사람에게 수면제 역할을 해준다. 불면증·황달·빈혈·신경과민 등에 날것으로 먹으면 치료 효과가 있으며 누런 이빨을 희게 하는 작용도 한다. 젖이 잘 안 나올 때 찧어 물에 타 먹으면 좋고 담이 결리는 데도 잎을 환부에 붙이면 효험이 있으며 피를 깨끗하게 하는 정혈제로도 쓰인다.

18) 당근

　당근 100g에는 수분 88.7%, 당질 7.2g, 섬유 0.6g, 회분 0.7g, 칼슘 20mg, 인 34mg, 철분 1.6mg, 비타민A 30.340Iu, 비타민C 12mg과 나이아신 등이 들어 있다.
　당근은 채소 중에서 비타민A의 왕자격이다. 비타민A는 피부를 곱고 매끄럽게 해준다. 그리고 야맹증을 막아 주는 것으로 잘 알려져 있다.
　한방에서는 당근이 홍역이나 빈혈·저혈압·야맹증 등에 좋다고 전해지고 비타민A 공급원으로 동물의 간과 맞먹기 때문에 간을 싫어하는 사람에게는 당근이 가장 좋다.
　당근엔 또한 비타민C의 산화효소가 들어 있다. 그렇기 때문에 다른 채소와 함께 주스를 만들면 다른 채소 안에 들어 있는 비타민C를 파괴한다.

19) 양파

양파 100g에는 수분 84.9%, 단백질 1.9g, 지방 0.4g, 당질 10.8g, 섬유 0.3g, 회분 0.7g, 칼슘 20mg, 인 61mg, 철분 0.2mg, 비타민A 0.1I.U, 비타민B$_1$ 0.09mg, 비타민B$_2$ 0.15mg, 비타민C 3mg이 들어 있다. 당질로는 포도당·설탕·과당·맥아당이 들어 있다. 불면증으로 잠이 오지 않을 때 날양파를 잘라서 베개 밑에 놓으면 신기할 정도로 잠이 잘 온다. 날것으로 먹거나 익혀 먹으면 신경쇠약에 아주 잘 듣는다. 양파에는 색소 성분으로 퀘르세틴이라는 성분이 껍질 부분에 들어 있는데, 이 성분은 지방 성분의 산패를 막아주며 고혈압의 예방에 효과가 있다. 등산이나 근육운동을 할 때 양파를 먹으면 피로가 덜하다. 따라서 양파는 중년 이후의 건강유지에 좋은 식품이며 젊은이에게는 미용식이다.

20) 오이

오이 100g에는 수분 95.5%, 단백질 0.9g, 지방 0.2g, 당질 3.4g, 섬유 0.5g, 회분 0.5g, 칼슘 18mg, 인 17mg, 철분 0.3mg, 비타민A 560I.U(인터내셔널 유니트), 비타민B$_1$ 0.06mg, 비타민B$_2$ 0.05mg, 비타민C 30mg이 들어 있다. 성분상으로 보면 영양가가 아주 낮은 것으로 되어 있으나 칼륨의 함량 70mg이 높아 알칼리성 식품이다. 이 칼륨은 인체의 구성물질로 약 0.35% 가량 들어 있는데 인산염으로써 혈액 및 근육조직 기관과 분비액 중에 존재한다. 칼륨을 많이 먹게 되면 체내의 나트륨염을 많이 배설하게 되어 체내의 노폐물이 빠져 나가 몸이 맑게 된다.

오이는 이뇨의 효과가 있고 위병에도 좋다. 부종이 있을 때 오이덩쿨을 달여 먹으면 잘 낫는다. 오이 줄기를 잘라서 나오는 물은 땀띠에 좋으며 이 물은 피부를 곱게 해준다.

21) 콩나물

콩나물 100g에는 수분 90.2%, 단백질 4.2g, 지방 4g, 당질 2.9g, 섬유 0.5g, 회분 0.8g, 칼슘 32mg, 인 49mg, 철분 0.8mg, 비타민A 175I.U, 비타민B$_1$ 0.15mg, 비타민B$_2$ 0.13mg, 비타민C 16mg이 들어 있다.

콩나물 200g(두 줌 정도)이면 어른이 하루에 필요로 하는 비타민C를 공급할 수 있다. 감기에 좋은 이유도 비타민C 때문이며 콩나물은 미용식의 효과도 있다.

22) 냉이

냉이 100g에는 수분 81.5%, 단백질 7.3g, 지방 0.9g, 당질 4.6g, 섬유 2g, 회분 2.7g, 칼슘 116mg, 인 104mg, 철분 2.2mg, 비타민A 2315I.U, 비타민B$_1$ 0.51mg, 비타민B$_2$ 0.06mg, 비타민C 36mg, 나이아신 0.5mg이 들어 있다. 성분에서 보는 바와 같이 채소 중에서 단백질·회분·칼슘의 함량이 많고 철분이 많은 알칼리성 식품이다.

23) 다시마

다시마 100g에는 수분 13.5%, 단백질 6.8g, 지방 0.5g, 당질 43.8g, 섬유 7.5g, 회분 27.9g, 칼슘 763mg, 인 219mg, 비타민A 220I.U, 비타민B$_1$ 0.08mg, 철분 73.4mg이 들어 있다.

다시마는 칼슘·회분 등 무기질이 많아 강력한 알칼리성 식품이다. 다시마 속에 들어 있는 염기성 아미노산인 라미닌이라는 성분은 혈압을 내리게 하는 작용을 한다.

24) 미역

미역 100g에는 수분 12.9%, 단백질 20.3g, 지방 1.3g, 당질 34.5mg, 섬유 4.0g, 회분 27.0g, 칼슘 720mg, 인 390mg, 비타민A 7700I.U, 비타민B$_1$ 0.05mg, 비타민B$_2$ 0.37mg, 나이아신 1.2mg, 비타민C 5mg이 들어 있다.

미역은 영양을 고루 지닌 강한 알칼라성 식품으로 산후나 미용에 좋고 성인병 예방에 우수한 식품이다. 또한 칼슘 함량이 뛰어나 산후 자궁 수축과 지혈작용을 하기도 한다. 미역은 옥도도 100mg이나 들어 있는데 이것은 갑상선 호르몬을 만드는 데 필요한 성분이다. 갑상선 호르몬인 티록신은 심장과 혈관의 활동, 체온과 땀의 조절, 신진대사를 증진시키는 작용을 하며 성인병 예방과 미용에 좋은 식품이다.

비만 예방 식품으로도 각광을 받고 있다.

25) 인삼

인삼은 중국의 삼칠 인삼, 일본의 죽절 인삼, 미국의 아메리카 인삼, 히말라야 인삼 등 종류가 많다. 그러나 건강식품과 약용으로 쓰이는 것은 우리나라의 고려 인삼이다. 고려 인삼은 수천년 동안 만병통치의 영약으로 알려져 왔으며 신농본초경에는 인삼의 약효를 다음과 같이 소개하고 있다.

체내에 오장을 보하며 정신을 안정시키고 오래 복용하면 몸이 가뿐하게 되어 수명이 길어진다. 지금까지 과학적으로 입증된 인삼의 약효는 다양하다. 스트레스·피로·우울증·심부전·고혈압·동맥경화증·빈혈·당뇨병·궤양 등에 유효하며 피부를 윤택하게 하고 건조를 방지한다. 또 흥미있는 것은 암세포의 증식을 막는 항암작용이 보고되고 있다.

더위라는 스트레스를 받으면 몸 안에 단백질과 비타민C의 소모가 많아진다. 따라서 양질의 단백질과 비타민C를 충분히 섭취해야 하기 때문에 고단백 식품인 닭고기 중에서 영계(5개월에서 7개월임)가 매우 좋아 삼계탕을 여름에 많이 먹는 것이다. 인삼에는 특별한 약리작용을 나타내는 사포닌이 20여 종이나 들어 있다.

제6장

주요 과일의 건강 효능과 성분 분석

제6장 주요 과일의 건강 효능과 성분 분석

1) 사과

사과 100g에는 수분 86.8%, 단백질 0.3g, 지방 0.5g, 당질 11.5g, 섬유 0.6g, 회분 0.3mg, 칼슘 13mg, 인 14mg, 철 1.2mg, 비타민A 10I.U, 비타민B₁ 0.02mg, 비타민B₂ 0.04mg, 비타민C 6mg, 나이아신 0.2mg이 들어 있다.

사과의 성분 중 중요한 것은 당분과 유기산과 펙틴이다. 당분은 10~15% 가량 들어 있고 대부분이 과당과 포도당으로 흡수가 잘 된다.

유기산은 0.5% 가량 들어 있는데 사과산이 주체이고 구연산·주석산 등도 포함된다. 이들 산은 우리 몸 안에 쌓인 피로 물질을 제거하는 구실을 한다. 펙틴은 1~1.5% 가량 들어 있는데 이것은 탄수화물이다. 펙틴은 채소의 섬유질과 같이 장의 운동을 자극하는 정장작용을 한다. 또 장 벽에 젤리 모양의 벽을 만들어 유독성 물질의 흡수를 막고 장 안에서의 이상 발효도 방지한다. 변비에 사과가 좋으나 담석증 환자는 삼가하는 것이 좋다(펙틴이 많아 잘 엉겨 잼이나 젤리가 만들어지기 때문). 고혈압에도 칼륨과 나트륨이 평형을 이루어 혈압을 낮게 하여 준다. 사과는 신맛이 나서 흔히 산성식품인 것으로 아는 사람이 있으나 알칼리성 식품이다.

2) 배

배 100g에는 수분 85.8%, 단백질 0.5g, 지방 0.2g, 당질 11.7g, 섬유질 0.8g, 회분 0.4g, 칼슘 4mg, 인 35mg, 철분 0.2mg, 비타민B₁ 0.04mg, 비타민B₂ 0.03mg, 비타민C 2mg이 들어 있다.

배 속에는 효소가 많은 편이어서 소화를 돕는 작용을 한다. 불고기를 잴 때나 육회 등에 배를 넣으면 효소의 작용으로 고기가 연해질 뿐 아니라 소화도 잘 된다. 배를 먹을 때 까실까실하게 느껴지는 것은 석세포가 있기 때문이다. 한방에서는 담이 나오는 기침에 배 한 개를 썰어 우유와 섞어 달여 먹기도 한다.

담이 많고 숨이 차면 배즙과 무즙을 각각 반 홉 가량 만들고 거기에 생강즙 4~5스푼을 타서 한꺼번에 먹으면 유효하다.

갈증이 심하거나 술을 먹고 난 다음날 조갈증에 매우 좋은 식품이다. 변비·이뇨·기침 등에도 좋다. 그렇다고 너무 많이 먹으면 속이 냉해지며 배를 먹고 난 후에 석세포가 이 사이에 끼면 충치의 원인이 되니 꼭 양치질을 해야 한다.

3) 복숭아

복숭아 100g에는 수분 89.4%, 단백질 0.6g, 당질 8.9g, 섬유 0.5g, 회분 0.5g, 칼슘 3mg, 인 13mg, 철분 0.3mg, 비타민A 100I. U, 비타민B$_1$ 0.03mg, 비타민B$_2$ 0.04mg, 나이아신 0.5mg, 비타민C 10mg이 들어 있다.

다랑어를 먹고 중독되었을 때 싱싱한 복숭아를 껍질째로 먹으면 중독 증세가 사라진다. 복숭아 껍질에 들어 있는 특수 성분이 해독작용을 한다.

담배는 건강에 해롭다. 그 원인은 담배 속의 니코틴인데, 이 물질은 조금만 흡수해도 흥분작용을 일으키며 양이 많게 되면 신경이 마비된다. 특히 폐질환과 천식에 해로운 것으로 알려졌는데 복숭아는 담배독을 제거하는 데 좋다고 한다. 그것은 유기산이 많아 그것이 니코틴과 작용해서 독성을 줄이게 되는 것이라 생각된다. 주의하여야 할 것은 장어고기를 먹고 복숭아를 먹으면 설사를 하게 되니 조심해야 한다.

4) 딸기

딸기 100g에는 수분 91.1%, 단백질 0.2g, 지방 0.7g, 당질 7.2g, 섬유 1.5g, 회분 0.3g, 칼슘 49mg, 인 49mg, 철분 0.9mg, 비타민A 16I.U, 비타민B₁ 0.07mg, 비타민B₂ 0.53mg, 비타민C 52mg이 들어 있다.

딸기는 성분에서 보는 바와 같이 비타민C가 과일 중에서 가장 많은 편이며 비타민C는 여러 가지 호르몬을 조정하는 부신피질의 기능을 활발하게 하므로 체력을 증진시키는 식품이다. 비타민C는 영양제보다는 천연 식품으로 섭취하는 것이 좋다. 딸기에 설탕을 듬뿍 쳐서 먹는 사람도 많은데 그것은 좋지 않다. 왜냐하면, 설탕은 비타민B₁과 사과산·구연산의 소모를 심하게 해서 영양 효율을 낮추기 때문이다. 그래서 딸기의 영양가를 체내에서 손실 없이 섭취하기 위해서는 설탕을 뿌리지 않고 먹는 것이 좋다. 다른 것과 곁들여 먹을 때는 꿀이나 우유, 유산음료, 요구르트 등과 함께 먹는 것이 좋다. 주의하여야 할 점은 딸기를 먹기 전에 흐르는 물에 잘 씻어서 기생충이나 농약 찌꺼기가 없도록 하여 먹는 것이 좋다.

5) 레몬

레몬은 비타민C 70mg과 유기산인 구연산 5mg, 그리고 칼슘·칼륨 등 무기질을 많이 함유하고 있다.

식품의 부패를 일으키는 부패 세균은 수소이온 농도 PH 7 가량의 중성에서 활동이 활발한 특성을 가지고 있다.

그런데 레몬은 구연산이 많아 새콤하며 그 자체로는 산성으로 PH가 3~4 정도다. 이러한 산성 조건하에서는 부패 세균의 번식 환경이 맞지 않아 잘 자라지 못한다. 그래서 부패 세균에 대한 번식 억제와 살균 효과도 기대되는 것이다.

레몬에 함유된 비타민C, 즉 아스코르빈산은 철분의 장내 흡수를 도

와준다. 꿀을 먹을 때 귤이나 레몬즙을 함께 먹으면 빈혈치료에 아주
좋다.

6) 토마토

토마토 100g에는 수분 92.2%, 단백질 2.0g, 지방 0.3g, 당질
2.7g, 섬유 1.0g, 회분 1.1g, 칼슘 4mg, 인 70mg, 철분 0.6mg,
비타민A 625I.U, 비타민B_1 0.10mg, 비타민B_2 0.03mg, 비타민C
12mg과 구연산 0.5~1% 가량이 들어 있고 유리아미노산이 702.90mg
% 가량 들어 있다. 고기나 생선 등 기름기 있는 음식을 먹을 때 토마
토를 곁들이면 위 속에서의 소화를 촉진시켜 위의 부담을 덜어 주고
산성식품을 중화시키는 역할도 하므로 일거양득의 효과가 있다.
　토마토에는 루틴이 들어 있는데 혈관을 튼튼하게 하고 혈압을 내리
게 하는 역할을 하기 때문에 고혈압인 사람에게 아주 좋다. 환자들의
음료로 토마토가 좋은 것은 유기산이 적어 자극성이 적은데다 영양가
가 높고 소화성이 좋기 때문이다. 무기질과 칼륨이 많기 때문에 소금
을 찍어 먹는 것이 설탕을 찍어 먹는 것보다 좋다.

7) 포도

포도 100g에는 수분 81.5%, 단백질 0.5g, 지방 0.1g, 당질
17.1g, 섬유 0.3g, 회분 0.5g, 칼슘 5mg, 인 14mg, 철분 0.3mg,
비타민A 15I.U, 비타민B_1 0.06mg, 비타민B_2 0.02mg, 나이아신
0.2mg, 비타민C 5mg이 들어 있다. 포도에 든 포도당과 과당은 쉽
게 소화 흡수되어 피로회복에 큰 도움을 준다. 피로했을 때 먹는 한
송이 포도는 다른 식품과는 비교가 안 될 정도로 효과가 있다. 주석산
과 사과산이 0.5~1.5%, 펙틴이 0.3~1%, 고무질·이노시를타닌 등
이 들어 있어 장의 활동을 촉진시키고 해독 작용도 한다.
　무기질로는 칼슘·칼륨·철분이 많아 알칼리성 식품이다.

8) 수박

수박 100g에는 수분 94.5%, 단백질 0.4g, 지방 0.1g, 당질 4.7g, 섬유 0.1g, 회분 0.2g, 칼슘 14mg, 인 11mg, 철분 0.2mg, 비타민A 45I.U, 비타민B₁ 0.02mg, 비타민B₂ 0.02mg, 비타민C 5mg이 들어 있어 무더운 여름철에 갈증을 풀어 주는 식품이다. 수박에는 아미노산으로 시트루린이라는 특수 성분이 있어 단백질이 요소로 변하고 소변으로 배출되는 과정을 도와주기 때문에 이뇨 효과가 크며 신장병에 유효하다. 수박 속의 당분은 대부분 과당과 포도당이어서 피로회복에 도움을 준다. 더욱이 해열·해독 작용도 있으며 따가운 햇볕을 받아 메스껍거나 토하려고 할 때 수박을 먹으면 효과가 있다.

9) 참외

참외 100g에는 수분 90%, 단백질 0.9g, 지방 0.3g, 당질 7.3g, 섬유 0.9g, 회분 0.8g, 칼슘 14mg, 인 12mg, 철분 0.3mg, 비타민A 100I.U, 비타민B₁ 0.05mg, 비타민B₂ 0.05mg, 나이아신 0.6mg, 비타민C 10mg이 들어 있다.

열량은 100g 당 36칼로리가 나오며 알칼리성 식품이다. 땀을 많이 흘리는 여름철에 맹물을 먹으면 배탈이 나기 쉽고 갈증도 심한데 참외를 먹으면 갈증을 해소할 수 있다.

비타민의 양은 적으나 골고루 함유되어 있어 여름철 피로회복과 이뇨작용을 도와준다.

10) 귤

귤 100g에는 수분 87%, 단백질 1.0g, 지방 0.5g, 당질 9.9g, 섬유 0.3g, 회분 0.4g, 칼슘 28mg, 인 14mg, 철분 0.3mg, 비타민A 2426I.U, 비타민B₁ 0.33mg, 비타민B₂ 0.7mg, 비타민C 29mg,

유기산 1g이 들어 있다.

비타민C가 풍부한 알칼리성 식품이다.

10월에 나오는 귤보다 추운 겨울로 접어들면서 나오는 귤이 비타민 C 함유량이 더 많다. 비타민C는 겨울에 더 필요한 것으로 추위에 견딜 수 있게 신진대사를 원활히 하여 체온이 내려가는 것을 막아 주며 피부와 점막을 튼튼하게 하는 작용이 있어 겨울철 감기 예방에 좋다.

귤의 껍질에는 비타민C가 과육보다 4배나 들어 있어 한방에서는 진피라 불리며 기침과 감기에 긴요하게 쓰이고 있다.

귤에는 테스페리틴이라는 비타민P의 성분이 들어 있다. 이 비타민 P가 부족하면 혈관의 침투성을 증가시켜 자줏빛 반점이 생긴다. 이 비타민P의 효과는 모세혈관에 대해 투과성의 증가를 억제하고 취약성을 회복시키기 때문에 동맥경화와 고혈압의 예방에도 효과가 있다.

그 밖에도 폐출혈과 동상·치질·감기 치료에 효능이 있다.

중국에서는 여성들의 신경성 위병의 특효 식품으로 전해 오고 있다.

11) 대추

대추 100g에는 수분 29.5%, 단백질 2.9g, 지방 1.7g, 당질 57.9g, 섬유 6.1g, 회분 1.5g, 칼슘 37mg, 인 44mg, 철분 24.0mg. 생것에는 비타민C가 60mg이 들어 있어 대추를 보고 안 먹으면 늙는다고 한다.

대추는 수천 년 동안 한방에서 사용되었으며 노화방지에 효과가 있는 신비스러운 생약 또는 식품으로 취급되어 왔다.

대추를 쪄서 달여 먹으면 열을 내리게 하고 변을 묽게 하여 변비를 없애며 기침도 멎게 하여 한방에서는 대추를 완화강장제로도 쓴다. 기침이 심할 때 씨 뺀 대추 20개를 미지근한 우유에 담갔다가 하나씩 씹어먹으면 잘 듣는다.

산후 허리가 아플 때는 진하게 달여 먹고, 임신으로 몸이 허약해졌을 때는 창호지에 싸서 불에 구워 여러 번 계속 먹으면 기운을 차리게 된다. 대추는 긴요한 식품이면서도 중요한 한방 생약의 하나로서 강장·강정의 효과가 있고 쇠약한 내장을 회복시키며 이뇨 효과도 있다. 대추를 달여 먹으면 부부화합이 되는 묘약이라고 주장하는 사람도 있다. 대추즙을 내어 마시면 천식·빈혈·입술 트는 것 등에 유효하고 신경안정제로도 쓰인다. 특히 히스테리에는 감맥대조탕으로 대추 10개에 감초 3g, 밀 10g의 처방으로 달여 먹으면 효과가 있다.

빈혈증과 불면증인 사람은 대추 10개에 파뿌리 몇 쪽을 넣고 두 컵의 물이 절반이 되기까지 약한 불로 달여 취침 2시간 전에 마시면 잠을 잘 이룰 수 있다.

12) 감

감 100g에는 수분 82.6%, 단백질 0.6g, 지방 0.1g, 당질 14.1g, 회분 0.5g, 칼슘 13mg, 인 36mg, 철분 0.1mg, 비타민B$_1$ 0.03mg, 비타민B$_2$ 0.03mg, 나이아신 0.4mg, 비타민A 245mg, 비타민C 28mg이 들어 있고 많은 약리작용이 있다.

감은 설사를 멎게 하고 배탈을 낫게 해 준다(변비 증세가 있는 사람은 먹지 않는 것이 좋다).

그리고 지혈 작용도 하여 피를 토하거나 뇌출혈 증세가 있는 사람에게 좋은 식품이다. 한방에서는 폐가 답답할 때, 담이 많고 기침이 나올 때, 만성기관지염, 고혈압 환자에게 훌륭한 간식이며, 특히 숙취 예방과 치료에 다시없는 식품이다. 또한 몸 안에 흡수된 알콜 성분을 빨리 산화시켜 주는 데도 도움을 준다.

13) 감잎

폴링 박사는 비타민C는 감기의 예방과 치료에 뛰어난 효과가 있어 이것을 많이 섭취하게 되면 바이러스 감염에 대해서 저항력이 증가되어 감기를 예방할 수 있다고 했다.

흔히 비타민C 하면 딸기(80mg%), 귤(40mg%), 사과(5mg%)를 연상하게 마련인데 우리 주위에서 보는 감나무 잎에 놀라울 정도로 많다.

5월에 나는 어린 잎에는 100g 당 500mg이나 들어 있고, 성잎에는 200mg의 비타민C가 함유되어 있다. 감잎 2.5g에 800ml의 비율로 끓인 물을 넣고 뚜껑을 닫아 5분 가량 두었다가 우려진 물을 마시면 독성이나 부작용이 없는 이뇨제로서도 좋고 심장병과 신장병에도 탁월한 효능이 인정되고 있는데 맛이 별로 없는 것이 흠이다.

그러므로 우려낸 감잎차에 매실주를 한 방울 떨어뜨린다든가 유자청을 한 쪽 띄워 마시면 맛이 좋아져 기호성이 향상된다. 감잎차는 순환기 질환 외에도 위궤양·십이지장궤양·당뇨병 등의 만성질환에 유효한 식품이다.

14) 밤

밤 100g에는 수분 59.8%, 당질 34.5g, 무기질 1.2g, 단백질 3.5g, 철분 2.1mg, 비타민A 74I.U, 칼슘 35mg, 비타민B 20.23mg, 비타민C 28mg, 비타민B$_1$ 0.45mg이 들이 있다. 밤에 들어 있는 당질은 소화가 잘 되는 양질의 것이며 위장 기능을 강화하는 효과가 있어 배탈이나 설사가 심할 때 군밤을 잘 씹어 먹으면 낫는다. 그리고 밤 100g에서 150칼로리 이상의 열량을 낼 수 있다. 성장 발육기에 있는 어린이에게 이유식으로 밤을 먹이면 토실토실 살이 찐다. 몸이 쇠약한 사람이나 입맛을 잃은 사람이 밤을 먹으면 식욕이 생기고 혈색이 좋아져 건강해진다.

밤은 비타민B$_1$이 쌀보다 4배나 더 들어 있다. 그리고 피부미용, 피로회복, 감기 예방 등에 유효한 비타민C가 과일을 제외한 나무열매 중에서는 가장 많은 것이 특색이다.

15) 매실

매실은 약용으로, 최초에 중국에서 오매가 쓰였다고 한다. 오매는 덜 익은 매실을 따서 껍질을 벗기고 짚불 연기에 그슬려서 말린 것인데 직경이 2~3cm 가량이고 주름이 많고 잘 부스러지며 신맛이 많다.

한방에서는 해열·수렴·지혈·진통·구충제·갈증 방지에 쓰인다. 매실에는 약 80%의 과육이 있는데 수분이 85% 가량이고 10% 가량이 당분이다.

유기산으로 사과산·구연산·호박산·주석산 등이 5% 가량 들어 있어 신맛이 강해 피로회복에 좋고 입맛을 돋워 주는 알칼리성 식품이다. 매실에 들어 있는 구연산은 해독작용과 강한 살균성이 있어 식중독이 많은 여름철에 매실을 먹으면 위 속에 산성이 많아져 조금 변질한 식품을 먹어도 소독이 된다. 매실주(청매 10kg, 설탕 6kg, 소주 10 l)는 식욕 증진과 메스꺼움을 가라앉히고 신경통과 류머티스에 효과가 있다.

16) 호박

호박 100g에는 수분 95.0%, 단백질 2g, 지방 0.6g, 당질 3.5g, 섬유 0.4g, 칼슘 15mg, 인 23mg, 철분 0.7mg, 비타민A 930I.U, 비타민B$_1$ 0.06mg, 비타민B$_2$ 0.15mg, 비타민C 8mg이 들어 있다.

호박의 당분은 소화 흡수가 잘 되기 때문에 위장이 약하고 마른 사람에게는 부식으로서뿐 아니라 간식으로 먹어도 되며 회복기 환자에게도 아주 좋다.

우리나라에서는 산후 부기가 있는 사람에게 좋고, 당뇨병이 있거나 뚱뚱한 사람에게도 좋은 식품이다. 늙은 호박 속에 들어 있는 호박씨 100g을 먹었을 경우 550칼로리의 많은 열량이 나온다. 주성분은 지방의 질이 우수한 불포화지방으로 구성되어 있으며 머리를 좋게 하는 레시틴과 필수아미노산이 골고루 들어 있어 호박씨를 많이 먹게 되면 두뇌 발달에 좋다. 그리고 기침이 심할 때 호박씨를 구워서 설탕이나 꿀에 섞어 먹으면 효과가 있다. 젖이 부족한 산모가 먹으면 젖이 많이 나오며 혈액순환이나 고혈압, 노화 예방, 독성 물질을 해독시키는 작용을 하는데 이것은 호박씨에 필수아미노산인 메티오닌과 불포화지방산과 레시틴의 작용으로 나오는 현상이다.

제7장

육류의 성분 분석

제7장 육류의 성분 분석

1) 쇠고기

쇠고기의 단백질에는 동물의 정상 성장에 필요한 모든 필수아미노산이 골고루 들어 있다. 성인은 하루에 체중 1kg당 1.2~1.5g의 단백질이 필요하며 0.5g 이하에서는 건강을 유지하기 어렵다.

성장률이 높은 아이들은 체중 1kg당 2~3g의 단백질을 얻게 된다. 쇠고기의 단백질 중 아미노산 조성을 보면 어린이 발육에 가장 필요한 필수아미노산인 라이신이 8.4%나 들어 있다. 또 쇠고기에는 성인병의 원인이 되는 콜레스테롤이 많은데 참기름 같은 식물성 기름을 함께 먹으면 콜레스테롤이 혈관에 침착되는 것을 막아 준다. 장년기에는 육류를 되도록 줄이고 식물성 단백질을 섭취하는 것이 좋다. 뚱뚱한 사람은 육식을 하더라도 기름기는 피하고 순살코기만을 먹는 것이 스테미너를 위해 좋다.

2) 돼지고기

돼지고기라면 비계를 연상할 정도로 지방질이 많은데 삼겹살에는 44% 이상의 지방이 있다. 지방은 칼로리가 많아 뇌의 지적 활동에 없어서는 안되는 중요한 요소이다. 그것이 비타민F라고도 불리는 필수지방산이다.

쇠기름에는 필수지방산인 리놀산이 4.1%밖에 안 들어 있는데 돼지기름에는 20.1%나 함유되어 있다.

뇌신경은 60%가 지방으로 구성되어 있고 그 일부가 리놀산으로 되어 있다. 돼지고기는 다른 육류보다 비타민B_1이 많은데 겨울철에는 20% 이상이 증가해서 1mg에 이르는 때도 있다.

먼지를 마시거나 중금속인 납을 다루는 사람이 자주 돼지고기를 먹어야 납에서 오는 독을 제거할 수 있다는 말도 있다. 그런데 한방에서는 일반적으로 돼지고기를 금기하는 경향이 있다. 물론 여러 가지 이유가 있겠지만 돼지고기에는 지방 함량이 많고 변질이 빨리 오는 데서 비롯된 것이 아닌가 생각된다.

그래서 여름철의 돼지고기는 본전 찾기가 어렵다. 잘 먹어야 본전이다라는 말도 있다.

3) 닭고기

사위가 오면 씨암탉을 잡는다는 말이 있다. 그만큼 우리나라에선 닭을 귀물로 여겨 왔고 비상 접객용 구실을 해온 것이다.

단백질이 쇠고기보다 많고 칼로리도 100g 당 126칼로리나 되는 강한 산성식품이다. 쇠고기보다 메티오닌을 비롯한 필수아미노산이 더 많은 우수식품이다.

닭고기는 수육보다 섬유가 가늘고 연한 것이 특징이다. 그리고 쇠고기처럼 지방이 근육 속에 섞여 있지 않기 때문에 담백하고 소화 흡수가 잘 된다.

단백질과 질 좋은 지방을 많이 섭취해야 하는 임산부에게 권장할 만한 식품이다. 닭을 푹 고아서 그 국물에 미역국을 끓이면 산후 회복 음식으로 훌륭한 영양식품이다. 본래 닭은 생후 6개월이면 알을 낳기 때문에 식용으로는 그 이전의 것이 좋다. 어린 닭은 지방이 많고 특히 껍질이 연할 뿐 아니라 맛도 좋다.

4) 보신탕

보신탕으로 먹는 개고기는 여름철에 인기가 있다.

일반 성분은 100g당 단백질 20g, 지방 3g, 당질 0.8g, 비타민B$_1$ 0.027mg, 비타민B$_2$ 0.1mg, 나이아신 4.2mg으로 쇠고기와 다른 점이 없다.

그런데 소의 지방과 개의 지방은 성분상 차이가 많다. 즉 쇠기름은 굳는 기름이 많으나 개기름은 잘 굳지 않는 불포화지방산이 많아 소화 흡수가 잘 되는 편이다. 체온이 낮고 소화가 잘 안 되는 폐결핵 환자에게 알맞게 먹이면 다른 어떤 영양식보다 좋으며 한방에서는 누런 개 세 마리가 물개 한 마리의 양기에 해당된다고 한다. 또한 냉한 뱃속을 덥게 하며 위를 튼튼하게 하고 신장의 기능을 도와 양기를 북돋워 준다.

선천적으로 손발이 차고 안색이 창백하며 소화가 잘 안 되는 사람에겐 둘도 없는 자양강장제이다.

누린내가 많이 나는 개고기는 요리할 때 들깻잎과 들깨·후추 등 향신료를 많이 쓰는데, 그러한 것들이 식욕을 돋워 주고 소화를 돕는 간접적인 효과도 크다. 개고기는 살구씨와 함께 먹으면 주독을 풀 수 있지만 마늘과 함께 먹으면 시력이 약해진다.

5) 염소고기

염소고기를 한방에서는 온양성 식품으로 분류하고 있다.

온양성이란 온열성을 갖는다는 뜻으로 노인들의 몸이 차질 때에 염소고기를 먹으면 좋다는 뜻이다.

본초강목에는 염소고기가 원양을 보하며 허약을 낫게 하고 강장보약이 된다고 소개하고 있다. 뿐만 아니라 두뇌를 차게 하고 피로와 추위를 물리치며 위장의 작용을 보하고 마음을 평안케 한다고 한다.

염소의 성분은 100g당 단백질 20.6g, 지방 3.8g, 칼슘 112mg, 철분 2.1mg, 비타민B$_1$ 0.15mg, 비타민B$_2$ 0.25mg, 비타민E 45mg, 나이아신 6.7mg이 들어 있고 비타민E가 많은 것이 특색이다. 비타민E는 토코페롤이라고 하는데 세포의 노화를 방지하고 불임을 막아 주는 작용도 하므로 흑염소가 보약으로 전래된 것도 일리가 있다.

염소는 옛날부터 보혈작용과 함께 근육을 튼튼하게 하며 염소의 간은 다른 간보다 비타민A가 월등히 많아 야맹증과 노년기의 시력감퇴에 유효하다.

염소는 또한 임산부의 보약으로 지방질의 함량이 적은 반면 단백질과 칼슘·철분이 많이 들어 있어 임산부나 환자들의 회복이나 어린이에게 아주 좋은 식품이다. 철분은 빈혈을 막아 주며 칼슘은 임산부가 태아에게 빼앗긴 칼슘의 보충이 되고 성장기에 있는 어린이에게는 직접 필요한 영양소가 된다.

6) 토끼고기

토끼고기 100g에는 수분 74.3%, 단백질 16.9g, 지방 7.8g, 회분 1g, 칼슘 7mg, 인 350mg, 철분 0.9mg, 비타민B_1 0.07mg, 비타민B_2 0.17mg, 나이아신 6.5mg이 들어 있다. 용왕이 잡수려다 실패한 토끼간은 쇠고기간과 마찬가지로 영양가가 높은 식품이다.

옛날부터 갈증을 없애 주고 비장을 튼튼하게 해 주는 식품이다.

민간요법으로는 산후 하혈과 낙태 때 토끼머리 부분을 고아서 먹기도 한다.

7) 오리고기

오리고기 100g에는 수분 71.6%, 단백질 19.8g, 회분 1.2g, 칼슘 14mg, 인 300mg, 철분 3.0mg, 나이아신 4.0mg이 들어 있다. 총 칼로리가 151이고 중풍에 흰 오리피를 먹으면 좋다.

제8장

어패류의 성분 분석

제8장 어패류의 성분 분석

1) 조개

조개류는 종류에 따라 성분이 조금씩 다르다.

조개국물의 시원한 맛은 단백질이 아니라 질소 화합물인 타우린·베타인·아미노산·핵산류와 호박산 등이 어울린 것이다. 조개젓은 다른 젓갈보다 글루타민산이 많아 감칠맛이 있다.

조개의 단백질 속에는 히스티딘·라이신 등의 아미노산이 많고 글리코겐이 풍부해서 영양식품이며, 간장질환과 담석증 환자에게 조개 종류가 아주 좋다.

2) 조기

조기란 사람에게 기운을 북돋워 주는 효험이 있다는 데서 붙여진 이름이다. 조기는 맛도 좋을 뿐 아니라 영양가도 풍부한데, 양질의 단백질이 많아 어린이들의 발육과 원기 회복에 좋으며 소화를 돕는 식품으로도 알려져 있다.

3) 생낙지

생낙지의 주성분은 단백질 14.6%이다. 사람 몸에 스트레스가 가해지면 체내의 단백질이 평상시보다 더 많이 분해되므로 스트레스를 많이 받으며 생활하는 현대인에게 생낙지는 양질의 단백질이므로 스테미너식품이다.

단백질이 구성하는 아미노산은 전지 속에서 전류를 전하는 것과 비슷하게 사람에게 전달 작용을 하므로 뇌의 신경세포와 조직에 영향을 주고 사고에 관여하는 부분이 빨리 활동할 수 있게 한다.

중년기에 단백질의 공급이 제대로 되지 않으면 뇌세포의 재생에 지장을 받게 되어 뇌의 적절한 기능을 발휘하지 못하게 된다.

사람 뇌의 무게는 30세 때 1,300g이며 50세부터는 점점 줄어 80세에는 약 10%가 감소된다.

4) 메기

다른 어류에 비하여 철분 함량이 많은 편이다. 한방에서는 부기를 빼고 소변을 잘 보게 하는 식품으로 메기국을 끓여 먹기도 한다.

메기 100g에는 철분 2.7mg, 칼슘 39mg, 단백질 16.8g, 인 160mg, 지방 1.2g이 들어 있어 지방 함량이 적고 단백질의 질이 좋아 복막염의 보양식품으로 알려졌다. 민간요법으로는 입이 비뚤어졌을 때 비뚤어진 곳에 꼬리를 잘라 버리고 붙이기도 한다.

5) 새우

본초강목에 보면 새우는 양기를 왕성케 해주는 식품으로 제1등급에 속한다고 한다. 남성의 양기를 북돋아 주는 한편 신장을 튼튼하게 하는 식품이기도 하다. 한방에서는 모든 스테미너는 신장에서 비롯된다고 믿고 있다. 신장에 좋은 식품이면 온몸에 혈액순환이 잘 되고 기억력이 왕성해져 필연적으로 양기를 돋우게 된다는 것이다.

새우 100g에는(말린 것) 단백질 62.4g, 당질 15.6g, 칼슘 236mg, 인 995mg이 들어 있다. 단백질과 칼슘을 비롯한 무기질이 많아 강장식품으로 손꼽힌다.

6) 소라

소라는 단백질을 구성하는 아미노산이라는 아르기닌과 히스티딘 및 라이신이 많이 들어 있다. 아르기닌과 라이신은 어린이 발육기에 중요한 아미노산이기 때문에 청소년에게 아주 좋은 식품이다.

소화 흡수가 다른 생선류에 비해 떨어지기 때문에 노인이나 병후 회복기에 있는 사람에게는 소라의 국물을 마시게 하는 것이 좋다. 그러면 입맛을 되찾을 뿐 아니라 영양을 공급할 수 있다.

7) 쏘가리

쏘가리는 비장과 위를 보호해 주고 직장, 궤양과 설사에도 좋은 식품이다. 쏘가리 쓸개는 소화력이 아주 강해서 목에 걸린 생선가시까지 삭혀 준다고 한다. 여기엔 단백질 22g, 지방 2.6g, 회분 1.7g, 칼슘 35mg, 인 280mg, 철분 3mg, 나이아신 2.3mg이 들어 있다. 성분은 농어와 비슷하나 다른 생선과 같이 산성식품이다. 피로하기 쉽고 허약한 몸을 튼튼하게 하는 식품으로 입맛이 떨어지는 여름철에 기운을 차리게 해주기 때문에 좋다.

8) 오징어

생오징어의 일반 성분은 단백질 16.9g, 칼슘 29mg, 인 211mg, 회분 1.5g, 철분 0.2mg, 비타민 B_1 0.03mg, 비타민 B_2 0.10mg이 들어 있다.

마른오징어의 성분은 단백질 71.3g, 칼슘 36mg, 인 825mg, 회분 6.2g, 철분 2.0mg, 비타민 B_1 0.15mg, 비타민 B_2 0.30mg의 성분으로 마른오징어의 단백질은 쇠고기 단백질의 3배나 된다. 단백질의 영양 가치를 숫자로 나타내는 단백가로 보면 오징어는 83이다. 대개 단백가가 70 이상이면 양질의 단백질이라 할 수 있다. 오징어의 단백질은 우리가 주식으로 하고 있는 쌀이나 밀가루 등의 곡류 단백질에 적은 라이신이나 드레오닌·트립토판 등 중요한 아미노산이 많다. 오징어는 회분의 조성으로 보아 인산의 함량이 지나치게 많아 강한 산성식품이므로 알칼리성인 채소를 곁들여 먹어야 좋다.

오징어는 위산과다증이 있거나 소화불량인 사람 또는 위궤양·십이지장궤양이 있는 사람은 삼가하는 것이 좋다. 소화력이 왕성한 어린이와 청년들에게는 간식이나 밥반찬으로 권장할 만한 식품이다.

9) 잉어

잉어 100g에는 단백질이 18.9g으로 풍부하며 소화 흡수가 잘 되기 때문에 회복기의 환자나 임산부, 어린이에게 좋다. 남자가 잉어탕을 먹으면 용이 된다고 할 정도로 정력이 강해지고 정자의 수효가 늘어난다고 한다. 정자의 성분으로 가장 많은 아미노산이 아르기닌과 히스티딘인데 잉어에는 바로 아르기닌과 히스티딘, 라이신 등이 풍부하게 들어 있기 때문이다.

잉어에는 100g 당 지방이 2%나 들어 있으며 불포화지방산이기 때문에 동맥경화와 고혈압인 사람에게도 좋은 영양 공급원이 된다. 특히 비타민B$_1$이 0.04mg으로 많이 들어 있어 당질 대사에 큰 도움을 준다. 잉어 피는 폐렴에 좋고 살은 정력을 증강시킨다.

중국에서는 3천년 전부터 애용되어 온 스테미너 식품이다. 여성의 냉감증과 산모의 젖이 부족할 때, 몸이 쇠약해졌을 때 잉어를 먹으면 건강을 빨리 회복한다고 한다. 잉어는 임산부와 환자, 어린이에게 좋고 성인의 건강에도 좋다. 잉어 요리를 즐겨 먹는 90대 노인이 생남을 했다는 말이 있을 정도로 정력에 좋다.

10) 장어

장어의 먹이는 물고기·새우·조개·게 등인데 해가 진 다음 3시간 동안 활발히 활동하는 것이 특징이다. 암컷 한 마리가 720만~1270만 개의 알을 낳는다.

체중 80g 가량의 장어에는 비타민A가 쇠고기의 2백 배 가량인

2000I.U가 있다. 그리고 5~6년 지난 장어는 쇠고기보다 1천 배나 많은 1만I.U의 양이 들어 있기도 하다. 100g 당 칼로리는 210kcal이고 지방은 16.1g 정도 들어 있어 모세혈관을 튼튼하게 해주며 몸에 생기를 왕성하게 해주는 작용을 한다.

장어는 소화가 잘 안 되므로 소화기능이 약한 사람이나 어린이는 많이 먹지 않는 것이 좋다.

11) 전복

전복 100g에는 단백질 12.9g, 지방 0.5g, 당질 4.2g, 칼슘 55mg, 인 177mg, 철분 2.0mg, 비타민B_1 0.27mg, 비타민B_2 0.04mg, 비타민C 1.3mg으로 100g 당 100칼로리의 열량을 내는 산성식품이다. 일반 어류보다도 단백질이 많은데 감칠맛을 주는 글로타민산이 많고 로이신·아르기닌 등 아미노산이 풍부하다.

지방질이 다른 생선보다 적고 단백질이 많기 때문에 중년 이후의 건강식으로 추천되는 식품이다. 지나친 간 기능의 활동으로 머리가 아프거나 귀가 울리고 혀와 목이 마르는 증세를 간양이라 하는데 전복은 그런 증상을 정상화시키는 작용이 있다.

12) 전어

전어 100g에는 109칼로리의 열량이 나오며 단백질 22.4g, 지방 2.1g, 회분 2.3g, 칼슘 59mg, 인 107mg, 철분 5.3mg, 비타민B_1 0.16mg, 비타민B_2 0.15mg, 나이아신 11.4mg이 들어 있다.

단백질이 풍부하며 지방이 비교적 많은 편인데 지방을 구성하는 성분이면서 불포화산인 점이 특색이다. 불포화지방산이 영양가가 높다고 알려져 있다. 생선은 지방이 많을수록 비린내가 많이 난다. 소금을 20~30분 전에 뿌려 놓았다가 술에 적셔서 구우면 생선의 표면이 단단해지므로 부서지지 않고 비린내도 가신다.

13) 참치

참치는 우수한 단백질(특히 필수아미노산인 라이신·페닐알라닌·메티오닌·드레오닌·로이신·발린 등)을 가지고 있으며 비타민과 무기질이 풍부하다.

다른 어류보다 칼슘의 함량이 높아 발육기의 어린이에게 아주 훌륭한 식품이다. 일반 생선과 마찬가지로 당질과 지방이 적기 때문에 비만증이나 고혈압, 당뇨병 환자의 영양식으로 좋다.

14) 청어

청어 100g에는 155칼로리의 열량이 들어 있다. 단백질은 17.4g, 지방 12.6g, 칼슘 93mg, 인 99mg, 철분 4.0mg 등 옛날부터 청어죽이 보신제로 추천되어 왔고 병후의 회복기에 좋은 식품이다.

청어의 간에는 비타민 B_1과 비타민 B_2가 5~80% 들어 있어 빈혈기가 있는 사람에게 좋은 식품이다. 특히 하체가 허약한 사람에게 좋다.

15) 해삼

해삼 100g에는 단백질 3.2g, 칼슘 134mg, 회분 3.5g, 철분 2.2mg, 비타민 B_1 0.18mg, 비타민 B_2 0.02mg, 나이아신 0.5mg, 인 24mg, 수분 90.5%가 들어 있다. 말린 해삼의 경우 단백질 양이 32%나 된다.

수산 동물 중에서는 드물게 칼슘과 인의 비율이 이상적으로 되어 있는 것이 특색이다.

치아와 골격 형성, 근육의 정상적인 수축, 혈액 응고 등 여러 가지 생리작용에 필수적인 칼슘과 조혈 성분인 철분이 많다. 그러므로 성장 발육기의 어린이나 임산부에게 권장할 만한 식품이다.

옛부터 해삼은 정력 강장제뿐 아니라 식욕을 돋우고 신진대사를 왕성하게 하는 것으로 알려져 있다. 단백질이 우수하고 소화가 잘 되기 때문에 어린이나 노인들에게 좋은 식품이며, 칼로리가 적어 비만증인 사람에게도 추천할 만한 식품이다. 혈압을 내리게 하는 식품으로도 알려져 있다.

16) 멸치

멸치국물의 감칠맛은 여러 가지 아미노산의 맛 때문인데 그 중 특히 글루타민산의 함량이 많다.

중치의 말린 멸치 100g에는 수분 7.9%, 단백질 64.9g, 지방 13.2g, 회분 14g, 칼슘 1860mg, 인 1980mg, 철분 7mg, 비타민A 90I.U, 비타민B_1 0.15mg, 비타민B_2 1.02mg, 나이아신 8.6mg이 들어 있고 100g 당 378칼로리가 나온다.

어패류 중에서는 칼슘의 함량이 가장 많은데 인의 함량도 많아 소화 흡수율은 그다지 좋지 않다. 회분은 무기질이라고도 하는데 주로 골격과 치아 형성에 필요하며 세포 조직을 구성하는 역할을 한다. 그리고 체액의 중요한 성분으로서 여러 가지 조절작용을 하기도 한다. 멸치는 임산부와 성장하는 어린이에게 좋은 식품이며 허리가 아플 때 하루에 30개씩 먹으면 효과가 있다.

17) 명태

명태 100g에는 단백질 20.3g, 칼슘 100mg, 인 220mg, 철분 4.2mg, 비타민B_1 0.15mg, 비타민B_2 0.10mg, 나이아신 2.5mg이 들어 있다. 말린 북어는 수분이 34%, 단백질 56g, 지방이 2g 정도 들어 있다.

북어는 무침이나 조림·찌개·포·냉국·구이 등 다양하게 이용되는 서민적인 식품이다. 명태의 눈에는 영양가가 많다.

마른 북어와 파를 섞어 넣고 달걀을 풀어 끓인 장국은 술국으로 일품이며 입맛을 잃었을 때도 좋다.

18) 문어

문어 100g에는 단백질 14g, 지방 0.7g, 칼슘 25mg, 인 29mg, 철분 0.5mg, 비타민B₁ 0.27mg, 나이아신 4mg이 들어 있고, 독특한 맛을 내는 타우린 성분이 함유되어 있다. 몸빛이 생시에는 자갈색에 담색 그물 무늬가 있는데 환경에 따라 변한다.

문어는 머리가 좋고 욕심이 많다. 큰조개·게·새우를 요령 있게 잡아먹는다. 맛은 있으나 소화가 잘 안 되는 것이 흠이므로 조금씩 먹는 것이 좋다.

19) 복어

복어 100g에는 단백질 17.6g, 칼슘 32mg, 철분 0.6mg, 인 370mg, 지방 0.4g, 비타민B₁ 0.20mg, 비타민B₂ 0.10mg, 나이아신 13.5mg이 들어 있다. 복어의 살코기는 맛이 좋아 옛날부터 식용으로 이용되었으나 무서운 독이 알과 간장 및 혈액에 있어 자주 식중독을 일으키고 목숨을 잃게도 한다.

복어의 알은 살았거나 죽었거나 테트로도톡신의 독성은 청산가리보다 13배나 강해서 0.5mg만 먹어도 목숨을 잃게 된다.

20) 갈치

갈치 100g에는 단백질 17.7g, 지방 8.2g, 당질 0.7g, 회분 1.4g, 칼슘 15mg, 인 163mg, 철분 1.6mg, 비타민B₁ 0.1mg, 비타민B₂ 0.20mg, 나이아신 3mg이 들어 있다. 갈치는 단백질의 함량이 많고 지방이 알맞게 들어 있어 맛이 좋다. 다른 생선과 마찬가지로 칼슘에 비해 인산 함량이 많아 산성식품이므로 채소와 곁들여 먹어야 한다.

21) 가물치

가물치는 생김새가 튼튼해 보이며 기운도 세고 용맹한 생선이다. 가물치 100g에는 단백질 19.8g, 칼슘 265mg이 들어 있고 소화성이 좋다. 임산부나 발육기의 청소년에게 아주 좋은 보신 식품이다.

민간요법으로는 이뇨와 몸이 붓는 증세에 사용해 왔다. 가물치의 쓸개는 급성 인두염에 특효로 알려져 있는데, 쓸개즙을 목구멍 언저리에 떨어뜨린다. 만성 신장염에는 파뿌리를 넣어 곰국을 끓여먹기도 한다. 가물치 내장을 구워서 항문에 바르면 치질이 잘 낫는다고 한다.(가물치의 쓸개는 단맛을 갖고 있는 것이 특징이다.)

22) 고등어

고등어만큼 세계 공통적인 생선도 드물 것이다. 고등어·꽁치·정어리 등 회유어는 바다의 위층에 주로 살기 때문에 강한 수압을 받지 않는다. 그러므로 깊은 곳에 사는 생선보다 육질이 연해 부패하기 쉽다. 단백질이 100g당 18g이나 들어 있고 114칼로리의 열량이 나온다.

23) 꽁치

꽁치 100g에는 단백질 24.9g, 칼슘 86mg, 회분1.7g, 철분 5.0mg, 비타민B$_1$ 0.13mg, 비타민B$_2$ 0.22mg이 들어 있다. 영양이 풍부하며 값이 싸기 때문에 일반 시민들에게 애용되는 생선이다.

단백질 함량도 20% 가량으로 매우 높으며 그 질이 아주 우수하기 때문에 가을의 스테미너 식품으로 꼽힌다.

비타민B$_1$과 비타민B$_2$는 빈혈과 관계 있는 것이기 때문에 여성의 빈혈증에 아주 좋은 식품이다.

꽁치의 지방은 창자 안에서의 소화와 흡수가 잘 되기 때문에 일반 동물성 지방이 해롭다고 하는 사람에게도 좋다. 꽁치는 겨울철 추위에 견딜 수 있는 저항력을 키울 영양분을 많이 가지고 있다. 얼굴이 창백하고 기운이 없는 사람, 여름 더위에 지친 사람, 감기에 잘 걸리는 사람들은 꽁치의 배 부분과 신선한 꽁치의 내장을 먹으면 효과가 있다.

꽁치는 산성식품이기 때문에 채소 같은 알칼리성 식품과 곁들여 먹는 것이 좋다.

제9장

마늘을 이용한 건강 요법

제9장 마늘을 이용한 건강요법

마늘 요법은 어떠한 특정 질환을 낫게 하는 데 그 목적으로 실행하며 질환의 상황에 따라 여러 가지 요법으로 응용 실행된다.

요법을 설명하기 전에 마늘에 들어 있는 성분부터 알아보면 다음과 같다.

1. 마늘의 일반 성분

마늘 100g에는 열량 165kcal, 수분 60.4%, 단백질 3.0g, 지방 0.5g, 당질 32.0g, 섬유 0.8g, 회분 1.3mg, 칼슘 32mg, 인 50mg, 철 1.6mg, 비타민B_1 0.33mg, 비타민B_2 0.53mg, 나이아신 0.1mg, 비타민C 7mg이 들어 있다.

2. 마늘즙을 만드는 법

마늘 한 통을 6~7쪽을 뜯어 껍질을 잘 벗긴 다음 마늘눈을 약간 잘라낸 후 강판에다 간다. 강판에다 마늘을 갈 때 마늘 눈이 들어가면 마늘 본래의 약효가 줄어들게 된다.

* 즙을 만드는 순서는

1. 마늘눈을 점선과 같이 자른다.	2. 강판에 마늘눈이 잘라진 부분을 댄다.	3. 강판에 마늘을 갈아서 즙을 만든다.

3. 마늘물을 만드는 방법

모든 자연 건강 식물 식이요법에는 대체로 공통된 실행 요법이 있다.

식물이나 과일 등 즙은 만들어 약 1~2분 이내에 복용하여야만 그 효험이 있다. (복용 방법은 하루 2~3회, 식사 1시간 전후 복용.)

1) 마늘물 만드는 순서

1. 마늘눈을 점선과 같이 자른다.		3. 강판에 마늘을 갈아서 즙을 만든다.	
2. 강판에 마늘눈이 잘라진 부분을 댄다(믹서기 사용 가능).		4. 만들어진 마늘즙을 물에 타서 마늘물을 만든다. (물 200㎖ 정도 1회용)	

2) 체중에 의한 마늘물 사용량의 기준표

체중(kg)	마늘(g)	물(ml)	비 고
40	3	150	식사 1시간 전후 마늘물을 만들어 즉시 마신다.
50	4	180	〃
60	5	200	〃
70	6	200	〃
80	7	200	〃
90	8	250	〃
100	9	250	〃

3) 마늘의 효능

이시진의 본초강목에는 마늘의 효험을 다음과 같이 소개하고 있다.
강장·강정·식욕증진·정강·변비·보온·항균·구충·정신안정·
이뇨·혈압 강하·각기·신경통·신경마비 등에 좋다.

4) 위기능의 역할과 건강

위가 나쁘거나 건강하지 못하면 여러 가지 다른 병들을 불러들이는
원인이 되기도 한다. 위가 나쁘면 소화가 안된다. 속이 울렁거린다,
위가 거북스럽다, 위가 쓰리다, 위가 따갑다, 위가 아프다 등의 증세
를 느낀다. 이런 병을 고치고자 하는 사람은 강한 집념과 신조로서 지
켜야 할 사항이 있다.

5) 위장병 환자가 지켜야 할 사항

① 술과 담배를 금한다.
② 과식을 금한다.

③ 시간을 정해 놓고 일찍 자고 일찍 일어난다. (기상과 동시에 야
  채즙이나 생수 1잔씩 복용)
④ 아침 기상과 더불어 1시간 땀이 날 정도로 일을 하거나 운동
  을 한다.
⑤ 자연수 1.5 l 에 천일염 볶은 것을 한 티스푼 타서 식사 1시간
  전후로 하루에 다 마신다.

음식물이 소화되는 과정

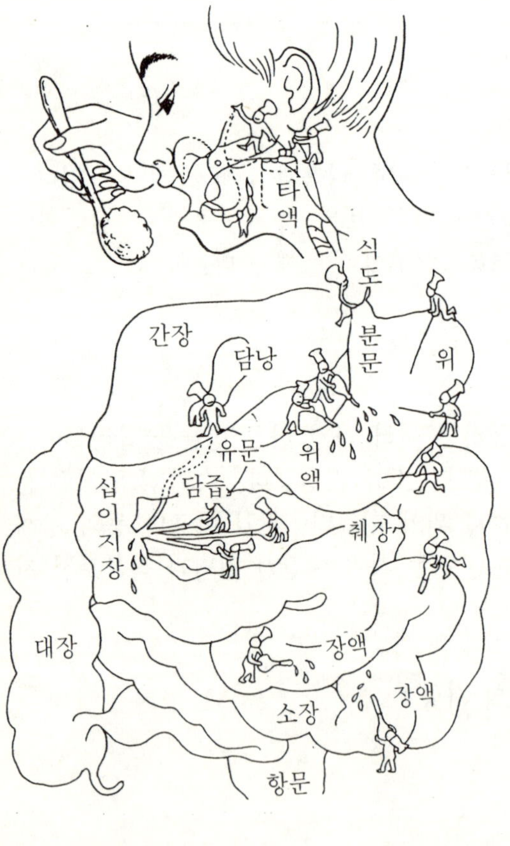

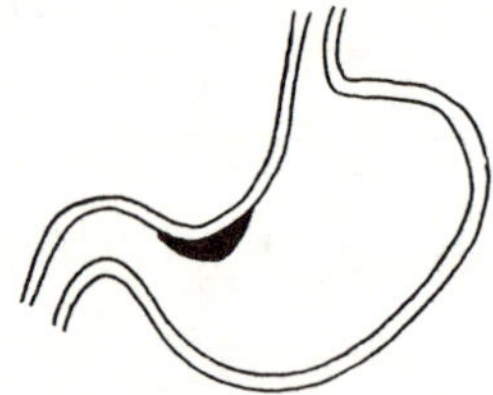
만성위염증세

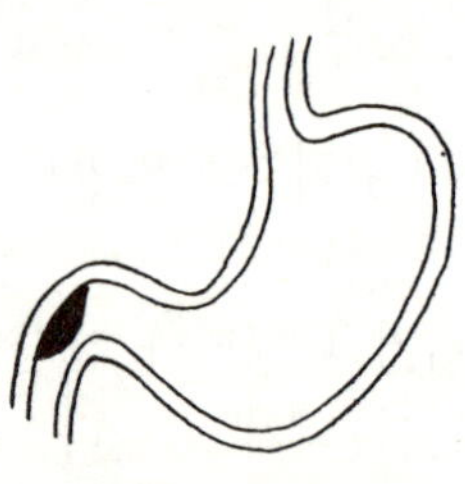
십이지장궤양 증세

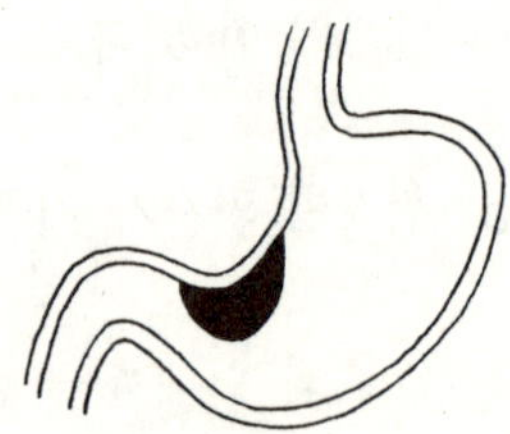
위궤양 증세

⑥ 신경이 많이 쓰이는 일은 되도록 피한다.

⑦ 마늘 기준표에 의한 마늘물을 식사 1시간 전후에 복용한다.

⑧ 깐 마늘 한 되를 물 4 l 에 푹 삶아서 만든 마늘물을 아침·점심·저녁으로 3~5회 공복시 소주잔으로 1회 2잔씩 먹는다.

6) 신장 기능의 역할과 긴장

사람의 신장은 인체에 있어서 불필요한 물질들을 몸 밖으로 내보내기도 하고 혈액을 여과하는 기관으로서 생명을 좌우하는 중요한 장기이다.

몸 안에 필요없는 물질들이 물과 함께 나오는 것이 오줌이다. 이것이 약 300cc에서 500cc 정도로 방광에 모이면 몸 밖으로 내보내게 된다.

사람들은 어떤 병에 걸리게 되면 이상하게도 그 병에 해로운 것을 먹고 싶어하고 그런 음식들을 잘 찾게 된다. 이런 현상은 신체 어느

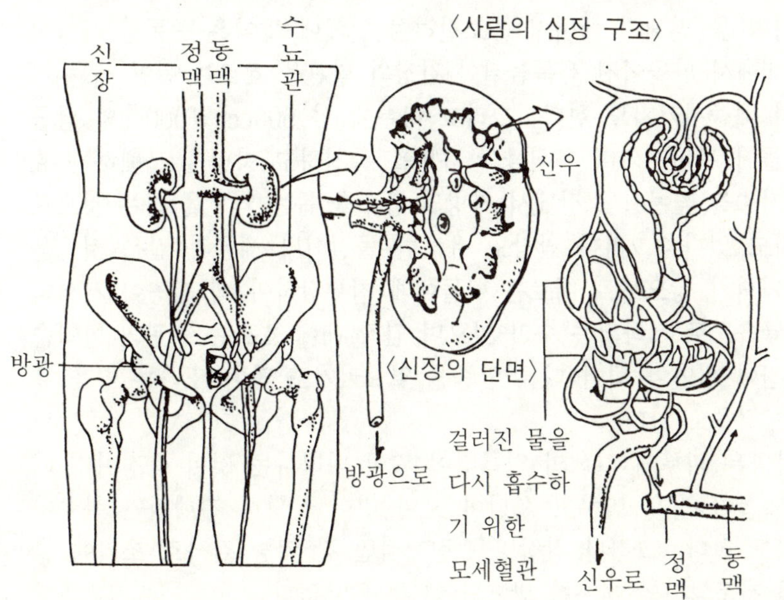

부위에 염증이 생겨 화농하였거나 독감을 앓게 되었을 때 기름기가 많은 돼지고기나 술 같은 것이 먹고 싶다는 등의 예를 들 수 있듯이 병을 완치하려면 참고 견디는 인내가 필요하다. 신장병을 앓는 사람들에게는 여러 가지 이롭지 못한 음식들이 많고 그것을 오랫동안 먹지 않았다면 먹고 싶어지게 되는 것이 당연하다.

체질에 맞는 야채즙을 1일 3회씩 꼭 먹고 평상시 생수를 1일 1.5 *l* ~2 *l* 를 계속 마신다.

생마늘 10통을 약 3 *l* 의 물에 넣고 달여서 달인 물이 약 2 *l* 정도가 되면 식전과 취침 전 공복에 소주잔으로 1~2잔을 마시면 좋아진다.

7) 간의 역할

간장은 대체적으로 위장에서 소화된 영양소나 비타민을 그 이용에 적절하게 저장하거나 필요에 따라 용해하기도 한다. 간장은 포도당이 된 탄수화물을 글리코겐으로 변화시켜 필요한 정도에 따라 전신으로 보내지며 몸 전체의 에너지를 조절하여 인체에 들어온 중독성 물질이나 체내에서 만들어진 유독물질이 간장의 혈관을 흐르는 동안 해독 처리하여 배출시키기도 한다. 그리고 하루에 약 500cc~1000cc의 담즙을 만들어 분비시키며 음식물의 유화를 촉진하고 지방을 분해하는 효소의 기능을 높여서 소장에서 지방의 흡수를 돕는 역할을 하는 것으로 알려지고 있다. 그러나 간장도 유해한 물질이나 세균과 같은 것들을 접할 기회가 많으므로 때로는 이들에게 침투당하여 제 기능이 서서히 또는 급속도로 저하되는 수가 있으며 간장 내에 흐르는 혈관의 혈액순환 부진이 원인이 되어 다른 염증을 일으키기도 하여 또다른 병을 유발하는 경우도 있다.

간장병은 피부에 갈색의 얼룩점이 많이 나타나는 것이 특징이며 때로는 얼굴이 검게 변하고 황달이 오며 병이 상당히 진행되면 복수가 고이기도 한다. 그러나 간장병은 정기적인 간 기능 검사로 초기에 발견하여 전문의사의 지시를 받으면 큰 문제가 없다.

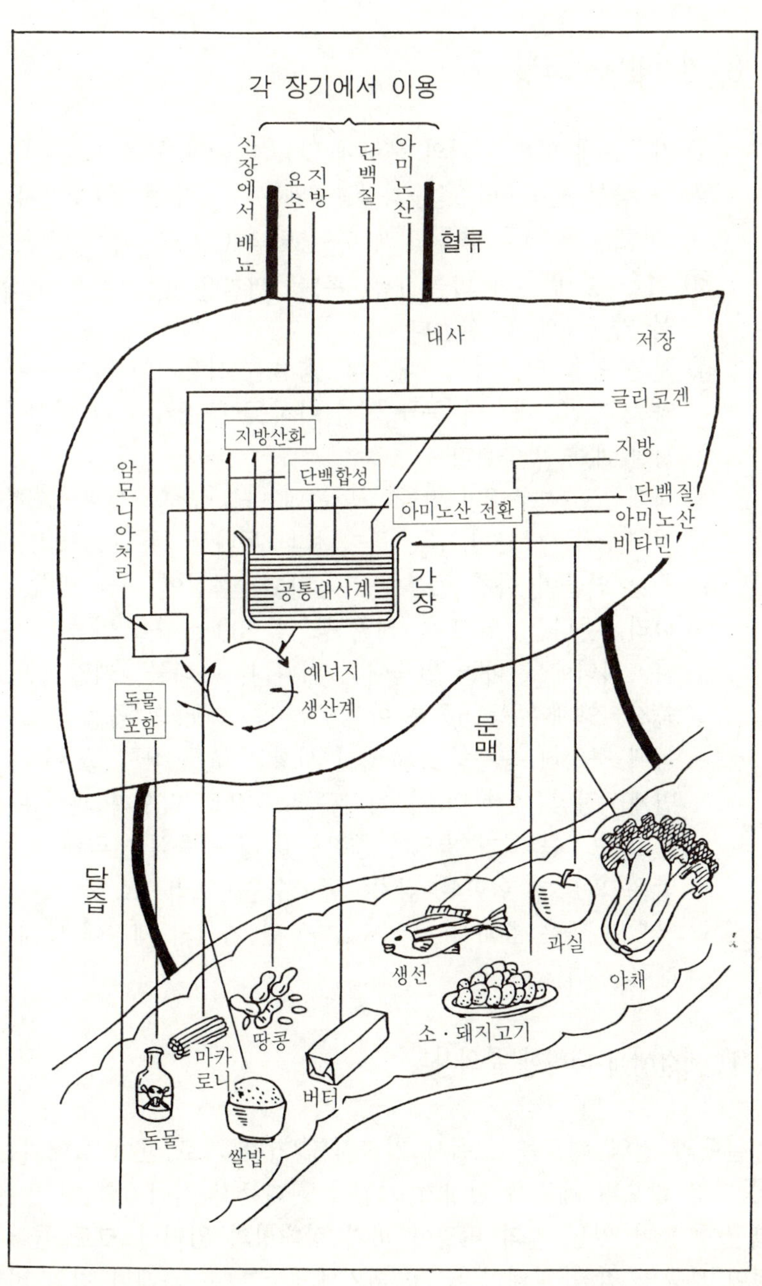
각 장기에서 이용
신장에서 배뇨
요소
지방
단백질
아미노산
혈류
대사
저장
글리코겐
지방
지방산화
단백합성
단백질
아미노산 전환
아미노산
비타민
암모니아처리
공통대사계
간장
독물포함
에너지
생산계
문맥
담즙
생선
과실
야채
마카로니
땅콩
버터
소·돼지고기
독물
쌀밥

8) 간경변의 치료법

① 기준표에 의한 자기의 분량에 맞는 마늘과 물을 사용한다.

② 콩 종류(흰콩·메주콩·파랑콩·완두콩·강낭콩 등) 3가지 이상 (흰콩은 필수)을 양을 같게 섞어 반 되(1ℓ)가 되게 한다.

③ 섞은 콩 반되와 마늘 1통(6쪽)을 껍질을 벗겨 순을 떼어내고 물 약 5ℓ에 푹 삶는다.

④ 삶은 콩을 믹서에 갈 때 삶은 콩물을 사용하여 갈아서 콩국을 약 2ℓ 만든다. 이 콩물을 차 마시듯 1~2일에 다 마신다. 그 것을 계속 반복한다.

⑤ 생채즙도 하루 3번 만들어 먹는데 마늘 반쪽, 사과 1/3쪽, 감 자 1/3쪽, 당근 1/3쪽, 돌미나리, 돗나물 등으로 약 200cc의 즙을 만들어 아침 공복에 복용하고, 점심엔 마늘 반쪽, 돌미 나리, 돗나물, 알로에, 케일 등 약 200cc 즙을 만들어 복용한 다. 저녁에도 마늘 반쪽에 돌미나리, 돗나물, 케일, 알로에, 쑥갓, 양배추 등 5종류 이상으로 약 200cc의 즙을 만들어 공 복에 꾸준히 복용하고 유의할 사항은 하루 식사 중 아침은 가 볍게, 점심은 잘 먹고, 저녁은 보통으로 먹으며 과식은 조심 하고 고기는 회가 좋으며 중질환일 경우 육식을 금해야 한다. 밥은 되도록 현미와 감자·콩·수수·보리·조 등 혼합하여 먹으면 좋은 효과를 볼 수 있다. 단 자기의 체질에 맞게 응용 해야 한다.

9) 폐결핵에 대비한 주의사항

결핵의 전염 경로는 코에서 기관지를 거쳐 폐로 균이 들어가는 것 이 가장 많으며 폐결핵 환자가 기침을 한다든지 이야기할 때 많은 결 핵균이 들어 있는 침의 비말이 퍼져 상대방의 입이나 코로 들어가는 것이 보통의 감염 형태이다. 또 환자에게서 나온 가래나 침의 비말이

말라서 공중에 떠돌아다니는 것을 호흡하여 감염될 때도 있다. 결핵균이 몸 안에 들어와서 병소를 만들면 체내에서도 여러 가지 항균 물질들을 동원하여 균에 대항하는 동시에 투베르쿨린 반응이 음성에서 양성으로 전환하게 되어 결핵균에 대한 면역이 생기기도 하며 폐기능이 약할 때에는 감염이 되기도 한다.

그 예방으로는 매년 정기적으로 투베르쿨린 반응을 검사해서 음성인 사람에게는 B.C.G접종을 해서 면역을 기르게 하고 양성인 사람에게는 정기적으로 X선 검사를 통한 초기진단으로 치료 예방에 유념해야 한다.

이 폐결핵에 독일의 가바리토 박사는 1994년 마늘에 함유된 알리신 성분이 항균력 실험에서 결핵균에 놀라운 효과가 있다고 발표했다.

식사 때마다 마늘 두 쪽씩 먹고 마늘 물을 1일 3회 복용하며 마늘 10통을 약 2ℓ 물에 삶아서 그 물을 소주잔으로 5~8잔씩 장기적으로 계속 복용하면 좋다.

3. 정력

보편적으로 인간은 누구에게나 빠르면 40대 초반, 아니면 40대 중반 이후부터 서서히 걱정거리로 등장하는 것이 있는데 아마도 정력의 감퇴일 것이다. 우리나라 사람들에게는 보통 40대 중반 이후의 연령층에서부터 건강에 세심한 신경을 쓰고 갱년기를 잘 보내기 위해 건강에 큰 역점을 두고 몸을 보하는 한방의 보약 등을 많이 찾는 경향이 있는 것 같다. 그러나 40대 초반이나 중반 이후부터 서서히 감퇴하는 정력을 직접 느끼게 될 때 자신이 늙어간다는 것을 현실로 받아들이지 않을 수 없다. 이때부터 대다수 사람들은 이제부터는 인생을 아름답고 보람 있게 살아가야겠다고 느끼며 먹고 살기 위해 그 동안 정신없이 뛰면서 남을 이해하지 못하고 자신만을 위주로 살아왔던 이기적인 생활에서 남을 이해하려는 마음의 여유를 가지려 한다. 그 동안 삶에 쫓기느라 하지 못했던 일, 여행 또는 남을 돕는 사회사업 등을 하려는 마음이 생기기도 한다. 예전에 못 느꼈던 세상을 동경하게 되며, 한편으로는 착잡한 심정으로 자신이 늙어가는 현실을 서글프게 받아들이는 것도 대체로 이 40대 중반 이후에 일어나는 현상이다.

인간이 바라는 욕망 중에서 가장 큰 것은 젊음을 오래도록 간직하고자 하는 것이다. 그리고 이 젊음의 상징이 굳건한 정력과 성력이라고 생각한다. 그러나 영원한 젊음은 마음뿐이니 늙어가는 인간의 성력과 정력을 다소나마 인간의 능력으로 보강해 보고자 이 방면의 많은 전문 연구가들과 학자들이 연구와 실험을 계속하고 있으나 아직까지 이렇다 할 신통한 의약의 개발에는 이르지 못하고 있는 실정이다. 일시적인 흥분제나 자극제만으로 이런 증상을 충족시키기에는 아직까지 요원하다 하지 않을 수 없다. 더러는 약물의 오용으로 인한 부작용 때문에 성력을 급속도로 감퇴시켜 회생 불가능의 지경에 이르는 경우도 있다는 것을 우리는 유의하고 조심하여야 한다.

그러나 여러분들의 가까운 곳에서 여러분의 사랑과 애용식품으로 항상 생활을 같이 하고 있는 이 마늘을 잘 사용한다면 정력을 어느 정도 되찾을 수 있는 좋은 식품이라 하겠다. 아마도 마늘은 남자들에게 좋은 식품이라는 말을 흔히 들어 왔으므로 익히 짐작하고 있으리라 생각한다. 정력이 한번 약해졌다 하면 갑자기 회생되는 것은 아니다.

몸을 보해 주면서 마늘 건강 식이요법을 짧게는 10일~1개월 이상 실행하여야 한다.

1) 고환의 정자 형성 기능 작용

마늘 성분의 스콜지닌을 투여한 쥐는 마늘 성분을 투여하지 않은 쥐보다 고환발달이 왕성하다.

4. 전문학자들의 발표

1) 정력 증강, 스태미너 강화-스위스

스위스의 스트루 박사는 마늘의 알리신(Allicin) 성분을 발견한 뒤 이 성분에 단백질과 비타민을 결합하여 만든 물질이 정력 증강, 스태미너 강화 등에 효험이 있는 아주 이상적인 물질이라고 발표했다.

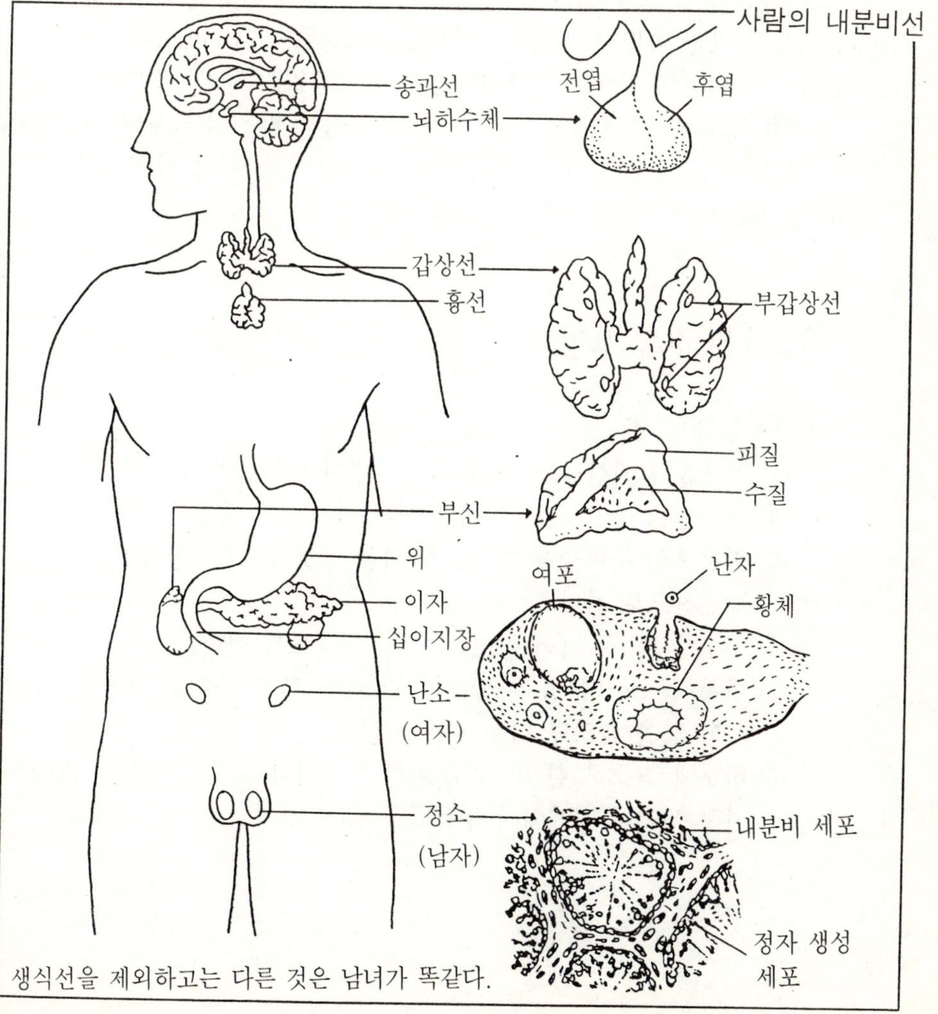

생식선을 제외하고는 다른 것은 남녀가 똑같다.

2) 성(性) 호르몬 및 성장 호르몬의 분비 촉진—일본

일본의 永井勝次 박사는 위의 사실을 실험하기 위하여 A조 쥐들에게는 마늘을 먹이지 않고 B조의 쥐들에게 마늘을 먹이면서 5일, 10일간 사육한 후에 해부하여 성기를 본즉 마늘을 먹은 쥐들이 마늘을 안 먹은 쥐들에 비해 성기의 발육이 눈에 띄게 좋아진 것을 밝혀냈다. 또 이 성기들을 포르말린이란 약품으로 고정시키고 파라핀 속에 넣어서 응고시킨 다음 특별한 기계로 4미크론(1미크론은 1/100mm)의 두께로 썰어서 유리판에 붙여 염색하고 전자 현미경으로 관찰하였더니 마늘을 먹은 쥐들의 정자와 난자 수가 마늘을 먹지 않은 쥐들보다 월등하게 많았다는 것을 발견하였으며, 또한 마늘을 먹은 쥐가 안 먹은 쥐보다 임신율이 배 이상이란 것도 밝혀 냈다.

5. 마늘 건강 요법

① 기준표에 의한 마늘과 물을 사용하여 마늘물을 만든다.
② 마늘물을 아침·점심·저녁 식후 즉시 3회 복용한다.
③ 반찬으로 생마늘을 기준표에 의한 양보다 3배, 장아찌를 함께 밥반찬으로 한다.
④ 생수를 되도록 1되(약 2ℓ) 이상 마시도록 한다.
⑤ 하루 최소한 4km 이상 걷는 효과와 같은 운동을 정기적으로 하되 땀을 흘리면 더욱 효과가 있다.
⑥ 하루에 최소한 한 번 정도 아침에 성기와 고환을 찬물로 30초 가량 씻거나 적시어서 냉욕법을 10초 간격으로 3회 실시한다.

1) 회춘에는 마늘 섭취가 지름길

남녀가 한몸이 되는 희열. 이는 인간만이 누리는 행복이다. 이 행복을 만끽하기 위해 세계인들은 갖가지 자연 정력 비법을 가지고 있다.

예전에 중동 어느 나라의 수상과 함께 사하라를 가게 되었다. 그곳 고관 알라위라는 사람의 아들이 다리 마비 증세가 있어 이를 치료하러 갔다가 알라위 씨를 알게 되었는데, 놀랍게도 그는 70세 나이에 네 명의 부인이 있고, 날마다 여자 관계를 갖는다는 것이었다.

"날마다 그 일을 치르지 않고 어떻게 살아요? 밥을 굶었으면 굶었지 그것은 못 굶어요."

과연 중동인다운 말이었다. 70 노인의 이같은 말을 들으면 놀라지 않을 사람이 어디 있겠는가? 그래서 그 비방을 물어본즉, 그는 50년간을 매일같이 미지근한 물에 목욕을 하고 나서 양손을 자기 옆구리에 대고 허리 회전운동을 3백회씩 해왔다는 것이었다. 허리운동을 하면 요추와 골반 선추도 유연하고 .활발한 신경운동을 해줌으로써 신진대사를 촉진시키는 데 도움이 된다는 것이었다. 그래서인지 이 노인은 젊은이처럼 목소리도 젊었고 동작도 활발했다. 성관계가 회춘에는 최고라는 말을 실감할 수 있었다. 성관계를 하게 되면 신진대사가 촉진되어 온갖 스트레스가 해소되고 정신적으로 안정되며 성격이 원만해진다고 한다. 삶에 만족을 느끼고 있기 때문이다. 성에 결함이 있는 사람은 화를 잘 내거나 짜증이 많고 매사에 의욕적이지 못하다. 그래서 그 사람의 행동을 보아 성관계의 만족도를 알 수 있다. 그 중동인이 먹는 음식 중에 특이한 것은 하루에 마늘을 4~5통씩 먹는 것이었다. 통마늘을 칼 등으로 쳐서 음식 끓이는 데 넣어서 먹고 있었다. 마늘은 강장·강정·항균·살균작용을 해주는 음식이다. 비타민B₁, 비타민C, 알리신, 게르마늄 등이 들어 있어 위경련·토혈·카리에스·감기·냉증·불면증·결핵·천식·허약체질·식욕부진·회충 등 각종 암에도 도움이 되는 식품이다.

(토요신문 1991년 7월 10일 24면자 참고함)

2) 스페인 영화 〈하몽 하몽〉

서구라파의 스페인 하면 투우로 유명한 정열의 나라로 널리 알려져 있다.

이 나라에서도 마늘이 빠짐없이 정력 증강에 애용되고 있다는 사실이 우리에게 알려졌다.

1992년도 베니스 영화제 은사자상 수상작이며 충격적인 성모럴의 제시로 관객들을 놀라게 한 〈하몽 하몽〉이라는 이 영화에서는 젊은 남자 주인공 '호세'가 관능적인 애인에게 그 강한 정력을 과시하는데, 이 정력의 원천이 바로 생마늘 먹는 데 있다는 것을 보여주고 있다.

이렇게 우리와 멀리 있는 나라에서도 마늘이 정력을 보강하고 유지하는 데에 널리 이용되고 있다는 사실을 이 한 편의 영화를 보고도 확인할 수 있다.

6. 성교 불능증

성교 불능증이란 성욕·발기·사정·쾌감 등 정력의 조건 중 한 가지 이상에 이상이 있는 경우를 말하며, 이 중에서 발기 불능증이 가장 많다는 것이다.

성교 불능증은 영어로 임포텐스(Impotence)라고 하며 또 음위라고도 한다. 성교는 남녀 사이에 성립되는 것인데 여기에는 남성의 발기가 절대적인 필요조건이라는 것은 두말할 나위가 없다. 그러나 성생활에서 가장 필요한 발기에 장애가 있는데 무리하게 성교를 치르게 되면 조루 현상이 생겨나 여성으로 하여금 성교의 불만이 누적되고 이것이 계속되면 부부간에 불협화음을 조성하게 되는 수가 있다.

심신의 어디엔가 이상이 있으므로 원인을 찾아내어 병을 다스려야 한다. 특히 체질성 원인으로 성기의 기형이나 뇌척수, 신경계통의 외상, 질병, 당뇨병, 약물중독 등은 설명 및 마늘 건강요법에서 제외됨을 알아두어야 한다.

남성의 성교불능증은 성교 불능자, 발기 불능자를 말하는데 이 가운데는 아내의 언동에 영향을 받아 되는 경우가 많다. 발기 불능증의 직접적 원인이 아내에 의한 경우는 아내가 아직도 성적으로 성숙하기 전의 단계라면 괜찮겠지만 성적인 쾌감을 느낄 수 있는 30대에 욕구 불만으로 남편을 책망하거나 핀잔을 주게 되어 생기게 되는 수가 많다. 그러니까 남편에게 성교시 아내는 너그럽고 참을성 있게 대하여 남편으로 하여금 성적인 면에 자신감을 갖도록 도와주어야 한다.

그리고 성생활에 있어서 부부간에 의논하고 잘 조화시켜 서로의 어느 한 분이라도 열등감을 갖지 않게끔 원만하고 유쾌한 성교가 이루어지도록 노력하여야 한다.

성교 불능에 있어 일단 열등감에 빠지게 되면 다음번의 성교 불능에 대하여 은근한 걱정이 마음 한구석에 있게 된다. 그러면 역시 발기가 되지 않아 성교를 이루지 못하게 되므로 이 열등감을 없애자면 항상 체력적·정신적 상태가 좋을 때 자신감을 갖고 성행위를 갖도록 하여야 한다.

1) 마늘 건강 식이요법

① 기준표에 의한 마늘을 만든다.
② 마늘물을 하루 3회 식후 즉시 먹는다.
③ 생마늘 2쪽을 식사 때마다 된장에 찍어 먹는다.
④ 마늘 6~10통을 한 되 반(2~2.5 l)의 물에 푹 삶아서 그 물을 하루에 소주잔으로 5~6잔씩 수시로 먹는다.

제10장

•

빈혈·암·폐결핵·뇌졸증 예방을 위한 비법

제10장 빈혈·암·폐결핵·뇌졸증 예방을 위한 비법

1. 빈혈을 알아보는 간단한 방법과 그 대책

① 빈혈을 알아보는 방법은 손톱에 붉은기가 없다든가 눈꺼풀 아래를 뒤집어 보아 눈의 점막이 하얗다든가 등으로 식별한다. 빈혈에 의한 증상은 적혈구가 정상치의 3/4 이하가 되면 나타난다.

② 산소를 특히 많이 필요로 하는 몸의 기관 가운데서도 뇌신경 계통이 가장 영향을 받기 쉽다.

산소 결핍이 온몸에 번지면 몸이 나른하고 쉽게 피로감을 느끼며 매사에 의욕이 없고 식욕이 떨어지는 증상도 일어난다. 산소의 절대량이 부족하게 되면 산소에 필요성이 조금 떨어지는 곳에는 혈류가 감소되어 창백해진다. 피를 만드는 단백질과 비타민·철분 등 여러 가지 영양소가 있다. 선짓국에다 우거지를 넣어 먹으면 많은 도움을 주기 때문에 빈혈이 있는 사람에게 좋은 식품이다.

2. 솔잎으로 녹즙 만들어 복용

솔잎 녹즙 1인분의 재료인 솔잎 10g, 물 100ml, 레몬 1/4개를 혼합하여 믹서기에 곱게 갈아 채로 걸러 그 즙에 꿀을 가미하여 하루 세 끼 식사 전 계속 복용하면 건망증·치매 환자에 영약이 되고 감기·기침에도 좋다. 더욱이 결핵환자에게는 솔잎을 끓여 마시게 해서 가래를 없앤다. 송나라에 약서 〈중수정화경사증유비용본초경〉에서는 소나무 잎은 모발을 나게 하고 내장을 편안하게 해주며 장수하게 하여 선인이 먹는 음식이라고 했다. 솔잎 성분을 보면 엽록소·비타민A·비타민 K·단백질·지방·인·철·효소·미네랄·비타민C가 함유되어 있으며 더욱이 체내의 노폐물을 배출시켜 신진대사를 활발하게 하는 성분들이 함유되어 있다.

3. 암 치료법(암·백혈병·무릎 관절·황달 치료)

야채 수프 600cc(약 3컵 정도)
현미차 600cc씩 매일 마신다.
아침·점심·저녁으로 나누어 마시되 야채 수프를 마신 뒤 45분 후 현미차를 마신다.(복용, 치료시 지방질과 칼슘은 절대 금식.)
복용 3일 후면 암세포의 활동이 정지되고 한 달 후면 기능이 회복된다.
① 야채 수프 만드는 법
  • 기본 재료─무 1/4개, 무잎 1/4, 당근 1개, 우엉 큰 것 1/4개, 표고버섯(자연 건조된 버섯, 중량은 보통 품질의 것)

  ⓐ 야채를 통째로 크게 썬다.
  ⓑ 야채 부피 3배 정도 물을 넣고 끓인다.
  ⓒ 야채가 끓으면 불을 약하게 하고 1시간 정도 조린다.
     (끓이는 용기는 알미늄 또는 유리그릇으로 함)
  ⓓ 에나멜이나 칠기 같은 용기는 절대금지
  ⓔ 물 대용으로 수시로 마시며 음식과 함께 복용하여도 좋다.

② 현미차 만드는 법
- 재료—현미 1홉(보통 1컵), 물 8홉(7컵 반)

ⓐ 현미를 기름 없는 후라이팬에 노랗게 될 때까지 볶는다.

ⓑ 끓는 물에 현미를 넣고 5분 동안 두었다가 현미를 걸러낸다.

ⓒ 병 증상에 따라 양을 조절하여 마신다. (계란과 우유는 상극이다.)

＊ 현미를 끓이는 것이 아니라 물이 끓으면 불을 끄고 현미를 5분 동안 넣는 것이다.

＊ 일본 나고야 예방의학 연구소에서 나온 자료. 일본 칸즈디스이사 박사

4. 폐결핵—태음

주의 : 동물성과 어패류 금식
들기름, 흰소금, 흰설탕 금식
밀가루와 가공음료수 금식.

자연식이라 불리우는 현미 · 찹쌀 · 흰콩 · 강낭콩 등을 주식으로 하고 야채 반찬으로 오이 · 당근 · 시금치 · 도라지 · 더덕 · 연근 · 우엉 · 표고 · 송이버섯 · 무 50g, 벗긴 살구씨 15g, 돼지 허파 250g, 생강 15g을 달여서 먹는다.

5. 중풍(뇌졸증) 예방을 위한 비법

1) 중풍(뇌졸증)의 증상

뇌의 경화증이나 고혈압으로 인한 뇌의 급격한 혈류 장애가 원인이 되어 일어나는 증상으로 특별한 예고 증상 없이 갑자기 의식을 잃고 전신이나 반신 또는 팔·다리가 마비되는 병으로 대개 중년 이후 노년층에서 많이 발병되고 있다. 또한 한번 중풍을 일으키면 사망하거나 산다고 하더라도 그 후유증으로 인해 반신불수나 사지마비가 되는 경우가 대부분이다.

2) 처방의 기원

일본 큐슈 카고시마겐 지역의 민간요법으로 그 인근 지역 188명을 대상으로 1회 시약 후 18년간 관찰한 결과 단 1명의 뇌졸증 환자도 발생한 사실이 없었다고 한다(수만 명의 복용자들 중 단 1명의 중풍환자도 없었다고 함).

가. 약재(재료-1인분 기준)

① 달걀(큰것 1개-유정란)
② 머위(머구)잎 4~5개-(털머위는 쓰지 않음)
③ 곡주(청주·법주) 3스푼(큰술)
④ 생매실이나 우메보시(소금에 절인 매실)-술에 절이거나 말린 매실은 사용 불가

나. 조제 방법

① 달걀 흰자를 사기 또는 유리그릇에 넣고 반드시 나무젓가
락으로 같은 방향으로 거품이 날 때까지 젓는다(150회 정
도).
② 머위(머구)잎을 생즙을 내어 5스푼(커피 스푼)을 ①에 넣어
같은 방향으로 젓는다(50회 정도).
③ 화학 성분이 없는 청주(3스푼)를 따뜻하게 데워서 ① ②에
혼합하여 젓는다(30회 정도).
④ 소금에 절인 매실(우메보시)을 즙을 내어 ① ② ③의 혼합
물에 넣고 젓는다(20회 정도).

다. 특징 및 주의사항

① 평생 단 한 번의 복용으로 중풍을 예방할 수 있음
② 별로 비용이 들지 않고 연중 복용이 가능하며 매년 6월경
이 가장 적기임
③ 반드시 조제 방법에서 제시한 방법과 순서에 따를 것
④ 정성과 신뢰를 가지고 조제할 것
⑤ 조제시에는 시종 일정한 방향으로 저을 것
⑥ 금속류는 일체 접촉을 금할 것
⑦ 복용후 30분 이내에는 음식물 또는 물까지도 먹지 말 것
⑧ 의치(금치) 소유자는 의치에 닿지 않도록 복용할 것(빨대
사용).

제11장
·
운동의 강도 및 척추강화 비법

제11장 운동의 강도 및 척추강화 비법

1. 운동

운동으로 몸에 활력과 기능을 개선시켜야 한다.

무리한 운동은 도리어 몸에 해롭다. 건강이 좋지 않으면 가볍게 몸을 풀어 주는 정도의 산책이나 체조 같은 운동이 좋고 여러 가지 운동 중에서 자신의 심신상태에 맞게 골라서 꾸준하게 운동하는 것이 좋다.

* 운동시 10초간 연령별 목표 맥박수

연 령 \ 운동강도	40%	50%	60%	70%
20~29세	19	21	23	25
30~39세	18	20	22	24
40~49세	17	19	21	23
50~59세	17	18	20	22
60세 이상	17	18	19	20

• 맥박수는 운동 실시 직후 10초 동안 측정.

운동강도 %는 자신의 최대 맥박수를 100%로 기준한 것임
최대맥박수(1분간)＝220−나이
  • 운동 목표 범위는 자신의 체력 수준을 고려하여 연령에 따라
    상기목표 맥박수 범위 내에서 운동을 실시하는 것이 바람직함
  • 자기 최대 운동 능력의 40~70%의 범위에서 실시
  • 5~30분간 지속하면 심장·폐 등의 기능이 향상된다.

* 척추 신경기능 조감도

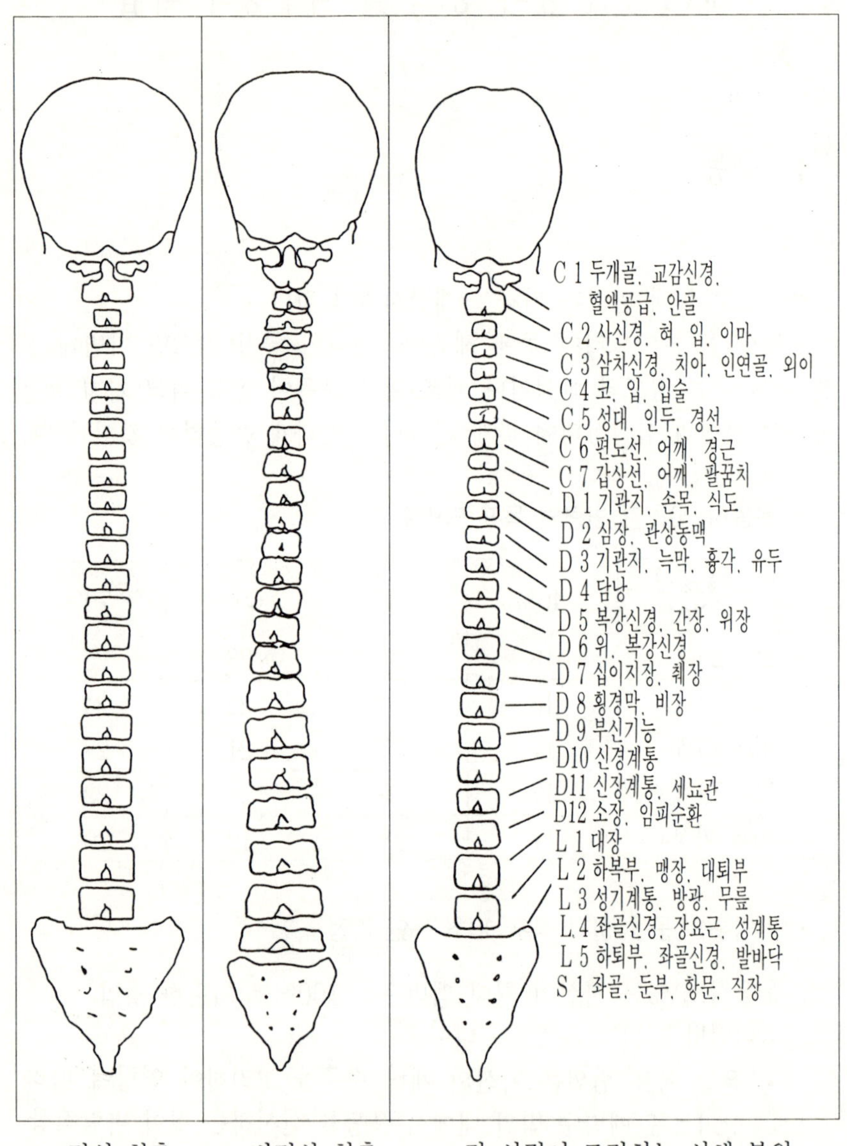

* 정상 척추   * 비정상 척추   * 각 신경이 조정하는 신체 부위

- 전신 및 지구성 능력이 개선 강화된다.
- 5~10분간 운동 전후에 준비운동과 정리운동을 실시
- 건강 유지 빈도는 1주일에 3~4회
- 체력 수준이 향상되면 2~3주 단위로 강도 조절을 해야 한다.

2. 건강은 건강할 때

목, 허리디스크, 척추측만증, 요추, 좌골신경통, 신경성○○○ 등 만성(고질)적 질환은 척추(신경)기능 조절에 의해 치료될 수 있다.

* 부분별 질환도

1, 9, 12부분 : 중심력(디스크·기틀)을 돋아줌
2부분 : 장을 치료(소장·대장), 간장병
3부분 : 위를 치료(소화촉진)
4부분 : 폐를 치료(폐기능을 활발하게 함)
5부분 : 심장 치료(호흡기능을 왕성하게 함)
6부분 : 고혈압·저혈압 치료
7부분 : 안질환·난청·두통
8부분 : 뇌를 맑게함, 기억력 향상
10부분 : 당뇨·변비·월경불순
11부분 : 전립선 장애·방광
13부분 : 위장·정력 감퇴
14부분 : 위염·위장·복통
15부분 : 변비·위화수·복통

- 척추에 이상이 오면 위와 같은 증상이 온다. 이럴 때 지압이
  나 뜨거운 수건으로 30분 이상 찜질해 주면 효과가 있다.

* 기본 사용점과 사용 순위

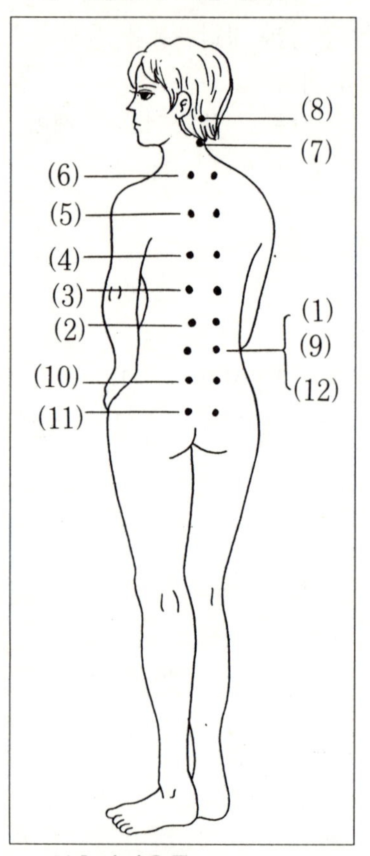

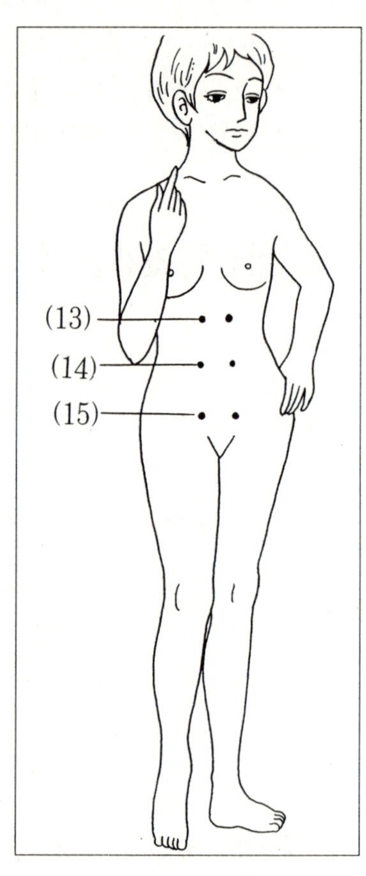

* 척추강화운동

앞으로 윗몸 올리기

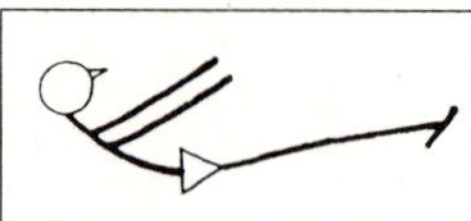

윗몸과 다리 올리기

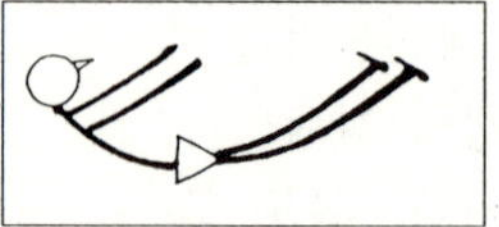

누워서 발모아 올리기

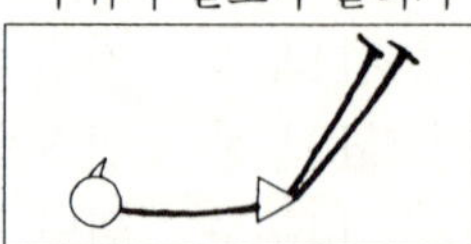

골반 들기

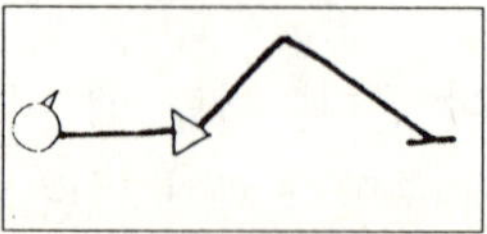

수동적 윗몸 젖히기

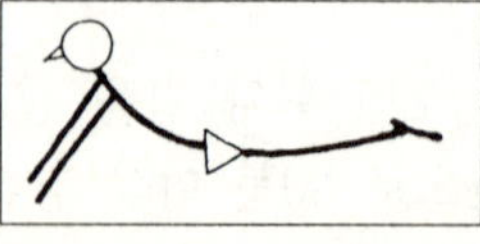

누워서 목 들기

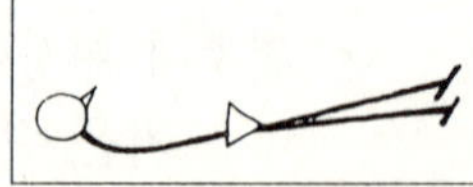

머리 올리기

능동적 윗몸 젖히기

누워서 쥐암쥐암

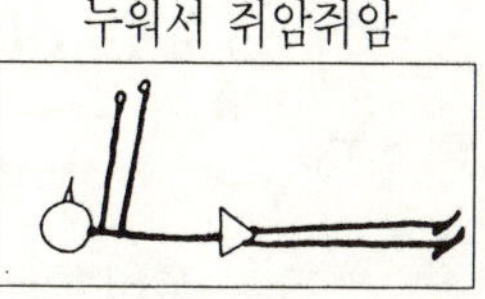

다리 올리기

발전된 허벅지 및 윗몸 젖히기

엎드려 발 모아 들기

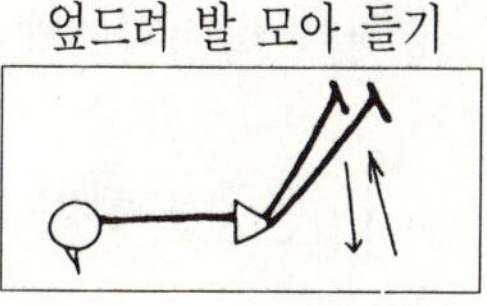

말아 올리기

산 만들기 운동

엎드려 상체 팔굽히기

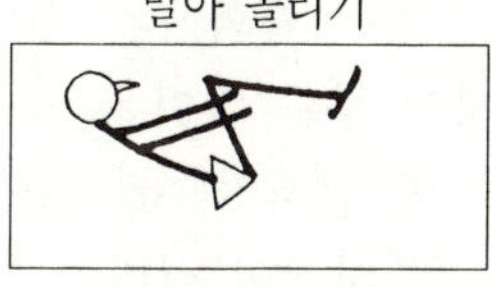
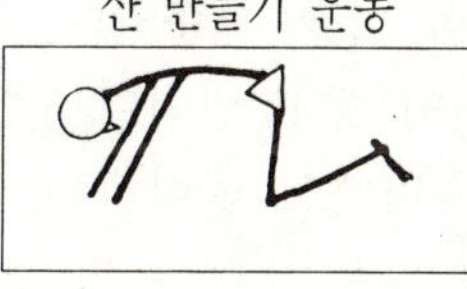
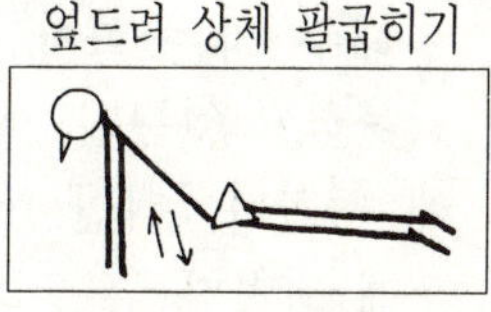

팔로 반대편 무릎 밀기

무릎을 팔꿈치에 대기

엎드려 손으로 발목잡고 당기며 놓기

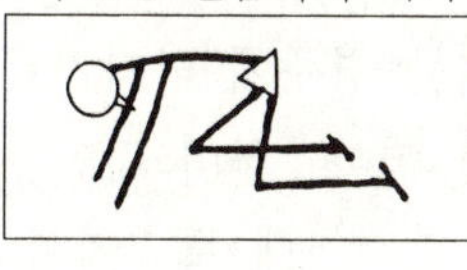
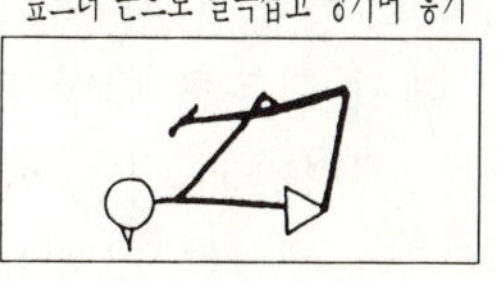

* 다리근육운동

앉았다 일어서기

앞발 올리기

뒤꿈치발 올리기

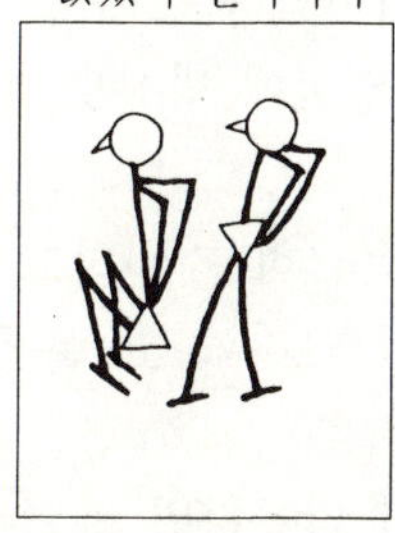
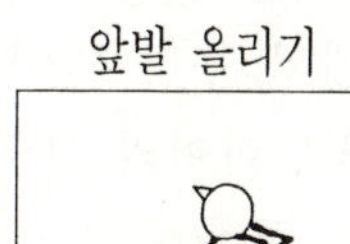
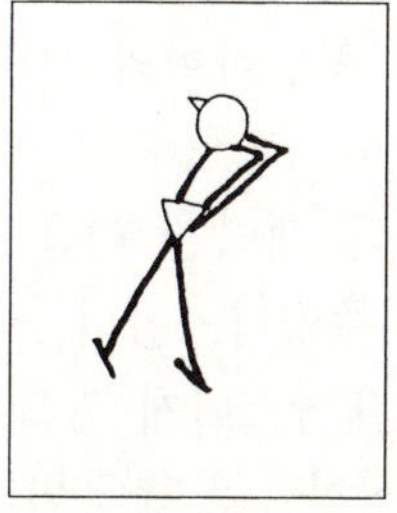
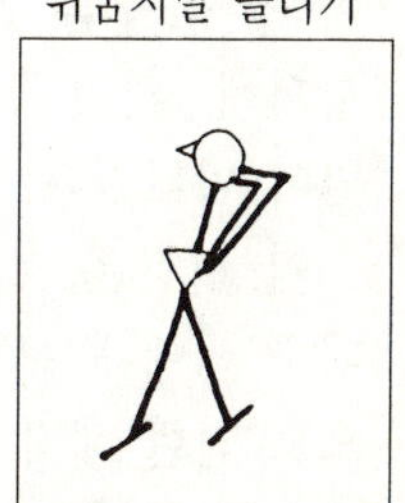

기마 자세

발 모아 좌우뛰기

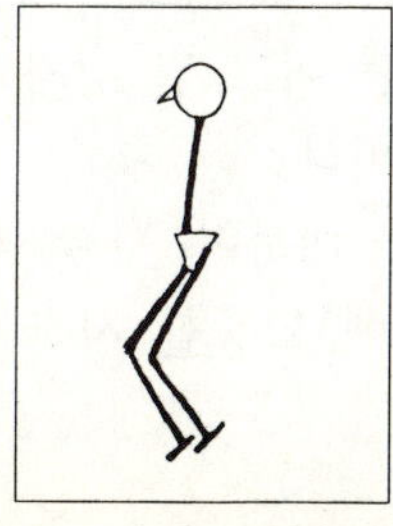
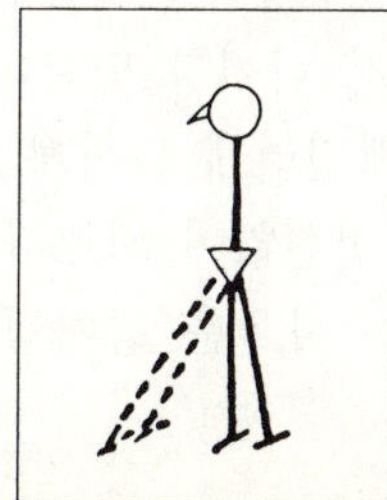

3. 직장인 80%는 평소에 운동을 하지 않는다

스포츠 붐이 일고 있다. 매스컴이 전하는 바에 의하면 스포츠에 열중하는 비지니스맨이 급증하고 있다는데 그 실태를 알아본다.

1) 운동을 하지 않으면 체력이 약화된다

태수 씨는 학창 시절 야구 선수였다. 지금은 식품회사의 영업부에 근무하고 있는데, 체격이 좋고 성격이 활달하여 무슨 일이든 앞장서서 해 나간다. 다만 너무 바빠서 좋아하는 야구도 전혀 하지 못한 지가 오래 되었다. 운동다운 운동은 어느 것 하나 할 시간이 없다.

그런데 갑자기 기회가 생겼다. 딸아이가 다니는 국민학교의 운동회에서 학부모 대항 장애물 경주에 나가기로 되었던 것이다.

체력만은 자신 있다. 좋아, 한번 멋있는 장면을 보여주자 하고 힘을 내어 출발한 것까지는 좋았는데 도중에서 갑자기 발이 당겼다. 그럭저럭 간신히 골에 도착했을 때는 심장이 두방망이질하고 기분도 좋지 않아 잠시 구급 간호 천막에서 누워 있어야 할 판이었다. "아빠, 아이 창피해" 하고 투정 부리는 딸아이의 실망스러운 얼굴에 망신도 이만저만이 아니었다.

이 사건은 보통 이상의 체력을 마음 속으로 은근히 자인하고 있던 태수 씨에게 큰 충격을 주었다. 아니, 이럴 수가 있나 하고 운동부족으로 인한 체력 저하에 새삼스럽게 깜짝 놀랐다.

스무 살이 넘으면 의식적으로 운동이라도 하지 않는다면 체력은 틀림없이 저하된다. 그러나 근무하는 데 별로 지장이 없으므로 그런 일에는 무관심하게 지내다가 나이를 먹는다. 그러던 어느 날 갑자기 태수 씨처럼 체력 저하를 뼈저리게 느끼게 되는 것이다.

30~40대 직장인들은 정신없이 바쁘다. 얼굴만 대하면 '운동 부족'이라고 서로들 말하지만, 사실은 좀처럼 스포츠에 열중할 시간이 없

다. 그저 체력 저하에 대한 위기감만 늘어난다.

현대그룹 사원 291명을 대상으로 조사한 결과, 출퇴근 전후 시간에 여가를 만들어 무엇이든 하는 사람은 53%에 해당된다. 결국 절반 가량의 사람들은 짬짬이 남는 여유를 아무것도 하지 않고 허송하는 편이다. 무엇을 하는 사람의 36%가 스포츠·레저를 즐긴다고 답했다. 특히 남자 직장인의 경우는 43%를 차지해 여자 직장인의 18%와 많은 차이를 보였다.

여가 활용의 목적이 무엇이냐는 질문에 남자 직장인의 경우 29%가 건강한 신체 단련을 위해서라고 응답했다. 특히 과장급은 34% 정도로 건강한 신체에 관심을 보였다.

직장인들이 주로 즐기는 스포츠는 테니스(23%), 수영(22%), 볼링(19%)이 다른 종목에 비해 압도적으로 많았으며, 기타 여과 활동으로 낚시나 축구·탁구·야구·골프가 있었다. 스포츠를 즐길 수 있는 장소와 저렴한 비용으로 이용할 수 있는 운동시설이 필요하다는 의견은 이구동성이라 할 수 있다.

'세계 골프 추방의 날' 설문조사를 보면, 서울의 직장인 10명 중 한 명 정도가 골프를 치고 있으며 경제 사정이 나아지면 60% 이상이 골프를 치겠다는 생각을 가지고 있음을 알 수 있다.

어쨌거나 많은 사람들이 평소 스포츠와는 인연이 없다고 할 수 있다. 그러나 대부분의 사람들이 운동부족이라 느끼면서도 스포츠에 힘쓰지 못하는 이유는 잘 모르겠다.

2) 휴일에는 TV나 보면서 아무렇게나 드러눕는다

하루에 자신만을 위해 쓸 수 있는 시간은 두세 시간도 못 된다. 자유 시간이 부족하다는 사실을 누구든지 뼈저리게 느끼고 있을 것이다.

그 귀중한 주말 휴일을 직장인들은 주로 무엇을 하면서 보내고 있는가?

앞의 조사에 의하면 자유 시간을 보내는 방법의 제1위는 무엇보다 집에서 TV를 보거나 한가한 여유를 만끽한다는 응답으로 39%를 차지하고 있으며, 여가를 스포츠에 이용하는 사람은 20%에도 못 미친다.

여가를 즐기지 못하는 이유로는 시간이 없다는 것(26%)과 피곤해서(16%), 정신적 여유가 없다(24%)는 이유를 들고 있다.

스포츠 붐의 한쪽에서는 대부분의 30~40대 직장인들이 운동 부족을 느끼면서도 휴일에는 TV나 보면서 아무렇게나 드러눕는 피곤한 현실 속에서 살고 있는 셈이다.

4. 건강관리는 체력 측정부터

체력없이 이 치열한 비즈니스 사회를 극복할 수 없으나 나이에 걸맞는 체력을 유지하는 것은 매우 어렵다. 당신은 과연 몇 살의 체력일까.

1) 당신의 체력, 믿을 만한가?

당신은 최근에 체력 테스트를 받은 일이 있는가. 체력에 자신이 있는지. 체력 테스트를 받으면 확실하게 약점을 파악할 수 있다. 현대인의 3대 약점, 그것은 지구력과 근력, 유연성이다. 당신도 이 기회에 한번 체크해 보라.

근력은 배나 등의 근육에서, 유연성은 어깨 근육의 유연도에서 측정된다. 예컨대 양손을 머리 뒤로 깍지끼어 윗몸일으키기를 어느 정도 할 수 있느냐에 따라 배의 근력을 측정할 수 있고, 한쪽 손은 어깨 너머로 등에 돌리고 다른 손은 등을 따라 올려서 양손을 서로 맞잡을 수 있느냐에 따라 어깨 근육의 유연도를 측정할 수 있다.

어느 회사 직원 100명을 대상으로 실시한 복근 테스트에서 1회 이상 윗몸일으키기를 할 수 있는 사람은 뜻밖에도 10%에 불과했다고 한다. 또 어깨의 유연성 테스트에서 오른손을 위로 왼손을 아래로 하여 손이 닿는 사람은 30%, 좌우의 손을 바꾸어 손이 서로 닿는 사람은 10%에 불과했다. 실로 한심스러운 결과다.

2) 체력 테스트로 약점을 알자

체력이 떨어지면 스포츠로 회복하려고 하는 사람이 많다. 그러나 아무렇게나 몸을 움직이는 것으로는 효과가 없다. 우선 어느 부분의 체력이 부족한지 자신의 약점을 알아야 한다.

구보다식 체력 테스트를 소개하기로 한다.

우선 다음 그림의 ①의 상반신 앞으로 굽히기는 유연성 테스트이다. 발판 위에 올라서서 상체를 굽히고 손가락 끝이 발바닥 밑으로 얼마나 내려가는가를 잰다. 이때 무릎을 구부리거나 반동을 이용해서는 안된다. 10cm 이상이면 30대의 유연성으로 합격이지만 아래로 손가락이 내려가지 않는다면 60세 이상의 굳은 몸이라 할 수 있다.

②의 눈감고 한쪽다리 서기는 평형 감각 테스트이다. 눈을 감고 한쪽 다리로 몇 초간 서 있을 수 있는가를 측정한다. 1분 20초 이상이면 20대의 힘이다. 30대이면 1분, 40대이면 50초, 50대이면 35초 이상 서 있을 수 있어야 바람직하다.

③은 숨 안쉬기 지구력 테스트이다. 세숫대야에 물을 넣고 얼굴을 담가도 된다. 30대이면 24초 이상 견딜 수 있으면 된다. 십몇 초라면 60대이다.

④의 반복 가로뛰기는 민첩성 테스트이다. 가로뛰기 좌우 왕복을 한 번으로 하여 1분간에 몇 번 할 수 있는가 측정한다. 30번 정도는 60대다.

⑤의 위로 뛰기는 순발력 테스트이다. 손을 위로 펴서 벽에 표시하고 수직으로 뛰어올라 다시 표시하여 그 차를 잰다. 30cm 정도이면 60대의 힘이다.

⑥은 엎드려 팔굽히기다. 물론 근력 테스트이다. 이것을 5~6회밖

에 못 하면 근력이 매우 퇴화된 것이다.

① 앞으로 굽히기　　② 눈감고 한쪽다리 서기　　③ 숨 안 쉬기

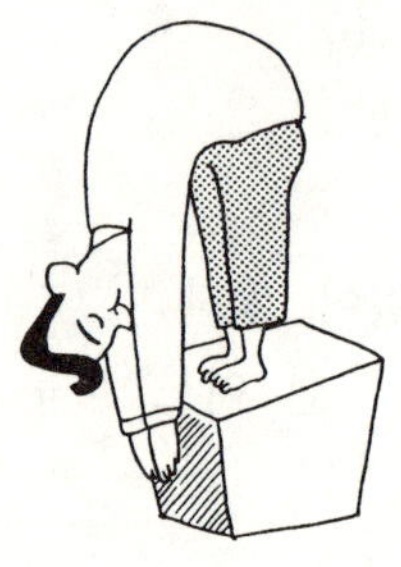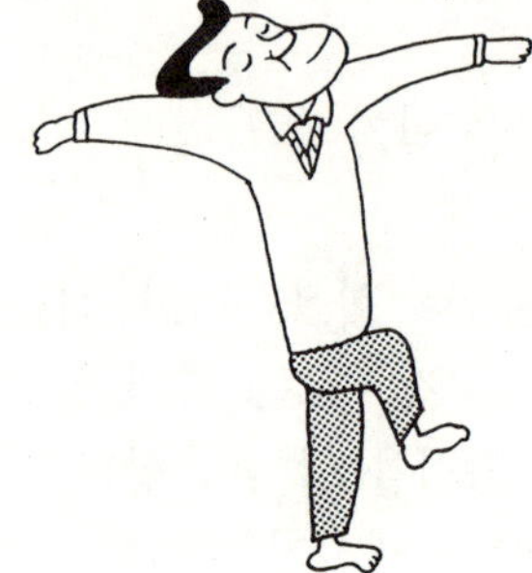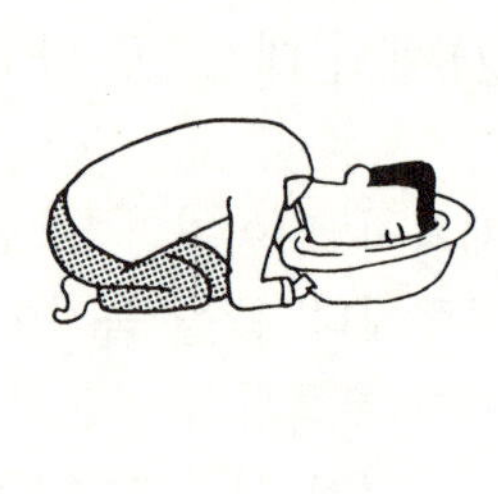

④ 반복 가로 뛰기　　⑤ 위로 뛰기　　　　⑥ 엎드려 팔굽히기

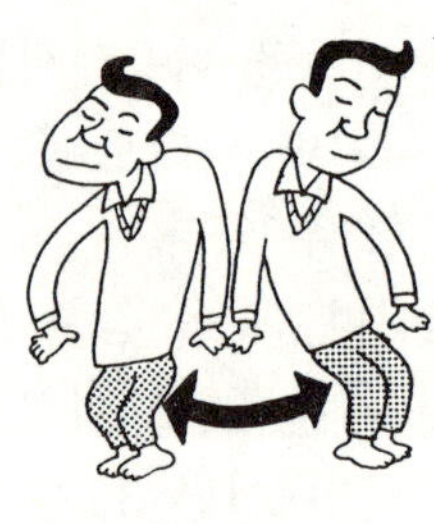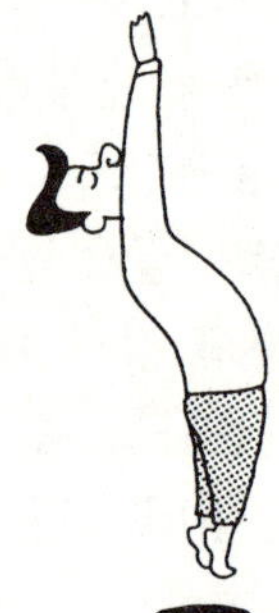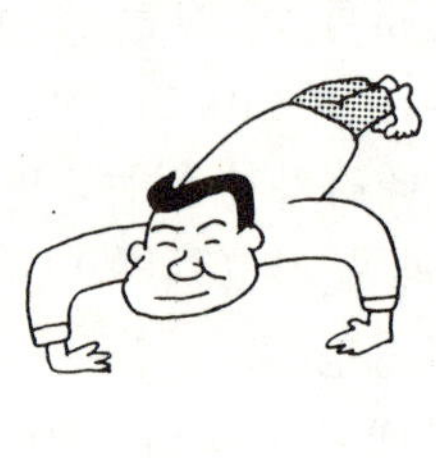

* 나이별 체력 기준표

득점합계 (점)	75이상	70~74	64~69	58~63	51~27
나이구분 (세)	20~24	25~29	30~34	35~39	40~44
득점합계 (점)	43~50	35~42	25~24	24이하	
나이구분 (세)	45~49	50~54	55~59	60이상	

* 구보다식 체력 테스트 득점표

항목 득점	1. 앞으로 굽히기 (cm)	2. 눈감고 한쪽다리 서기(초)	3. 숨 안 쉬기 (초)	4. 반복 가 로 뛰기 (회)	5. 위로 뛰기 (cm)	6. 엎드려 팔굽히 기(회)
20점	25~	60~	50~	49~	61~	41~
19	23~24	57~59	47~49	47~48	58~60	38~40
18	21~22	54~56	44~46	45~46	56~57	35~37
17	19~20	51~53	41~43	44	54~55	32~34
16	17~18	48~50	38~40	43	52~53	29~31
15	15~16	45~47	35~37	42	50~51	26~28
14	13~14	42~44	32~34	41	49	23~25
13	11~12	39~41	29~31	40	48	20~22
12	9~10	36~38	26~28	39	47	18~19
11	9~8	33~35	23~25	38	46	16~17
10	6	30~32	20~22	37	45	14~15
9	5	27~29	18~19	36	44	12~13
8	4	24~26	16~17	35	43	10~11
7	3	21~23	14~15	34	42	8~9
6	2	18~20	12~13	33	40~41	6~7
5	1	15~17	10~11	32	38~39	5
4	0	12~14	8~9	31	36~37	4
3	−1	9~11	7	30	33~35	3
2	−2	6~8	6	28~29	30~32	1~2
1	~−3	~−5	−5	~27	~27	0

5. 운동에 따라다니는 직업의 그림자

건강을 위하여 스포츠에 힘쓰는 직장인의 모습에 어쩐지 직업의 그림자가 따라다니는 것처럼 보인다. 직장인은 마음놓고 즐기는 스포츠와는 인연이 없는 것일까.

1) 즐거워서라기보다 건강을 위하여

즐겁고 기분좋게 땀을 흘리면 몸과 마음이 상쾌해진다. 목적 없는 행위이기 때문에 운동을 한 뒤에는 상쾌한 것이다.

그런데 스포츠클럽에 다니는 직장인 가운데는 마치 일의 연장인 것처럼 스포츠에 몰두하는 사람이 있다. 스포츠까지 어떤 목표를 설정하고 그 목표를 향하여 부지런히 노력하는 것이다. 스포츠를 즐기려는 마음 따윈 아예 없다는 듯이.

우리는 아직도 '즐기는' 것에 서툴다고 할 수 있겠다. 지금 여러분이 운동을 하고 있다면 왜 운동을 하는가. 앞으로 할 생각이라면 왜 하려고 하는가를 생각해 봐야 한다.

우선 평소 무언가 스포츠를 하고 있는 사람에게 운동을 하는 이유를 들어 보았는데 30대에서는 약 60% 정도가 '건강을 위하여', '스트레스 해소를 위하여'라고 답했다. '즐거워서' 하는 사람은 4명에 1명밖에 없었다.

20대 사람들의 응답과 비교해 보면 극히 대조적이다. 20대에서는 '즐거워서' 스포츠한다는 사람이 약 36%이고 다음이 '건강을 위하여'라는 응답이다. '건강을 위하여'라고 답하는 사람은 나이가 많아질수록 증가한다.

또 지금은 하지 않지만 앞으로 스포츠를 하고 싶다고 생각하는 사람에게 그 스포츠의 목적을 물었더니 '건강을 위하여'와 '스트레스 해소를 위하여'는 합쳐서 약 80%, '즐거워서'라고 답하는 사람은 10%

도 되지 않는다.

지금 스포츠를 하고 있는 사람이나 하지 않는 사람이나 스포츠를 하는 것은 즐거워서라기보다 비즈니스 사회에서 살아 남기 위해 체력을 단련하려는 것 같다.

스포츠에 열중할 때조차 일벌레의 직장인은 직업의 그림자를 질질 끌고 가는 모양이다.

2) 운동으로 젊어지자

이렇게 스포츠에 열중하는 직장인의 마음 깊은 곳에는 체력을 증강시켜서 경쟁사회에서 낙오되지 않으려는 방위적 색채가 강하게 나타나 있는데 스포츠의 효과는 체력을 증강한다는 것에만 머물지 않는다. 늘 스포츠를 하면 체력증진과 더불어 사실 젊어질 수 있다.

6. 운동으로 소비되는 칼로리는 그리 높지 않다

살을 빼려고 운동한다는 직장인이 적지않다. 그런데 식사의 칼로리를 모르기 때문에 모처럼의 운동을 헛수고로 그치게 하는 사람이 있다.

1) 운동으로는 살을 뺄 수 없다

스포츠를 하면서 조바심을 내는 것은 금물이다. 운동 부족을 해소하려고 순서를 무시하고 건너뛰어 과격한 종목에 도전하는 사람이 있는데 이런 엉뚱한 일은 바람직하지 못하다.

자신이 생각하고 있는 이상으로 몸의 노화는 조용히 진행되고 있다. 운동하고 있는 동안은 정신없어서 '아, 피곤하다' 할 정도로 끝날지 모르나 문제는 그 후에 일어난다.

팔이나 다리 마디마디가 쑤시는 것은 시작에 불과하다. 다음날부터 1주일간은 몸 상태가 좋지 않아 일을 할 수 없고 끝내는 큰 병이 나는 경우가 있다.

스포츠도 적당한 선에서 시작해야 한다. 뜻이 있다고 해서 매일 골프를 칠 수도 없는 법. 시간도 없고 주머니 사정도 변변치 않은 직장인으로서 어떤 스포츠를 어떤 점에 유의하여 시작하면 좋을까.

그 점을 말하기 전에 도대체 스포츠로 어느 정도의 칼로리가 소비되는가 살펴보자.

다음에도 기술하겠지만 운동을 해서 살을 뺀다는 생각은 잘못이다. 스포츠로 소비되는 칼로리보다 식사로 얻는 칼로리가 훨씬 크므로 살을 빼려면 우선 식사를 제한해야 한다.

예컨대. 케이크 한 개 먹으면 약 300kcal의 에너지를 섭취하는데 이 300kcal에 해당하는 운동량이란 산책이라면 1시간 반. 빠른 걸음으로 산보하면 1시간. 달리기는 30분. 줄넘기는 30분. 배드민턴은 45분. 탁구는 1시간. 골프는 2시간. 느린 수영은 50분. 스키는 45분 정도에 해당된다.

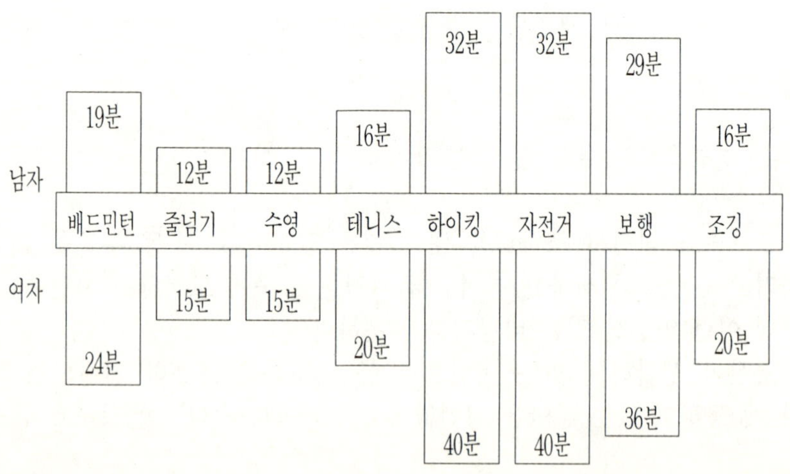

아무리 열심히 운동해도 그 후에 케이크 한 조각만 먹으면 거의 그 성과는 제로가 되어버린다.

우리의 평균 섭취 칼로리는 하루에 약 2,200kcal이다. 생명을 유지하기 위한 소비 칼로리는 일반 성인이 약 1,300kcal, 일이나 운동에 쓰이는 칼로리는 약 600kcal이므로 그 차이인 300kcal를 소비하는 것을 일단 스포츠의 목표로 생각해도 좋으나 이에 알맞는 운동량을 매일 소비하기란 매우 어렵다.

다만 스포츠의 효용에는 살을 뺄 뿐 아니라 혈액순환을 돕거나 심폐기능을 높이는 것도 있으므로 300kcal 소비에 구애되지 말고 평소의 스포츠는 다음과 같은 점에 유의하여 실행하면 된다.

2) 무리하지 않을 것

매일 운동하는 것이 이상적이지만 바쁜 일상 생활에 쫓겨 실행하기 힘들다면 최소한 1주에 1회는 운동을 하도록 한다. 그것도 오랫동안 계속하는 것이 중요하기 때문에 흥미 있으면서도 무리가 가지 않는 것에서 시작한다.
으로 최대 맥박수는 220에서 자기 나이를 뺀 값인데 그 70~85%가 맥박의 허용 범위다. 30대이면 보통 1분간에 162~133이 된다.

이 범위를 넘지 않도록 운동량을 조절하면 운동 부족을 해소하면서도 무리하지 않는 운동을 할 수 있다.

7. 걷는 것이 가장 기본적인 운동

스포츠를 어마어마하게 생각할 필요는 없다. 가장 쉽고 돈 안 드는 스포츠는 걷는 것이다. 걷는 것은 모든 운영의 기본이다. 노화는 무엇보다 발에서부터 온다.

1) 하루 얼마나 걷는가

장혁 씨는 어느날 아침 아내에게 선물받은 만보기를 허리에 달고 출근길에 나섰다.

장혁 씨의 직장은 도심 빌딩 안에 있는데 일도 책상 업무 중심이라 하루 종일 앉아 있을 때가 많다. 가벼운 요통을 호소하는 남편을 보고 조금이라도 운동 부족을 실감해 보라고 아내가 선물했던 것이다. 도대체 얼마나 걷고 있는지 장혁 씨도 흥미를 느껴 즉시 그것을 달고 걸어 보았다.

버스 정거장까지 걷고 전철 갈아타면서 걷고 회사까지 걷는다. 결과는 왕복으로도 겨우 4,000보. 실질적으로 30분도 걷지 않는 셈이다. 장혁 씨도 새삼스럽게 한숨을 쉬었다.

확실히 현대인은 걷지 않게 되었다. 만보기를 달아 보면 보통 직장인은 5,000보 정도, 관리직은 3,000보 정도라고 한다. 1분이라도 오래 자고 1분이라도 늦게 집을 나서고 싶은 직장인에게 걷는 거리를 늘린다는 것은 간단한 일이 아니다.

예를 들어, 집에서 전철역까지 버스를 타지 않고 걸어가기란 보통 노력으로는 실천하기 어려운 일이고 돌아올 때는 너무 피곤하여 도저히 걷지도 못할 정도다. 피곤하다고 생각하면 계단보다 엘리베이터가 먼저 보인다. 걷지 않게 되었다기보다 환경이 걷지 못하게 하고 있다고 말할 수도 있다.

만 걸음이나 걸을 필요는 없다. 주말에 그만큼 충분히 운동하고 있다고 반문하고 싶은 사람도 있을 것이다. 그런데 도대체 만보란 어디서 나온 숫자인가.

2) 1만보의 의미

만보걷기라는 것은 거리가 아니라 걸음수를 기준삼고 있기 때문에 개인에 따라 운동량에 차이가 있다. 예컨대, 키 170cm인 사람이 걷는다면 보폭이 70cm, 1분에 100보라 하면 1만보로 100분, 즉 1시간 40분, 거리로서는 7km 걷는 셈이다. 이때 에너지 소비량은 약 300kcal이다. 이 칼로리는 앞에서 말한 하루의 평균 잉여 칼로리와 일치한다. 1만보란 결코 무의미한 숫자는 아니다.

게다가 스포츠를 건강에 이용한다는 뜻에서는 격렬한 운동을 단시간 하는 것이 좋다고 할 수 없다. 비교적 약한 운동을 장시간 계속하는 것이 중요하다. 주말에 하루 럭비를 하느니보다 매일 걷는 편이 건강에 좋다는 것이다.

에어로빅을 제창한 케네스 쿠퍼에 의하면 연습 효과가 가장 큰 스포츠는 달리기·수영·자전거의 세 가지, 즉 철인 경기라 일컬어지는 triathlon의 세 종목이고 그 다음이 걷기라고 한다.

걷기의 효과는 단지 발과 허리 단련에서 그치는 것이 아니다. 온몸 600개 이상의 근육과 200개 이상의 뼈가 동원되는 전신운동이고 내장이나 뇌기능을 활발하게 하는 운동이다. 걷는 것을 가볍게 생각하면 안 된다. 이것도 충분한 스포츠의 하나다.

마음껏 걸어야겠다고 해서 계단을 뛰어올라가거나 회사 안을 뛰어 돌아다닐 필요는 없다. 그렇게 하지 않더라도 마음가짐 하나로 걷는 양을 늘릴 수 있다. 걷는다고 하는 것은 역시 습관의 문제다.

예컨대, 1층에서 2층으로 올라가는 엘리베이터. 습관적으로 엘리베이터 입구에서 우두커니 기다리는 사람이 많은데 계단을 이용하면 시간도 절약되고 운동도 된다.

설마 한 층쯤 걸어서 올라갔다고 숨가쁜 사람은 없을 것이다. 버스가 지연될 것 같으면 우두커니 서서 기다리느니보다 한 정거장 걸어가면서 기다리는 것도 한 방법이다. 역에 있는 에스컬레이터도 없는 걸로 생각하고 계단을 이용한다.

단, 계단을 올라갈 때는 힘을 주지 않아야 한다. 두 계단씩 올라가거나 뛰어올라가야 한다고 생각하면 오래 가지 못한다. 계단은 천천히 올라가야 한다. 마음 편하게 콧노래를 부르면서 올라가는 보조를 유지하는 것이 중요하다.

반대로 평탄한 길을 걸을 때는 피치를 빠르게 하는 것이 좋다. 될 수 있으면 1분에 100m 이상. 피치를 몇 번 바꾸어 보는 것도 좋다. 걷기를 즐기는 것이다.

8. 권장할 만한 간단한 실내 체조

1) 남의 눈을 걱정하지 않아도 되는 체조

30대가 되면 젊을 때에 비해 피로회복이 늦어진다. 특히 관절 부분의 아픔은 쉽게 없어지지 않는다. 속된 말로 '마디마디가 쑤신다.' 젊을 때는 근육이 유연해서 그 유연한 근육이 운동이 주는 부담을 덜어 준다. 그런데 나이와 함께 근육이 굳어지면 관절을 둘러싼 인대나 힘줄이 과중한 부담을 안게 된다. 관절 부근은 근육보다 혈액순환이 잘 안 되기 때문에 아무래도 회복하는 데 시간이 걸린다. 이것이 마디마디가 오래도록 쑤시는 이유다.

다시 말해. 어깨나 팔·허리의 통증은 나이 탓이라기보다 운동 부족 때문에 근육의 유연성이 떨어져서 유발된다. 계속 운동을 해서 근육의 유연성을 유지하는 것이 중요하다.

시간이 없는 직장인이라도 간단히 할 수 있는 운동은 뭐니 뭐니 해도 걷는 것과 체조다.

물론 체조에도 여러 종류가 있겠지만 우선 그다지 힘들지 않고 자유로운 기분으로 할 수 있는 몇 가지 체조를 알아보자.

가. 일어나자마자 하는 체조

우선 잠자리에 앉아 어깨 힘을 빼고 두 다리를 죽 뻗는다. 다음에 양쪽 발가락을 양손으로 잡아 무릎을 옆으로 벌리면서 천천히 발끝을 자기 앞으로 끌어당긴다. 양팔 사이에 머리를 파묻듯이 하여 20초 정도 그대로 자세를 유지하다가 천천히 처음 상태로 돌아간다. 이것을 천천히 5회 이상 되풀이한다. 그때 동작은 차차 크게, 그리고 강하게 한다. 이 체조는 척추나 허벅지 관절의 유연성을 유지하고 요통이나 어깨가 뻐근한 것을 예방하기도 하고 위장 운동에도 도움이 된다.

나. 귀가 후의 체조

발의 피로를 풀어 주고 혈액순환을 돕는 체조다. 우선 한쪽 다리를 쭉 펴고 한쪽 다리는 무릎을 구부린 상태로 앉는다. 다리 가랑이를 벌려 편 다리의 발을 양손으로 잡아 천천히 상체를 앞으로 기울인다. 10초 가량 그대로 있는다. 이것을 한 쪽씩 5회 되풀이한다. 저녁때는 발의 혈액순환이 좋지 않기 때문에 집에 돌아와 이 체조를 하면 발 근육에서 심장으로 혈액을 올려 보내주는 셈이 된다.

다. 요통 퇴치 체조

우선 위를 보고 자리에 눕는다. 무릎을 붙인 채 세우고 허리를 천천히 높이 올렸다가 다시 내린다. 도중 적당히 쉬면서 이 동작을 20~30회 되풀이한다. 이 동작을 쉽게 할 수 있다면 구부린 무릎을 얕게 한다. 이 체조로 등의 근육이나 엉덩이, 넓적다리의 근육이 강화된다.

라. 의자에 앉아서 하는 복근 체조

의자에 앉은 자세로 우선 양손을 무릎에 놓고 팔꿈치는 편 채 상체를 앞으로 구부린 자세로 10초 정도 충분히 힘을 준다. 이것을 5회 정도 되풀이한다. 직장에서나 가정에서나 눈에 띄지 않고 복근운동을 할 수 있다.

정말 중요한 점은 편한 마음으로 하는 것이 체조를 오래 지속하는 비결이다.

9. 무리하기 쉬운 중년 스포츠

젊었을 때 스포츠맨이었던 사람일수록 언제까지나 젊다는 생각으로 스포츠에 열을 올리기 쉽다. 이런 사람은 몸이 굳어 있는 만큼 부상 위험도 커진다.

1) 다만 운동에 열중했기 때문에

스트레스 해소가 목적이라면 밤새 술을 마시느니보다 볼링이나 테니스로 땀을 흘리는 것이 훨씬 건강에 좋다고 생각하는 사람이 요즘 점점 늘어나는 것 같다.

그런데 이러한 스포츠 열풍에 비례하여 스포츠로 인한 부상까지 급증하고 있다. 갑작스럽게 운동을 시작한 사람은 신체 관리까지 마음 쓰지 못하는 것 같다.

예컨대 다음과 같은 사례가 있다.

조깅 동호자의 권유로 필두 씨가 조깅을 시작한 것은 반 년 전이었다. 점심시간에 회사에서 가까운 공원을 가볍게 일주할 정도의 조깅이었다. 처음에는 숨이 가빴지만 계속적으로 하는 사이에 점점 적절한 페이스를 습득하게 되었다. 몸의 상태도 좋아져서 거리와 횟수를 늘리기로 했다. 한 바퀴 달리던 것을 두 바퀴, 주 2~3회 달리던 것을 매일 하기로 페이스를 올린 것이다. 그런데 한 달도 채 가지 못하여 아킬레스건염을 일으키고 말았다. 의사는 당분간 조깅을 중지하도록 필두 씨에게 명했다.

젊었을 때와는 달리 나이가 들면서 발 근육은 굳어지고 유연성도 줄어든다. 게다가 무리하게 달려 피곤이 쌓이게 되면 근육은 더욱 굳어진다. 근육이 굳어지면 착지 충격은 직접 건에 미쳐 염증을 일으키기 쉽게 된다. 이것이 필두 씨의 아킬레스건염의 원인이다.

준비운동이나 정리운동을 충분히 하고 근육에 피곤이 남지 않도록 무리없는 페이스로 뛰었다면 필두 씨도 이렇게는 되지 않았을 것이다.

2) 다치지 않고 운동하는 방법

모처럼 스포츠를 한답시고 무리하게 강행하다가 부상이라도 입는다면 오히려 안 하느니만 못하다. 그렇다고 다칠 게 두려워 아무것도 안 할 수야 없지 않은가.

조깅에서는 무엇보다 내리막길에 조심해야 한다. 평지에서도 착지할 때는 2~3배의 힘이 한쪽 발에 걸린다. 내리막길에서는 더 심하다. 그런데 왕왕 내리막길에서 속도를 내기 쉬워서 무릎이나 발뒤꿈치에 부담을 증가시키기 쉽다. 또 콘크리트나 아스팔트 길을 뛸 때는 발디딜 때에 쇼크를 흡수할 수 있는 밑이 두터운 조깅 신발을 신는 것을 잊지 말아야 한다.

골프에서 초보자에게 많은 것은 늑골 골절이다. 바른 자세로 치면 문제없으나 무리한 자세로 스윙을 반복하는 동안에 늑골에 휘는 힘이 가해져서 피로 골절을 일으킨다. 초보자는 처음부터 공을 많이 치려고 하지 말고 올바른 자세를 우선 배워야 한다. 또 겨드랑이를 다치는 사람도 많은데 그 원인은 주로 배나 등의 근력 저하로 온다.

테니스를 하다가 많이 다치는 부위는 팔꿈치다. 근력이 부족한 상태에서 너무 무리하다 보면 근육이 과로 상태가 되어 결국 팔목에 염증이 생기는 것이다. 테니스를 하다가 잠시 플레이를 중지하여 팔꿈치의 안정을 유지한다. 잘못해서 손에 맞는다거나 너무 무거운 라켓을 드는 것도 원인의 하나이다.

기본 체력 조성을 위한 복근운동에도 주의해야 하는데 잘못된 복근

운동을 계속했기 때문에 오히려 요통을 일으키는 사람도 적지 않다. 발목을 꽉 잡지 않고 무릎을 구부린 채 상체를 일으키는 복근운동이 안전하다.

3) 운동 부족을 해소하기 위해

① 최소한 1주일에 한 번은 운동하도록 마음먹는다.
② 무리한 운동은 하지 않는다. 무리하지 않는다는 기준은 다음과 같은 맥박수에 둔다. 즉, 최대 맥박수(220에서 자기 나이를 뺀 수)의 70~85%를 허용 범위로 하여 이것을 초과하지 않도록 운동량을 조절한다.
③ 될 수 있는 대로 걷는다.
승강기나 에스컬레이터보다 계단을 이용한다. 한 정거장 정도의 거리는 걷는다. 평탄한 길에서는 걷는 속도를 올린다(1분에 100m 이상이 바람직하다).
④ 격렬한 운동을 주 1회 하는 것보다 가벼운 체조나 산책을 매일 하는 것이 효과적이다.
⑤ 스포츠 전후에 준비운동, 정리운동을 게을리하지 않는다.

제12장

한국인의 영양 권장량(1인 1일당)

* 한국인 영양 권장량(1인 1일당)   성인 : 중동활동에 종사하는 { 남 60kg / 여 52kg

구분	연령(세)	체중(kg)	신장(cm)	에너지(kcal)	단백질(g)	비타민A(I.U.)(mg)	치아민(mg)	리보플라빈(mg)	나이아신(mg)	아스코르빈산(mg)	비타민D(I.U.)	칼슘(mg)	철(mg)
영아	개월 0~3	5.5	59	120/kg	2.2/kg	1,000 I.U. (300 R.E)	0.3/1,000 kcal	0.4/1,000 kcal	4/1,000 kcal	35	400	360	10
	4~6	7.8	65	115/kg	2.2/kg	1,000 (300)	0.4	0.5	6	35	400	360	10
	7~9	9	70	110/kg	2.0/kg	1,000 (300)	0.4	0.6	7	35	400	540	15
	10~12	10	74	105/kg	2.0/kg	1,000 (300)	0.4	0.6	7	35	400	540	15
소아	1~3	12	83	1,200	35	1,200 (360)	0.5	0.7	8	40	400	600	15
	4~6	19	105	1,700	50	1,400 (420)	0.7	1.0	11	40	400	600	10
	7~9	26	127	2,000	60	1,600 (480)	0.8	1.2	13	40	400	1,000	10
남자	10~12	36	144	2,600	75	1,800 (540)	1.1	1.6	17	40	400	1,000	15
	13~15	51	161	2,900	90	2,000 (600)	1.2	1.7	19	40	400	1,000	18
	16~19	59	168	2,900	85	2,200 (660)	1.2	1.7	19	50	400	1,000	18
	20~49	60	170	2,700	80	2,000 (600)	1.1	1.6	18	55		600	10
	50~64	60	170	2,400	80	2,000 (600)	1.0	1.4	16	55		600	10
	66+	60	170	2,200	75	2,000 (600)	1.0	1.3	15	55		600	10
여자	10~12	37	145	2,300	75	1,800 (540)	1.0	1.4	15	40	400	1,000	18
	13~15	48	154	2,400	75	2,000 (600)	1.0	1.4	16	40	400	1,000	18
	16~19	52	156	2,300	75	2,200 (600)	1.0	1.4	15	50	400	1,000	18
	20~49	52	158	2,000	70	2,000 (600)	1.0	1.2	13	50		600	18
	50~64	52	158	1,800	70	2,000 (600)	1.0	1.1	12	50		600	10
	65+	52	158	1,600	65	2,000 (600)	1.0	1.0	11	50		600	10
주부	전반기			+150	}+30	2,000 (600)	+0.1	+0.1	+1	}65	}400	}+400	
	후반기			+350		2,400 (720)	+0.2	+0.2	+2				
수유부				+800	+25	3,500 (1,050)	+0.3	+0.4	+4	85	400	+400	

식 품 분 석 표

가식부분(E.P) 100g 당 (Composition of Foods 100grams Edlble Portion(E.P.))

번호 nem NO.	식 품 명 Food & Description	영 명 English Name	학 명 Scientific Name	열량 kcal	수분 %	단백질 g	지질 g	탄수화물 당질 g	탄수화물 섬유 g	회분 g	칼슘 mg	인 mg	철 mg	비타민A 총비타민 I.U.	치아민 mg	리 보 플라빈 mg	나이 아신 mg	아스코 르빈산 mg	폐기율 D %	비 고 Remarks
1	식 빵	Bread		298	26.1	11.2	1.4	59.7	0.5	1.1	14	77	1.2	0	0.22	0.07	1.0	0	0	국('77)−16
2	쌀. 밀양30호	Rice. Milyang30		352.5	10.66	8.0	0.51	79.58	0.33	0.89	4.9	−	6.4	0	0.13	0.03	7.7	0.5		농진('80)
3	쌀. 백미	Rice. highly milled	Oryzo solive	340	14.1	6.5	0.4	77.5	0.4	0.5	24	147	0.4	−	0.10	0.05	1.5	0	0	국('77)−1
4	쌀. 진 홍	Rice. Jin-heung. milled		356.5	10.4	7.0	0.5	81.0	0.3	0.7	5.6	−	6.6	0	0.18	0.07	−	0	0	농진('80)
5	쌀. 유신쌀	Rice. Yousin		353	12.3	8.2	1.2	77.3	0.4	0.6	26	121	2.0	0	0.07	0.06	1.4	0	0	국('77)−12
6	쌀. 율무쌀	job's teors	Coix locrymojobi	364	10.4	21.3	3.7	61.1	2.0	1.5	151	−	6.8	0	0.19	0.02	2.0	0	0	국('77)−32 Solt 0.03%
7	쌀. 칠분도미	Rice. undermilled or home pounded		352	12.3	6.9	1.1	78.7	0.3	0.6	24	175	0.9	0	0.19	0.05	2.7	0	0	국('77)−3
8	쌀. 통일쌀 백 미	Rice. Tongil highly milled		347	14.0	5.9	1.3	78.0	0.2	0.6	27	43	0.3	0	0.09	0.03	1.7	0	0	국('77)−6
9	쌀. 통일쌀. 칠분도미	Rice. Tongil undermilled		347	14.4	7.8	1.9	74.6	0.6	0.7	32	52	1.2	0	0.16	0.04	2.3	0	0	국('77)−5
10	쌀. 현미 쌀밥(21번 참조)	Rice. unpolished Boiled rice (see no.210)		354	11.0	7.2	2.5	76.8	1.3	1.2	41	284	2.1	0	0.30	0.10	5.1	0	0	국('77)−2
11	쑥 개피떡	rice cake with and small red bean		190	52.2	5.2	0.4	41.5	−	1.0	30	−	−	20	0.12	0.05	3.2	3.0	0	보전−22

번호 nem NO.	식 품 명 Food & Description	영 명 English Name	학 명 Scientific Name	열량 kcal	수분 %	단백질 g	지질 g	탄수화물 당질 g	탄수화물 섬유 g	회분 g	칼슘 mg	인 mg	철 mg	비타민A 총비타민 I.U.	치아민 mg	리 보 플라빈 mg	나이 아신 mg	아스코 르빈산 mg	폐기율 %	비 고 Remarks
12	보 리 쌀	Barley milled	Hordeum Vulgare	332	14.8	10.3	1.9	68.4	2.6	2.1	40	360	4.0	–	0.40	0.10	7.0	0	0	국(' 77)–8
13	보 리 미싯가루	Porched barley powder		343	8.5	11.5	2.4	71.4	3.8	2.4	69	278	3.2	0	0.15	0.08	5.0	0	0	국(' 77)–11
14	비 스 켓	Biscuits		407	8.4	9.0	7.8	74.1	–	0.7	22	67	1.5	–	0.18	0.05	0.4	0	–	East-Asia–98
15	빈대떡가루	Green Bean powder		345	10.4	23.6	0.9	60.5	0.2	4.4	25	499	4.2	0	0.16	3.38	4.2	2.4	0	국(' 79)–31
16	삶은국수	Boiled noodle		116	72.0	2.6	0.3	24.8	0.1	0.2	5	25	0.3	0	0.04	0.01	0.2	0	0	Japan–29
17	율 무(죽)	Gruel. coix lochr ymo Tobi		44	89.5	0.5	0.4	9.5	0	0.1	11	9	0.5	0	0.01	0.01	0	0.4	0	국(' 79)–29
18	셈 베 이	Biscuits Japanese Type		410	3.2	8.3	5.5	81.8	0.6	0.6	16	88	0.2	0	0.06	0.04	8.5	0	0	국(' 79)–11
19	송 편 (검정콩속)	Rice cake with bloct soybean		185	52.1	4.4	1.0	41.8	–	0.6	32	–	–	–	0.08	0.09	2.9	0	0	보전–11
20	송 편 (팥고물속)	Rice cake with small red bean newmoon shape		205	45.7	6.0	0.3	44.6	–	0.6	31	–	–	–	0.07	0.09	3.6	0	0	보전–12
21	수 수	Sorghum whole grain	Sorghum Vulgare	336	12.0	10.3	4.7	69.5	1.7	1.8	9	330	3.0	0	0.35	0.10	6.0	0	0	Japan–70
22	수 수 도정한것	Sorghum milled		365	12.5	9.5	2.6	73.9	0.4	1.1	6	210	1.5	0	0.10	0.03	3.0	0	0	Japan–71 70~80% exiraclion
23	수수경단	Sorghum cake, round shape		207	45.6	8.3	0.7	41.8	–	1.7	44	–			0.07	0.08	8.4	0	0	보전–43
24	시 루 떡	Rice cake with small red bean powder		206	45.9	6.2	0.2	44.9	–	1.2	50	–	–	–	0.07	0.05	(1.4)	0	0	보전 –13

번호 nem NO.	식 품 명 Food & Description	영 명 English Name	학 명 Scientific Name	열량 kcal	수분 %	단백질 g	지질 g	탄수화물 당질 g	섬유 g	회분 g	칼슘 mg	인 mg	철 mg	비타민A 총비타민 I.U.	치아민 mg	리 보 플라빈 mg	나이 아신 mg	아스코 르빈산 mg	폐기율 %	비 고 Remarks
25	약 식	Glutinous rice mixed with honey doles, chaslnus		237	41.3	4.4	1.0	52.6	0.3	0.4	6	24	0.9	72	0.07	0.02	6.3	0.6		국('80)
26	웨 하 스 (크 림)	Cream-wafers		500	3.2	7.6	24.4	62.6	1.8	0.4	21	46	0.4	0	0.06	0.08	6.3	0	0	국('79)−12
27	웨 하 스 (감 귤)	tangerine wafers		484	4.3	6.5	22.7	63.5	2.6	0.4	27	56	0.5	0	0.05	0.01	5.1	0	0	국('79)−13
28	엿 기 름	Wheat germ		367	9.2	27.9	9.7	47.0	2.1	4.1	65	1,200	6.6	5	2.10	0.60	7.0	0	0	Japan−36
29	오트밀가루	Oatmeal		369	11.5	13.5	4.8	67.3	1.1	1.8	30	360	3.4	0	0.20	0.08	1.1	0	0	Japan−4 50~60% exlraction
30	옥 수 수	Corn. dried		364	10.3	12.1	4.0	69.8	2.7	1.1	7	250	13.0	0	0.19	0.07	3.5	0.1		국('80)−1
31	옥 수 수 백 옥	Corn. immature white variely	Zea mays	190	51.6	4.9	1.7	40.3	0.7	0.8	16	159	0.8	0	0.04	0.07	−	0	0	국('77)−31
32	옥 수 수 광옥. 옥수수 녹 말	Corn. GwangogCorn. starch (See Na 93)		355.7	12.6	11.1	3.5	70.0	1.1	1.7	20	650	14.0	400	0.50	0.09	−	−	−	농진('81)
33	울 면 인스턴트	Woolmyeon instant		430	6.8	13.2	15.5	59.3	0.3	4.9	52	109	1.5	360	0.19	0.05	3.9	0	−	국('77)−33
34	인 절 미 (콩고물)	Glutinous rice cake rolled with soybean powder		221	39.5	5.9	0.9	47.9	−	0.8	64	−	−	3	0.11	0.09	5.6	0	0	보전−17
35	인 절 미 (팥고물)	Glutinous rice cake rolled with small red bean powder		232	40.3	6.6	0.3	50.8	−	1.4	43	−	−	−	0.14	0.09	4.9	0	0	보전−18
36	절 편	Rice cake board shape		215	40.6	4.0	0.3	48.9	−	0.5	37	−	−	−	0.05	0.08	3.8	0	0	보전−20
37	조	Foxtalmillely whole grain	Setaria italica	355	10.6	10.1	3.0	72.0	2.5	1.8	51	410	2.8	0	0.48	0.15	1.5	0	0	국('77)−21

번호 nem NO.	식품명 Food & Description	영명 English Name	학명 Scientific Name	열량 kcal	수분 %	단백질 g	지질 g	탄수화물 당질 g	탄수화물 섬유 g	회분 g	칼슘 mg	인 mg	철 mg	비타민A 총비타민 I.U.	치아민 mg	리 보 플라빈 mg	나이 아신 mg	아스코 르빈산 mg	폐기율 %	비 고 Remarks
38	두 부	Soybean curd		91	83.0	8.6	5.5	1.7	0.3	0.9	181	94	2.2	0	0.03	0.03	0.5	0	0	국('77)−55
39	두 유	Soybean milk		42	90.8	3.6	2.0	2.9	0.2	0.5	15	49	1.2	0	0.03	0.02	0.5	0	0	Japan−241
40	비 지	Curd residue		73	82.7	3.9	2.1	9.6	1.7	−	103	35	4.6	0	0.05	0.01	−	0	0	국('77)−56
		Mungbean sprout(See No. 218)																		
41	완두콩	Peas	Pisum Sativum	138	70.4	8.0	0.6	25.2	2.1	0.7	51	85	1.6	677	0.33	0.44	45.0	0	0	국('77)−111
42	완두콩 말린것	Peas dry seeds		335	13.4	21.7	1.0	55.7	6.0	2.2	58	360	5.0	100	0.72	0.15	2.5	0	0	Japan−229
	왜간장	Soya souce commercial																		
	왜된장	soybean paste Japanese type																		
43	참 두	Brood bean	Vicia faba	331	13.3	26.0	1.2	50.9	5.8	2.8	100	440	5.7	150	0.50	0.20	2.5	0	0	Japan−233
	조선간장	Soya sauce NATTO																		
	청 국 장	Soybean paste Chungkook																		
44	청국장분말	Soybean		360	9.4	29.8	17.8	20.2	9.0	13.8	179	400	16.9	0	0.40	2.42	4.7	0	0	국('77)−382
45	콩가루볶은것	Toasted soybean powder		353	7.0	23.3	19.8	40.6	4.8	4.6	188	580	6.0	0	0.39	0.16	2.0	0	0	국('77)−54
46	콩 나 물	Soybean Sprout		37	90.2	4.2	1.0	2.9	0.5	0.8	32	49	0.8	175	0.15	0.13	0.8	16	0	국('77)−135
47	콩 자 반	Soybean boiled with soya sauce		192	(56.5)	16.4	9.7	9.0	−	−	92	−	(3.8)	−	(0.51)	(0.15)	(1.5)	−	0	보진−94
48	탈지콩가루	Nonlat Soybean powder		322	8.0	49.0	0.4	33.6	3.0	6.0	220	550	8.4	0	0.45	0.15	2.0	0	0	Japan−238
49	튀긴두부(유부)	Fried Soybean curd		561	19.9	22.2	49.4	6.8	0.2	1.5	388	306	2.5		0.04	0.02	0.8	0	0	국('77−62)
50	팥. 검정팥	Small red bean, dark gray or black		303	14.5	20.4	0.7	53.7	7.6	3.1	75	425	5.2		0.50	0.15	2.1	0	0	국('77)−61

번호 nem NO.	식 품 명 Food & Description	영 명 English Name	학 명 Scientific Name	열량 kcal	수분 %	단백질 g	지질 g	탄수화물 당질 g	섬유 g	회분 g	칼슘 mg	인 mg	철 mg	비타민A 총비타민 I.U.	치아민 mg	리 보 플라빈 mg	나이 아신 mg	아스코 르빈산 mg	폐기율 %	비 고 Remarks
51	메밀가루	Buck wheal flour		347	12.0	10.9	2.1	73.0	0.6	1.4	22	300	3.5	0	0.30	0.10	1.5	0	0	Japan−61 65~70% extroction
52	메밀국수	Buckwheal Vermicelli		292	10.5	10.2	1.5	66.0	2.5	9.4	169	240	3.0	0	0.26	0.08	1.2	0	0	국(′77)−23
53	메 밀 묵	Buckwheal Mook		57	84.6	2.7	0.2	11.2	0.3	0.3	13	156	0.4	0	0.01	0.20	7.4	0	0	국(′77)−24
54	밀	Wheal whole grain	Triticumoesi vum	−350	11.8	12.0	2.9	69.0	2.5	1.8	71	390	3.2	0	0.34	0.11	5.0	0	0	국(′77)−14
55	밀 가 루	Wheal flour		354	11.1	11.2	1.4	74.2	0.3	0.9	46	220	1.6	0	0.28	0.07	0	0	0	국(′77)−13
56	밀 국 수	Wheal noodle		329	13.7	9.8	1.3	69.6	0.3	5.2	41	120	1.9	0	0.21	0.45	0	0	0	국(′77)−15
57	밀 쌀	Wheal highly milled		350	12.3	9.1	1.3	75.4	0.9	1.0	47	189	3.6	0	0.21	0.08	4	0	0	국(′77)−19
58	밥. 보리밥	Boiled rice with barley		141	64.2	2.9	0.3	32.0	0.2	0.3	10	60	0.3	0	0.05	0.03	0	0	0	30%보리밥 (Colculoted)
59	밥. 쌀밥	Boiled rice		142	65.0	2.7	0.2	32.2	0.2	0.2	10		0.2	0	0.04	0.02	0.6	0	0	밥의 분량은 쌀의 2.4로 계산
60	백 설 기	White rice cake with sugar plan		241	39.3	4.3	0.3	55.3	0.3	0.5	3	62	1.0	0	0.06	0.02	8.1	0		국(′80)−18
61	보리.겉보리	Barley whole orain		331	13.8	10.6	1.8	68.2	2.9	2.7	43	360	5.4	0	0.31	0.10	5.5	0	0	국(′77)−10
62	보 리 납작보리	Barley pressed		341	13.5	10.5	1.7	71.2	1.8	1.4	44	240	3.2	0	0.26	−	6.0	0	0	국(′77)−9
63	보 리 쌀 보 리	Naked barley milled		340	(14.0)	10.2	2.0	70.4	0.7	0.9	40	140	2.0	−	(0.18)	0.07	(2.5)	0	0	보전−7

번호 nem NO.	식 품 명 Food & Description	영 명 English Name	학 명 Scientific Name	열량 kcal	수분 %	단백질 g	지질 g	탄수화물 당질 g	탄수화물 섬유 g	회분 g	칼슘 mg	인 mg	철 mg	비타민A 총비타민 I.U.	치아민 mg	리 보 플라빈 mg	나이 아신 mg	아스코 르빈산 mg	폐기율 %	비 고 Remarks
64	감 자	Potatoes		72	81.2	2.4	0.5	14.4	0.5	0.9	5	42	0.6	0	0.16	0.25	0.5		6	국(' 77)−38
65	감자녹말	Potato Starch		332	17.5	0.1	0.1	82.1	0	0.2	10	38	1.5	0	0	0	0	0	0	Japan−91
66	감자튀김	Potato chips		562	4.2	3.6	43.8	45.0	0.9	2.5	18	74	1.6	0	0	0.02	0.5	0	0	Japan−85
67	고 구 마	Sweet potatoes		134	64.6	1.1	0.3	31.7	0.6	0.6	28	29	0.8	182	0.13	0.05	−	20	10	국(' 77)−37
68	고 구 마 말 린 것	Sweet potatoes. Steamed and dried		301	23.5	1.8	0.8	69.6	2.2	2.1	40	90	1.6	0	0.18	0.09	1.2	0	0	Japan−80
69	고구마.녹말	Sweet potato Starch		336	16.5	0.1	0.1	83.2	0	0.1	35	18	2.0	0	0	0	0	0	0	Japan−88
70	당 면	Sweet potato led Startch dried noodle Dangmyun		353	13.1	2.1	1.4	83.0	0.1	0.3	41	−	2.1	0	0.05	0.10	−	0	0	국(' 77)−35
71	도토리국수	Acorn noodle		343	10.9	12.4	0.7	71.7	0.5	3.8	86	123	2.3	0	0.87	0	3.9	0	0	국(' 77)−41
72	도토리묵	Acorn Mook		47	88.1	0.2	0.1	10.9	0.5	0.2	12	314	0.2	15	0.02	0.04	0.5	0	0	국(' 77)−35
73	옥수수녹말	Corn starch		342	15.0	0.1	0.1	84.7	0	0.1	4	10	2.5	0	0	0	0	0	0	Japan−90

번호 nem NO.	식 품 명 Food & Description	영 명 English Name	학 명 Scientific Name	열량 kcal	수분 %	단백질 g	지질 g	탄수화물		회분 g	칼슘 mg	인 mg	철 mg	비타민A 총비타민 I.U.	치아민 mg	리 보 플라빈 mg	나이 아신 mg	아스코 르빈산 mg	폐기율 %	비 고 Remarks
								당질 g	섬유 g											
74	가루된장 강 낭 콩	Soybean paste powder Kidney bean	Phaseolus Vuleoris	343	10.3	20.2	1.8	60.9	3.2	3.6	92	317	6.7	−	0.30	0.20	1.8	0	0	국('77)−63
	고 추 장 고 추 장 가루고추장	Fermented Soybean red pepper powder Modified Soybean paste powder with red papper (See No. 798)																		
75	녹 두	Mungbean dry seed	Phaseolus oureus	273	15.6	21.2	1.0	44.9	3.5	3.8	189	471	3.4	120	0.30	0.14	2.1	0	0	국('77)−58
76	녹 두 묵	Mungbean molded "Mook"		120	70.5	4.5	0.1	25.3	0.2	0.1	58	230	2.5	−	0.20	0.16	1.3	0	0	국('77)−59
77	대두.검정콩	Soybean black		403	12.9	41.8	17.8	18.8	4.5	4.2	213	510	7.5	0	0.32	0.23	3.0	0	0	국('77)−53
78	대두.노란콩	Soybean yellow		410	9.2	41.3	17.6	21.6	3.5	5.8	127	490	7.6	−	0.60	0.17	3.2	0	0	국('77)−52
79	대두. 밥콩 된 장	Soybean brown Soybean paste		399	12.2	26.7	15.5	38.2	4.6	2.8	120	480	6.0	10	0.70	0.18	3.2	0	0	국('77)−64

제13장

호흡기의 구조와 폐기종(肺氣腫)

제13장 호흡기의 구조와 폐기종

인간의 장기는 살아가기 위해서는 없어서는 안되는 것이다. 특히 호흡기는 5분간만 호흡이 정지되어도 사망한다는 데서 더욱 중요한 장기다. 인간은 무의식중에 부단히 호흡을 계속한다. 호흡으로 생명유지에 필요한 산소를 섭취하게 되는데 폐에 흡입된 공기 중에는 인체에 영향을 주는 유해질이 포함되어 있다. 그 양이 많으면 급성 영향으로서 비교적 단시간 내에 증상이 나타나서 용이하게 그 영향을 파악할 수 있지만 양이 적고 장기간 계속될 때는 그 영향을 파악하기 어렵다.

1. 호흡기의 역할

호흡기의 역할은 인체의 기능을 유지하는 데 필요한 산소를 섭취하기 위해 적당량의 공기를 폐포에 도입하여 폐포에서 필요한 산소를 순환혈장에 보급하여 탄산가스를 배설한다. 이 가스 교환 기능에서 호흡기를 보면 비강으로부터 종말 세기관지까지와 호흡 세기관지에서 폐포까지로 나눌 수 있다.

종말 세기관지까지의 기도에는 가스 교환 기능을 갖는 폐포 구조가 없고 그 역할은 가스의 운반뿐이므로 해부학적 비강이라고 불리워지고 있다. 이 기도(氣道)는 다시 후두까지의 상기도와 기관 이하의 하기도로 나누어진다. 기관은 대개 10cm 관강(管腔)에서 제4~5흉추의 높이에서 좌우로 나누어져 기관지가 되고 그후 2분지를 되풀이하여 폐엽기관지, 구역기관지로 나누어지고 16회의 분기(分岐) 후에 종말 세기관지가 되며 다시 호흡 세기관지, 폐포도, 폐포낭으로 나누어진다.

  성인의 기도용적은 약 $150ml$, 종말 세기관지에서 폐포까지는 약 $3,000ml$이며 폐포 수는 269×10^6, 폐포 면적은 $75.0m^2$와 체표 면적의 약 39배로 되어 있다.

  폐의 가스 교환 기능을 생각하면 흉곽의 역할은 매우 중요하다. 폐는 흉곽의 내부에 있고 폐의 내부압은 외기보다 낮고 기도를 통하여 외계와 연관되어 있다.

  횡격막의 수축에 의한 횡격막의 하강, 늑골간에 있는 외늑골근의 수축으로 인한 흉곽의 거상으로 흉강 내에서 음압이 증가하여 폐가 팽창하고 호기(呼氣)가 흘러 흡입된 공기는 종말 세기관지까지 괴상(塊狀)으로 이동하여 그 앞은 단면적의 증대에 따라 유속(流速)의 급격한 저하로 가스 확산에 의한 이동이 생겨 세포까지의 거리가 짧기 때문에 1초 이내에 농도차가 없어져 균등화한 폐세포를 통하여 가스교환이 행해진다.

* 기관지의 분기와 구조의 변화

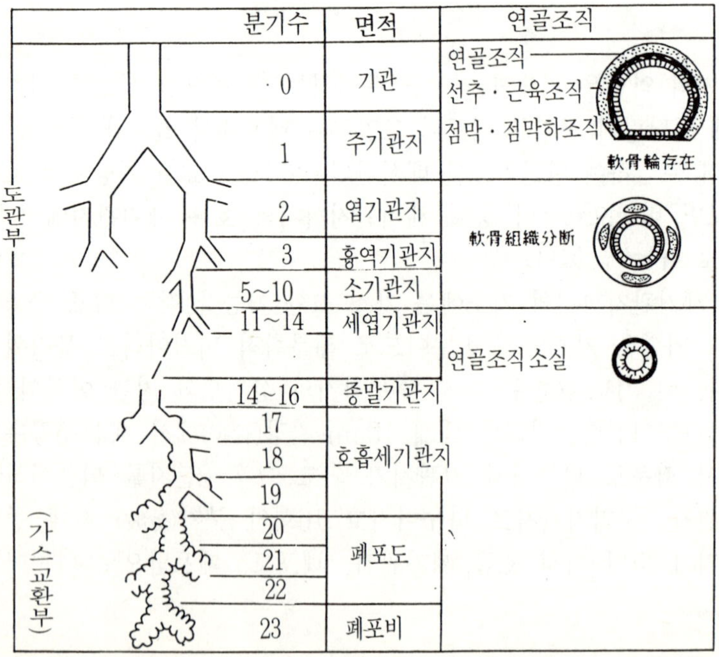

	분기수	면적	연골조직
도관부	0	기관	연골조직 선추·근육조직 점막·점막하조직 軟骨輪存在
	1	주기관지	
	2	엽기관지	軟骨組織分斷
	3	흉역기관지	
	5~10	소기관지	
	11~14	세엽기관지	연골조직 소실
	14~16	종말기관지	
	17	호흡세기관지	
(가스교환부)	18		
	19		
	20	폐포도	
	21		
	22		
	23	폐포비	

2. 기도(氣道)의 구조

부위에 따라 구조는 다르지만 내부에서 점막층, 점막하층, 근층, 근외층, 기관지선, 연음선유층, 기관지 주위 조직으로 나누어지고, 또 기관에서 엽기관지까지 U자형의 초자연골이 구역기관지 이하는 연고륜(軟膏輪)이 분단되고 기관지 점막을 둘러싸고 있다. 이로서 기도는 허탈되지 않고 내강(內腔)이 유지된다.

기관지선은 기관지 부위에 따라 크기와 수가 변화한다. 근육은 평활근에서는 중추(中樞)에서 윤상(輪狀), 말초기도부에서는 나선상으로 기도를 둘러싸고 이 기도의 수축으로 2도는 그 내경을 수축시키고 동시에 길이는 단축된다.

기도의 점막은 원주선모상피로 덮여 있고, 선모의 사이에 점액을 분비하는 배세포가 분포되고 있다.

선모의 길이는 3~4mm로 1분간에 약 1,500회의 운동을 하고 배세포에서 분비된 점액과 함께 이물을 반송하는 역할을 한다. 점막층의 기저부에 분화된 중간세포, 신경분비세포, 기저세포가 있고 다시 두께 5μm의 기저막이 덮여져서 물리적인 방벽으로서의 역할을 하고 있다.

자극성 가스나 화학물질의 자극을 감수하는 자극 수용체는 점막상피의 기저막하에 존재하여 자극에 의한 호흡수의 증가, 기침반사, 기관지경련 등에 관여한다.

3. 폐포의 구조

폐포의 표면적은 체표 면적의 약 39배로 가스 교환에 유리한 조건을 가지고 있다. 개개 폐포의 내강표면은 표면 활성물질로 덮여 있기 때문에 표면장력이 저하하여 그 넓이가 보지되고 있다.

*폐포 표면의 미세구조의 모식도

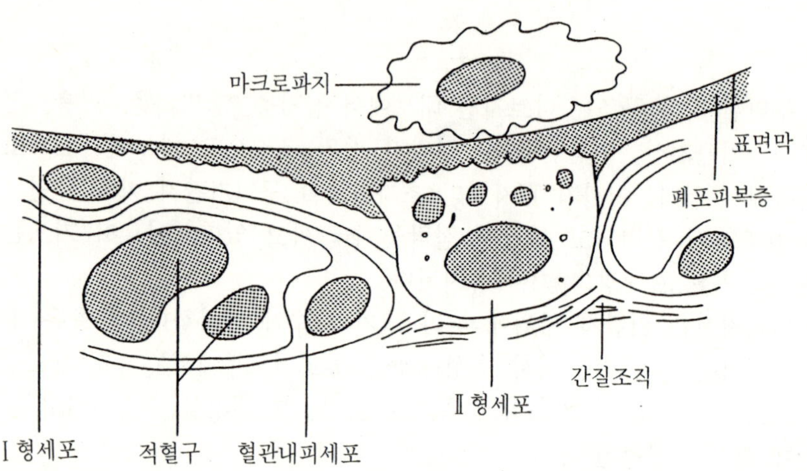

　폐포는 폐포 면적의 95%는 1형세포, 4%가 Ⅱ형세포로 되고 Ⅲ형
세포의 비율은 적다. 세포수는 Ⅱ형세포가 1폐포당 170개, Ⅰ형세포
가 110개 정도다. Ⅱ형세포에는 층판소체(層板小體)가 있다.
　그 주성분은 diapalmitoyl-phosphatidal-cholin으로 폐포 내에서
방출된 표면 활성물질이 된다. 또 이 Ⅱ형세포에는 펠옥시좀이라는 소
기관이 세포 내의 과산화수소의 분해에 관여하여 폐포의 효소장애 예
방의 역할을 하고 있다.
　Ⅲ형세포는 굵은 미선모(微線毛)가 있어 기저부에서 구심신경체와
접해 있기 때문에 화학수용체가 아닌가 생각된다.
　정상폐포 내강에서는 강내계(綱內系) 유래의 단핵세포로 폐간질에서
분열·성숙하여 폐포 강내에 유리된 마크로 파지가 있으며 폐포 내에
들어간 세균 등의 이물의 파괴 제거 기능, 인터페론 등을 산생하여 섬
유화와 관련되고 또 감염이나 흡연의 영향을 받아 프로테아제를 산생
하여 폐기종과 관계된다고 생각된다.
　또 폐간질에는 삼유화세포, 간질세포, 마스트세포, 단구가 있어 방
위 기능에 큰 역할을 하고 있다.

4. 호흡기의 기능

1) 감각수용체의 기능

극히 농도가 높은 가스가 흡입되면 후비강(後鼻腔)에 있는 감각수용
체가 그 냄새를 맡아서 신경반사로 호흡을 중지하여 기도에의 침입을
방지하지만 그 기능은 충분하지 않아서 심호흡을 하면 흡입된 가스는
용이하게 폐포까지 침입하여 장애를 준다.

2) 선모(線毛)운동에 의한 방어

기도는 구강으로부터 기관, 기관지, 종말기관지에 이르면서 내경이
적어져 흡기의 유속도 점차 저하한다. 공기와 함께 흡입된 입자는 비
강 내에서 큰 것은 비모(鼻毛)로 포촉되고 비강 내에 있는 비용(鼻用)
유도 흡기가 나누어져서 비분비물(鼻分泌物), 선모상피를 통과하는 사
이에 중량에 의한 침착(沈着)·점착(粘着)으로 분경(粉徑)이 약 10μ 이
상의 입자는 제거된다. 그 후는 유속(流速)의 감소에 따라 복잡한 활
류(乱流), 층류(層流) 및 브라운 운동 등으로 기도점막의 점액상에 큰
입자부터 부착하여 폐포에 이르는 것은 2μ 이하의 입자다. 점막상의
점액에 부착한 입자는 선모의 운동으로 1분간에 20mm 정도 상방으
로 이동하여 무의식중에 삼키게 된다. 이 점액량은 건강한 성인에서
1일 $250\sim300ml$이다.

3) 마크로파지에 의한 방어

마크로파지는 단핵성으로 아메바상의 운동을 나타내는 단구형 탐식
세포로 살세균성 탐식소화기능을 가지고 있다. 그 기능은 식작용(食作用)
외에 모체의 산생, 리소짐 효소의 방출, 인터페론 방출, 프로스타글란

*기관지 상피세포의 모식도

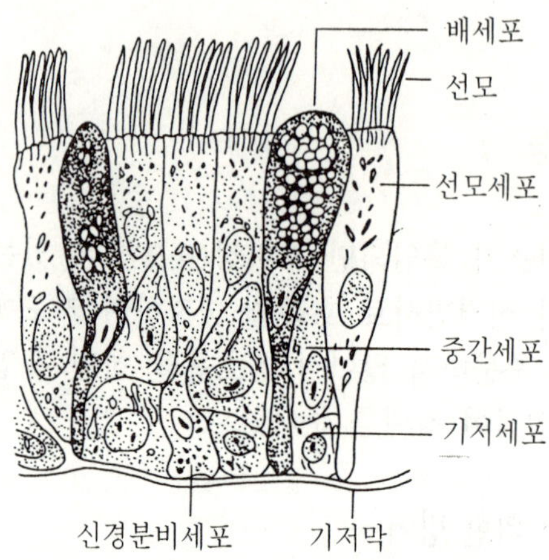

딘계 물질의 방출 등 분비작용을 가진 비특이적 방어기능이 있다.

4) 기타

재채기, 연하(嚥下)반사, 해소반사 등의 방어기능과 기관지 내의 기관지선, 장애선, 배세포로부터의 분비액 중에는 리소짐, 인터페론, 면역그로브린 등이 포함되어 있어 비특이적 방어 기능을 하고, 또 호흡계는 면역학적 항원물질의 침입 경로이기 때문에 면역학적 방어 기능을 가지고 있다.

5. 폐기종(肺氣腫)

폐기종의 어원은 그리스어의 Emppysan에서 나온 것인데 1819년 laennec가 기도 협착으로 폐내에 공기의 저류가 생겨 폐가 과팽창하여 폐조직이 위축된 상태를 말한다.

1958년의 Ciba Giest symposium에서는 '종말기관지초에서 말초의 함기구역에서 그 벽의 확장, 파괴로 그 모양이 정상을 넘어 크게 된 것'이라고 하여 1961년 WHO는 '종말기관지초에서 말초의 함기구역에서 그 벽의 파괴적 변화로 모양이 정상을 넘어 커진 것'이라 하여 과팽창은 제외하였다.

폐기종은 병리조직학적인 변화를 나타내는 정의로 그 소견에 따라 범소엽형과 소엽중심형으로 나눌 수 있다.

폐포 벽의 파괴로 폐탄성 수축력의 손실과 이로 인해 폐의 과팽창과 호기성의 기도 폐쇄, 폐포 기강의 확대와 폐포 면적의 감소를 가져오고 폐포 확산 능력을 감소시킨다.

폐포벽 파괴의 요인에 대하여는 α_2-안티트리푸신의 결손증이 지적되어 유전적 인자의 존재가 밝혀졌다. 아직도 폐기종 발생 인자의 해명은 충분하지 않지만 나이가 들어감에 따라 폐의 노화, 폐 방어기능의 저하, 되풀이되는 기도 감염, 흡연, 대기오염이 노화 현상을 촉진함과 동시에 감염에 대한 저항력의 감약, 폐 방어기능의 파괴 때문이라고 생각된다.

폐기종 환자는 90%까지도 증가할 수 있어 호흡시 기류의 제한과 EPP의 'upstream segment'로의 이동을 초래한다.

요약하면, 폐기종 환자의 기류 제한은 두 가지 원인으로 대변할 수 있다.

첫째는 elastic recoil의 감소로 호흡시 기도가 압박을 받으며, 둘째는 소기도의 병변으로 기도 저항이 증가되어 기도내 압이 더욱 감소되어 'downstream' 구역의 기도가 더욱 압박을 받기 때문이다.

6. 호흡과 가스교환(Ventilation and gas exchange)

해부학적으로 폐기종이 있는 airspace는 호흡(ventilation, $\dot{V}$)도

적고 관류하는 혈액량(perfusion, $\dot{Q}$)도 적다. 폐기종 환자에서 큰 bulla를 갖고 있어도 그곳으로 어느 정도의 호흡은 되나 관류량이 적으므로 가스 교환이 안 되어 그곳의 호흡은 'wasted'되었다 하고 생리적사강(physiologic dead space)으로 여긴다. 가스 교환이 안 되는 사강호흡이 많을수록 가스 교환을 할 수 있는 폐로의 호흡 양을 늘리기 위하여 분호흡(minute ventilation)이 증가되어야 하므로 환자의 호흡운동이 증가된다. 경한 폐기종 환자는 이렇게 호흡운동을 증가시켜 정상폐포에서의 적당한 호흡 양을 얻을 수 있으나, 심한 폐기종 환자는 좁아진 기도로의 호흡을 유지하기 위하여 평상시에도 과도한 호흡운동을 하고 있기 때문에 호흡운동을 증가시킬 수가 없어 사강호흡의 대상(compensation)이 불가능하게 된다. 대상이 실패하면 관류하는 폐포에 호흡이 감소하여 즉 $\dot{V}/\dot{Q}$이 감소되어 폐포모세혈관 혈류의 산소화가 불충분해진다.

폐기종 환자는 또한 소기도에 염증성 병변을 갖고 있으므로 $\dot{V}/\dot{Q}$비가 낮은 폐야(肺野)에 의하여 저산소혈증이 나타나며, 특히 만성 기관지염을 함께 앓고 있는 환자에게 현저하다. 그러나 폐기종 환자의 대부분은 심한 기류의 제한에도 불구하고 동맥혈 산소압(PaO_2)은 비교적 정상치 가까이 유지된다. 그 이유는 폐기종 환자에 탄력성의 소실로 호흡이 덜 되는 폐야에는 폐포 모세혈관의 상실로 관류량이 적으므로 $\dot{V}/\dot{Q}$비가 비교적 정상 상태로 유지되기 때문이다.

반면에 만성기관지염이 현저한 'blue bloater type'에서는 호흡이 감소된 부위에 관류양은 유지되어 $\dot{V}/\dot{Q}$비가 감소되고 심하면 'right to left shunt'가 발생하여 저산소혈증이 폐기종에 비하여 현저해진다.

폐기종 환자에서는 저산소혈증이 심하지 않지만 잠을 잘 때 특히 'rapid eye movement(REM) stage'에서는 저산소혈증이 심해지고 이것이 장기간 반복되면 폐동맥고혈압에 의한 울혈성 심부전이 나타날 수도 있다.

폐기종에서 탄산가스의 혈중 농도는 보통 크게 증가하지 않는데 그 이유는 탄산가스의 용해성이 산소의 약20배가 되어 과호흡에 의하여 쉽게 제거되기 때문이다. 또한 탄산가스에 의한 호흡 중추의 자극 반응도 만성 기관지염에서와 달리 비교적 유지되고 있으므로 CO_2 농도가 혈중에 증가되면 즉시 과호흡이 일어나 CO_2를 체외로 배출하기 때문이다.

폐기종에서는 폐포의 표면적이 줄어들어 일산화탄소에 대한 확산능(D_LCO)이 감소되며 D_LCO의 감소 정도 또는 D_LCO를 폐포 용적(V_A)으로 나눈 D_LCO/V_A를 측정하여 폐기종의 정도를 예측하기도 한다.

요약하면, 폐기종 환자에서 만성 기관지염에서보다 저산소혈증이 심하지 않은 것은 호흡과 관류비($\dot{V}/\dot{Q}$)가 비교적 일치하고 폐포호흡이 유지되고 있기 때문이다.

7. 호흡근육(Respiratory muscles)

폐기종은 폐 및 흉곽이 과팽창되고 기도저항이 증가되어 있으므로 증가된 기도저항을 극복하고 호흡운동이 일어나기 위해서는 흡기와 호기에 관여하는 근육의 과도한 일이 필요하게 된다. 인체에서 흡기에 관여하는 제일 중요한 근육은 횡격막인데 폐의 과팽창에 의하여 두 가지 나쁜 영향을 받게 된다. 첫째, 정상인은 안정상태에서 호흡시 흉곽의 elastic recoil은 바깥쪽으로 향하고 있고 흡기를 마칠 때까지 안쪽으로 향하지 않아 폐의 안쪽으로 향하는 elastic recoil을 견제하고 있으나 폐기종에서는 흉곽의 neutral volume(흉곽의 elastic recoil이 제로상태에서의 volume)을 초과하는 폐용적에서 호흡을 하므로 안쪽으로 향하는 흉곽의 recoil이 흡기 근육의 활동을 방해하므로 이를 극복하기 위해서는 흡기 근육의 과도한 일을 필요로 하기 때문이다. 둘째로 폐의 과팽창은 흡기 근육의 수축을 정상 길이보다도 짧은 상태에서 하게끔 만들어 수축력이 정상보다 훨씬 약해진다.

　이상으로 폐기종의 병태 생리를 고찰하여 보았는데 중요한 점을 요약하면 폐의 탄성의 소실로 기도가 압박을 받아 폐가 팽창되고 호흡운동, 특히 흡기에 지장을 받아 이학적으로는 wheezing, rhonchi 등의 호흡음을 들을 수 있고 호흡의 분포가 골고루 되지 않아 능률적인 가스 교환을 못하게 되는 것이다.
　폐기종의 감별 진단은 특히 만성기관지염과의 구별이 힘들 때가 많은데 실제로는 두 가지 질환을 함께 갖고 있는 경우가 많으나 폐기종이 우세한 'pink puffer'와 만성기관지염이 우세한 'blue bloater'와의 차이점에 대하여 고찰해 보았다.

8. 폐기종과 흡연

　흡연과 만성 폐색성 폐질환의 발생간에는 밀접한 관계가 있음이 잘 알려져 있다. 만성 폐색성 폐질환은 임상적으로는 만성 기관지염과 폐기종으로 구분되며 흔히 해소천식이라고 부르는 질환으로 폐렴 등의 원인이 되는 폐질환이나 심장질환 없이 기도 폐쇄가 발생하여 기류의 속도가 감소하여 기침, 호흡곤란 등의 증상을 나타낸다.
　이 질환은 흡연 인구의 증가와 대기오염이 심해짐에 따라 빠른 증가 추세를 보이고 있다. 또한 과거와는 달리 더 젊은층에서, 그리고 여성들도 많이 흡연하고 있어 일상생활에 큰 지장을 초래하므로 우리나라에서도 점차 큰 문제로 대두되고 있다.
　만성기관지염은 임상적 소견을 근거로 정의되는데 가래를 동반하는 기침이 1년에 3개월 이상 계속되고 이런 증상이 2년 이상 연속될 때를 말한다. 폐기종은 병리학적 소견을 근거로 정의되는데 말단 세기관지 이하의 폐포들이 비정상적으로 늘어나고 폐포 사이의 벽이 파괴된 상태를 말한다. 이론적으로는 만성기관지염과 폐기종을 따로 구분할 수 있으나 실제 환자에서는 두 가지가 공존할 수 있다. 또한 임상적으로는 명확히 구분할 수 없으므로 총칭하여 만성 폐색성 폐질환으로 부르고 있다.

먼저 폐기종의 병리상태를 알기 위하여 호흡기 구조를 살펴본다.

호흡기는 코에서부터 인두까지의 상기도와 그 이하의 하기도로 구분되는 기관으로 시작되어 주기관지로 나뉘고 계속 분지하여 작아져서 내경이 2mm 이하이고 기관지 벽을 지탱하는 연골이 없어지는데 이를 세기관지라 한다.

세기관지의 하나인 말단 세기관지는 호흡 세기관지를 거쳐 폐포와 연결되는데 하나의 말단 세기관지에서 분지되는 호흡 세기관지와 폐포를 합쳐서 해부학적으로 소엽이라 분리하고 있다.

기관지에서는 그 크기를 조절할 수 있는 근육층이 있고 그 안쪽으로 점막하층과 점막이 있고 이 점막의 배상세포와 점막하층의 점액선에서 점액을 분비하여 공기와 섞여 들어온 먼지와 세균을 흡수하여 융단 모양의 섬모 세포에 의해 몸 밖으로 밀어내어 가래로 배출된다.

폐기종은 기관지보다는 폐포의 파괴가 주된 질환으로 폐포가 파괴되면 그 가운데 있던 기관지를 지탱하지 못하므로 기관지가 좁아져서 기도폐쇄를 일으킨다. 이는 소엽 전체가 파괴되는 범소엽성과 말단 세기관지를 중심으로 파괴되는 중심소엽성으로 나누어져 있으며 흡연시 발생하는 폐기종은 중심소엽성이 많다.

흡연시에는 정상적으로 심박동수 증가와 이산화 헤모글로빈의 증가, 백혈구의 증가를 볼 수 있다. 장기간 계속적으로 흡연한 사람이 40세 이상이 되면 90% 이상 기종이 발생하는 반면 비흡연자는 10~15% 정도 폐기종이 발생하므로 탐지하기 어려워 초기에는 진단하기가 어렵다.

장기간의 흡연이 폐활량에 미치는 영향은 흡연자가 비흡연자보다 폐활량 감소와 잔기량의 증가가 있다. 이는 반복적인 기관지 자극과 기도저항의 증가와 관여하며 이를 흡연기간으로 살펴보면 10년 이상의 흡연자는 10년 이하의 흡연자에 비하여 기능적 잔기량 및 전폐기량은 별 차이가 없으나 폐활량은 현저하게 감소하였고 잔기량은 증가되었다. 흡연 결과로 잔기량이 증가하는 것은 주로 탄성반동(elastic recoil)의 소실로 초래되나 반드시 세소기도에 내인성 질환이 있음을 의미하는 것이 아니고 이는 폐실질 손상에 의한 탄성반동의 소실 또는 조기의 내인성 및 가역성 말초·기도폐색을 반영한다.

실제로 흡연은 기도폐색 혹은 폐의 과팽창을 초래하는데 이는 폐기종의 그것과 유사하고 다만 정도의 차이가 있을 뿐이다.

흡연에 의한 폐기능 이상은 흡연을 중단하거나 흡연량을 줄임으로써 적어도 일부는 회복될 수 있다고 한다. 즉 흡연에 의한 조기의 해부학 및 기능적 변화의 일부는 가역적이다.

흡연의 성분과 폐기종에 미치는 영향을 보면 낮은 농도의 타르와 니코틴을 함유하는 흡연시 만성폐기종을 적게 유발할 수 있으나 실제로는 이러한 종류를 흡연하는 흡연자는 대개는 더 많은 횟수와 양을 흡연하기에 실제로는 만성폐기종에 낮은 농도의 타르와 니코틴 흡연이 안전하지 않음이 연구 결과 밝혀졌다. 특히 최근에는 수동적 흡연이라는 말로 널리 알려졌으며 이는 직접적인 흡연을 하지 않는 비흡연자가 흡연자가 흡연시 흡입하는 공기에 의해 흡연자와 비슷한 흡연 효과를 유발하기에 이 또한 중요하여 최근 공기오염의 한 가지로 관심이 집중되고 있다.

흡연에 대한 폐기종은 임상적 경과의 다음 다섯 단계로 순차적으로 진행된다.

1) 무증상기

이 시기에는 별 다른 증상이나 보통의 폐기능 검사 등의 방법으로 변화를 볼 수 없다.

2) 환기장애기(Stage of ventilatory disturbance)

이 시기에는 만성기침, 호흡곤란, 피로감이 동반되며 의학적 소견으로는 호기의 연장 및 심음의 감소와 wheezing 등이 나타난다.

3) 저산소혈기(stage hypoxemia)

이 시기는 환기 장애로 인한 여러 소견 외에도 식욕부진, 체중감소, 쇠약감 등이 나타나며 청색증이 동반되기도 한다.

4) 과탄산혈기(stage of hypercarbia)

이 시기는 환기장애, 저산소혈기 때 볼 수 있는 증상 이외에 기민, 정신장애, 혼수 등이 초래된다.

5) 폐성심기(stage of corpulmonal)

이 시기에는 우심부전 때에 볼 수 있는 부종, 우측상복부 압통 등이 있으며 간비대, 복수, 정맥노장 등이 나타난다.

합병증 및 사인은 반복되는 세소기관지의 급성 화농성 감염증, 이산화탄소 중독증, 자연기흉, 울혈성 우심부전 및 소화성 궤양 등이 주요 합병증이며 사인으로는 심부전이 가장 많아서 약 반수에서 심부전으로 사망하며 약 3분의 1에서 기도감염 및 호흡부전으로 사망한다.

치료 및 예방으로는 무엇보다도 폐기종이 비가역성인 경우가 많지만 경우에 따라서는 치료 가능한 것이 있다. 즉 합병증 중 호흡기 감염증, 기관지 경련, 급성 폐성심 등의 생리학적인 합병증과 과다 객담 생성과 담 등의 기계적인 합병증, 그리고 진정제나 안정제의 다량 사용 등의 오판에 의한 합병증 등이 있다. 이들은 무엇보다도 흡연 등의 계속적인 자극을 주는 것부터 금지시킨 후 치료를 해야 한다. 치료 원칙은 다음과 같다.

① 산소나 진정제의 과다 사용으로 호흡 중추의 억제를 초래하는 일이 없도록 해야 한다.

② 항생제 사용은 거의 모든 예에서 필요하고 가능한 배양검사용 재료를 채취 후 시작하며 검사 결과를 기다리지 말고 항생제 투약을 시작해야 한다.

③ 기관지 확장제는 전신적 투여와 흡입으로 모두 사용하여야 하며 개선이 없다고 과량을 사용하는 것은 급성 심박 정지를 초래할 수 있으므로 조심하여야 한다.

④ 수분 공급은 객담이 묽어지도록 충분히 공급되어야 하고 전신적으로(경구로)또는 흡입으로도 투여되어야 한다.

⑤ 기관지 분비물이 아주 끈질기면 점액 분해제를 첨가 투여한다.

⑥ 부신피질 스테로이드를 때에 따라 전신 또는 흡입으로 공급한다.

⑦ 호흡 연습, 복대급 기복 등이 효과를 볼 때도 있다.

⑧ 체위성 배담(postural drainage)과 흉부의 진동 등으로 기관지 분비물을 배출토록 한다.

⑨ 때에 따라서 필요시 기계적 인공호흡이 필요하기도 하며, 기관 절개를 요하기도 한다.

제14장

•

만성 신장병의 식사요법

제14장 만성 신장병의 식사요법

1. 식사요법

1) 식사요법의 중요성

만성 신장병 환자들에게 적용되는 치료 방법의 하나는 식사요법이다. 그런데 그것이 왜 필요하고 중요한가를 이해하기 위해서는 먼저 신장의 기능과 역할을 알아보는 것이 좋다.

신장은 우리 인간이 정상적인 삶을 유지하기 위해서 반드시 필요한 장기의 하나이다. 그 첫번째 이유는 우리가 일상적으로 먹고 마시는 음식물의 대사 과정 부산물로 몸 속에서 만들어지는 각종의 노폐물, 특히 질소성 노폐물이 주로 신장을 통하여 배설되기 때문이다.

두번째 이유는 매일 매일 섭취하는 수분·염분 및 전해질의 양이 일정하지 않아도 몸 속의 수분, 염분의 양, 전해질 농도 및 산성도 등을 일정하게 조절하여 인체의 기본 단위인 세포들이 정상 기능을 할 수 있도록 적절한 '주위환경'을 유지하는 조절기관으로써 작용하기 때문이다.

신장질환의 환자들에게서 몸 속에 노폐물이 쌓이면서 몸이 붓고 전해질 농도의 이상이 나타나는 이유는 바로 신장의 배설 및 조절기능이 나빠졌기 때문이다.

이외에도 신장은 적혈구의 생성을 촉진하는 조혈 호르몬과 뼈를 튼튼하게 유지하는 활성 비타민D를 합성하고 혈압조절에 중요한 레닌이라는 물질을 분비하는 내분비 기관으로서도 중요하다.

각각의 신장에는 모세혈관의 덩어리로 만들어진 '사구체'가 약 1백만 개 정도 존재하고 있어서 이곳에서 신장으로 들어온 혈액이 일단 여과되면서 그 기능을 수행하게 된다.

실제로 하루에 양쪽 신장의 사구체에서 여과되는 수분의 양은 180 리터 정도로 몸 속에 있는 전체 수분량의 다섯 배나 되는 막대한 분량이 여과된다.

일단 사구체에서 여과된 여과액은 사구체에 연결된 세뇨관을 흘러 내려가면서 수분과 몸 속에 반드시 필요한 영양분(포도당·아미노산 등)은 모두 재흡수되고 몸 속에서 필요하지 않은 노폐물과 과다하게 존재하는 물질들은 흡수되지 않거나 분비 과정을 통하여 소변에 섞여 체외로 배출된다.

즉, 신장은 사구체 여과, 세뇨관 재흡수 및 분비의 세 가지 과정을 통해 소변으로 배설되는 수분·염분 및 전해질의 양을 몸 속에서 필요한 정도에 맞추어 정확히 조절함으로써 단순한 배설기관이 아닌 중요한 조절기관으로 그 기능을 수행하고 있다.

따라서 만성 사구체 신염, 당뇨성 신증 및 고혈압성 신경화증과 같은 만성 신장병으로 신장의 기능이 저하되면 노폐물이 몸 속에 쌓이면서 부종·고혈압·전해질 이상·빈혈 등 증상이 나타나고 그 정도가 심해지면 '요독증'의 상태에 도달해 그대로 방치하면 궁극적으로 사망하게 된다. 그러나 최근에는 투석 치료와 신장 이식술이 개발되고 보편화되어 요독증에 빠진 말기 만성 신부전증의 환자들도 정상인에 못지 않은 삶을 누리면서 가정 및 사회활동을 계속할 수 있게 되었다.

지금까지의 설명으로 알 수 있듯이 신장의 기능과 신장질환에 의한 합병증 등은 우리가 먹고 마시는 식사와 수분 등에 밀접한 관계가 있다. 이런 이유로 이들 환자에게는 다른 장기의 질환에 비해 식사요법이 중요하다 하겠다.

2) 식사요법의 목적

만성 신장질환의 식사요법은 간단하게 요약될 수 없다. 신장병의 종류나 시기 등에 따라 각각 다르게 처방된다. 그러나 어떤 경우의 처방이든 신장질환의 식사요법은 다음의 몇 가지 목적을 가지고 처방되고 시행되어야 한다.

우선적인 목적은 몸 속에 노폐물의 생성을 최소화하여 질소성 노폐물에 의한 요독증의 발생을 예방하면서 부종, 고혈압, 전해질 이상 등의 합병증을 예방하거나 최소화하는 데 있다.

두번째의 목적은 요독증이나 합병증의 발생을 예방함과 동시에 이들 환자들이 충분한 열량과 적당한 단백질을 섭취하여 정상적인 체력을 유지하면서 영양실조나 결핍증을 예방함에 있다고 하겠다.

최근에는 만성 신부전증의 환자들에게 신장 기능을 보존하면서 신장 기능이 계속 저하되지 않도록 하는 신기능 보존 목적으로 식사요법을 중요시하고 있다. 특히 철저한 저단백질 식사요법으로 신기능 보존 효과를 얻을 수 있다고 강조하고 있어 관심의 대상이 되고 있다. 따라서 신장질환 환자들의 식사 처방, 즉 1일 섭취할 수 있는 수분·염분·열량·단백질 및 칼륨과 같은 전해질의 양은 신장질환의 종류, 신장 기능(주로 사구체 여과율로 추정)의 감소 정도, 소변으로 배설되는 단백질량, 부종과 고혈압의 존재 여부 및 다른 장기의 합병증 여부 등을 종합적으로 판단하여 결정되어야 하므로 이들의 식사요법은 반드시 전문의의 처방하에 전문 영양사의 지도를 받으며 수행되어야 한다.

간혹 근거 없는 민간요법이나 다른 사람의 그릇된 정보에 의존하여 자가치료를 하는 경우도 있는데 이는 시기를 놓칠 뿐만 아니라 때로는 치명적인 합병증을 일으킬 수도 있으므로 삼가하여야 한다.

3) 만성 신장병의 식사요법

신장병 환자들은 무조건 짠 음식을 피하고 단백질 섭취를 제한하면서 야채류를 많이 먹는 것이 좋은 것으로 믿고 있는 경우가 많은데 이는 잘못된 인식이다.

신장 기능이 정상이고 특별한 부종이나 고혈압이 동반되지 않은 초기 또는 경미한 신장질환 환자에게는 특별한 식사 제한이 필요치 않으므로 정상적인 단백질 섭취(체중 1kg당 1일 1.0~1.2g 정도)를 하면서 염분의 섭취를 약간 제한하면 된다.

참고로 한국 성인의 염분 섭취량은 1일 평균 15~20g 정도이며, 차 스푼 하나는 3g 정도에 해당된다. 반면에 신장병으로 몸이 붓거나 고혈압이 동반된 환자에게는 철저한 저염식사와 수분 섭취의 제한이 필수적이므로 1일 5g 이내의 소금 섭취가 적절하다.

그리고 육류와 생선·계란·우유는 정상인의 2분의 1 정도 먹어야 한다.

음식 조리시에 소금의 사용을 최소로 줄이고 아울러 식사 도중의 추가적인 소금 사용을 금하여야 된다. 또한 아주 짠 음식물(소금에 절인 육류와 생선, 과일을 제외한 통조림, 햄 종류, 라면 등)의 섭취를 가급적 금해야 한다.

한편 신장병 중 소변으로 다량의 단백질(주로 알부민)이 소실되어 혈중의 단백질 수치가 감소하면서 몸이 붓는 신증후군의 환자에게는 위에 설명된 저염 식사와 아울러 소실되는 단백질의 보충을 위해 고단백 식사가 권장된다. 그러나 신증후군의 환자라도 신장 기능이 저하된 신부전증을 동반하는 경우는 다음에 설명되는 신부전증의 저단백질 식사요법에 준하여 처방하되 소변으로 배설되는 단백질량 정도의 추가적인 단백질 섭취가 가능하다.

신장질환의 식사요법은 현대인의 식생활 습관이 복잡해지고 다양화되면서 많은 제한이 따르게 되어 전문 영양사의 협조가 절대적이다. 특히 필수적인 경우는 신장의 여과 기능이 정상의 절반 이하로 저하된 만성 신부전증을 동반하는 신장질환이라고 하겠다.

이런 상태의 환자들은 대부분 부종과 고혈압이 동반되어 염분 섭취를 제한해야 하며 동시에 단백질의 섭취도 제한해야 한다.

그 이유는 신장의 여과 기능이 저하된 상태에서 정상적인 단백질 섭취를 계속할 경우, 단백질 분해에 의한 질소성 노폐물의 축적으로 요독증 증상이 심하게 나타날 수 있고 손상되지 않은 사구체에도 과다한 부담을 주게 되어 궁극적으로 신장이식이나 투석 치료를 요하는 말기 신부전증으로 빨리 진행되기 때문이다.

그러나 단백질의 섭취를 지나치게 제한하면 영양실조로 다른 역효과를 초래할 수 있으므로 하루에 체중 1kg 당 0.4~0.6g 정도의 섭취가 적당하다.

정상인에게 권장되는 섭취량은 1일 1.0~1.2g이므로 신부전증 환자에게는 정상인의 절반 이하로 제한하는 것이 좋다.

특히 주의할 점은 제한된 단백질의 섭취를 주로 필수아미노산이 많은 양질의 단백질 음식(육류·생선·계란·우유 등)으로 충당하는 것이다. 이는 필수아미노산이 조직의 성장이나 재생, 체력유지 등에 절대적으로 필요하나 몸 속에서 합성할 수 없어서 단백질 음식의 섭취에 의존하기 때문이다. 또한 몸 속에서 대사 과정 후 만들어지는 노폐물 양도 적기 때문이다.

야채나 과일·곡류 같은 음식물에도 소량의 단백질이 포함되어 있으나 필수아미노산이 적기 때문에 신부전증 환자에게 있어서 이러한 음식으로 단백질 섭취를 충당하는 것은 잘못된 식사 처방이다.

신부전증 환자의 식사요법인 저단백질 식사의 신장 기능 보존 효과는 임상적으로 충분히 증명되어 있다. 최근에는 1일 단백질 섭취를 20g 정도로 심하게 제한하면서 필수아미노산을 입으로 복용케 하는 치료 방법으로 신부전증 환자의 경우 신장 기능을 수년간 변동없이 일정하게 보존할 수 있었다는 보고가 있다.

한편 신부전증 환자는 저단백 식사요법과 아울러 일상생활에 필요한 열량을 충분히 공급하는 저단백 고열량 음식물의 적절한 섭취가 필요하다. 최소한 체중 1kg 당 매일 35~40kcal의 열량이 공급되어야 한다.

저단백 식사요법을 취하는 신부전증 환자들에게 열량 공급이 부족하면 팔 다리 등의 근육에서 힘이 빠지고 체중감소 현상이 오게 된다. 그 이유는 부족한 열량을 보충하기 위해 체내, 특히 근육 내의 단백질이 분해되기 때문이다.

염분이나 단백질이 적으면서 열량을 많이 공급할 수 있는 열량 보충식품으로는 카로라이나와 같은 인공 식품과 설탕·사탕·물엿·잼 등이 주로 사용되고 있다.

한편 신장 기능이 나빠지면 각종 전해질에 이상이 생기고 특히 칼륨(K^+)의 혈액 내 농도가 상승할 수 있는데 이는 신장을 통한 소변으로의 칼륨 배설이 저하되기 때문이다. 혈중 칼륨 농도가 급격히 상승하는 경우는 근육의 마비 증세와 치명적인 심장의 부정맥 때문에 위험한 상태에 빠질 수 있으므로 신부전증 환자는 항상 이의 예방에 조심해야 한다. 따라서 이들에게는 칼륨이 많은 과일·야채·주스 및 육류의 섭취를 조절해야 한다. 특히 한 번에 많은 양의 과일이나 야채·주스 등을 섭취하지 말고 소량씩 간격을 두고 섭취해야 한다.

이상을 요약하면, 신부전증 환자의 식사요법은 염분·단백질 및 고칼륨 음식물의 섭취를 제한함과 동시에 열량을 충분하게 공급하는 것이다. 환자의 임상 상태나 영양 상태 및 혈액검사 소견 등에 따라 다소 차이가 있으므로 전문의의 진단과 처방 하에 영양사의 자문과 지도를 받아 매일 섭취할 수 있는 음식물의 양을 결정해야 한다.

그러나 성공적인 식사요법을 위해 무엇보다 중요한 요건은 환자 자신의 절제력과 인내심을 바탕으로 한 자발적인 참여와 협조라고 하겠다.

4) 투석 환자의 식사요법

만성 신장병 환자의 경우 신장 기능의 저하로 신부전증이 계속 진행되면 말기 신부전증에 가까워지면서 요독증 증상이 나타나게 된다. 그러나 계속 살아가기 위해서는 신장 이식수술을 받거나 투석이라는 특수 치료를 받아야 한다.

이러한 이식이나 투석과 같은 대체요법은 신장 기능이 정상의 5~8% 이내로 떨어졌을 때 필요하게 된다. 투석이란 몸 속에 차 있는 노폐물과 과다한 수분 및 염분을 제거하고 전해질의 이상을 다소 교정해 주어 원래 신장이 해야 하는 기능을 일부 대신하는 치료 방법이다. 반투과성의 인공막을 사용하여 혈액을 직접 걸러내는 혈액 투석과 복강을 싸고 있는 복막을 사용하는 두 가지 방법이 있다.

그러나 투석 치료를 받고 있는 환자들도 적절한 식사요법은 계속되어야 한다. 특히 혈액 투석의 환자는 염분과 수분의 섭취를 계속 제한해야 하며 아울러 야채와 과일 등의 섭취도 투석 치료를 하기 전처럼 계속 절제하여야 한다.

이것은 혈액 투석을 매일 시행하지 못해 일주일에 2~3회 정도 하게 되고 대부분의 투석 환자는 그나마 남아 있던 신장의 배설 기능이 완전히 소실되기 때문이다. 또한 전체적인 염분·수분 및 칼륨의 배설 능력도 큰 변화가 없기 때문이다.

다만 단백질의 섭취는 투석 전과 같이 심한 제한을 하지 않고 정상인 수준으로 하여도 무방하다(1일 체중 1kg 당 1.0~1.2g 정도). 그러나 과도한 섭취는 요독증의 합병증을 초래하므로 조심해야 한다.

반면 계속적으로 단백질 섭취를 제한할 경우는 빈혈 정도가 심해지거나 영양 결핍증에 의한 합병증 때문에 감염증이 호발되므로 수시로 전문의의 진찰과 검사를 비롯한 영양사의 조언이 필요하다.

혈액 투석에 비해 복막 투석(지속적인 외래 복막 투석을 뜻함)을 시행하는 신부전증 환자는 음식물을 제한할 필요가 없는 장점이 있다. 이것은 복막 투석시 매일 매일 수분과 염분을 충분히 제거할 수 있으며 칼륨이 많은 음식의 제한도 완화할 수 있기 때문이다.

또한 복막을 통해 상당량의 단백질과 아미노산이 체내로부터 소실되고 제거되기 때문에 이들에게는 오히려 고단백 식사(체중 1kg 당 1일 1.5g 정도)가 필요하므로 충분한 고단백 음식의 섭취를 권장한다.

반면에 복막 투석 환자는 복강 관류액 내의 포도당이 대량 몸 속으로 이동되고 열량의 공급이 많아져 체중이 증가하는 단점이 있으므로 탄수화물이 많은 음식물을 제한하고 적당한 운동요법을 통해 체중의 증가를 예방하거나 최소화하도록 노력해야 한다.

또한 복막 투석을 시행하는 환자는 혈액 투석 환자보다 혈액 내의 지방질인 콜레스테롤과 중성 지방질이 증가되는데 이것 역시 포도당의 체내 흡수에 기인하는 것으로 추정된다. 따라서 지방질 음식의 섭취를 조절하거나 지방질의 농도를 내릴 수 있는 약제의 복용이 필요하다.

2. 만성 신장병의 식사요법 실제

체내의 주요 배설 장기인 신장이 손상되어 발생되는 신장병은 그 원인과 증상에 따라 여러 질환으로 분류되고 치료 방법에 따라 식사요법도 각기 다르다.

여기에서는 만성 신장병 중 보다 엄격한 식사관리가 필요한 만성신부전 환자를 중심으로 표준 식단을 제시하였다.

1) 만성 신부전 환자의 영양 기준량

만성 신부전식은 손상된 신장의 부담을 덜어 주기 위해, 신장을 통해 배설되는 몸 속 노폐물의 생산량을 감소시키고, 체내 수분 및 전해질의 정상 농도를 유지시켜 가능한 한 좋은 영양 상태를 유지토록 하는 데 목적을 두고 있다.

이러한 목적에 따라 만성 신부전식은 저염·저단백·저칼륨 식사가 처방되며 각 영양소별 기준량은 아래와 같다.

① 열량은 하루에 체중 1kg 당 35~40kcal를 권장한다.
② 단백질은 체조직의 구성물질로서 필수영양소이나, 신장 기능이 저하되면 요소·요산·크레아틴과 같은 대사 산물이 신장을 통해 원활히 배설되지 못해 혈액에 축적되므로 단백질 섭취량의 제한이 필요하다. 1일 체중 1kcal 당 0.5~0.6g을 권장한다.
③ 염분은 체내의 수분 균형과 혈압 조절에 관여하는 무기질로서, 1일 염분 허용량은 나트륨 2000mg(식염 5g에 해당)이다.
④ 근육의 정상적인 기능 유지에 필요한 무기질인 칼륨은 신장 기능 손상시 정상적으로 배설되지 못하고 체내에 축적되어 고칼륨혈증을 유발할 수 있으므로, 1일 1500~2000mg으로 제한한다.

이 원칙에 의해 신장 170cm, 체중 60kg인 40세 남자의 경우 1일 영양 기준량은 열량 2000kcal, 단백질 30g, 나트륨 2000mg, 칼륨 1500mg이다.

* 영양 기준량에 따른 각 식품류의 1일 섭취량

1일 식품 구성표

식품군	우유류 (아이스크림)	채소류 A B	과일류 A B	곡 류	어육류 A B C	유지류	열량보충 식품
교환 단위수	1	2 2	1 1	10	1	7	6

*주: 식품군별 식품의 종류와 섭취량(교환 단위수)은 다음 페이지의 '단백질·나트륨·칼륨 조절을 위한 식품 교환표'를 참고할 것.

2) 단백질·나트륨·칼륨 조절을 위한 식품 교환표

이 식품 교환표는 단백질·나트륨·칼륨의 조절이 필요한 신장질환 환자의 식사 계획을 위해 고안된 것이다(1987년 3월 대한영양사회 제정).

이 표에는 우리가 먹는 모든 식품을 영양소 조성이 비슷한 것끼리 묶어 7가지 식품군(곡류군·어육류군·채소군·유지군·우유류군·과일군·열량 보충 식품군)과 기타류(음료와 견과류)로 분류하고 있다.

또한 각 식품군 내에서는 서로 교환이 가능하도록 동일한 영양가(단백질·나트륨·칼륨 기준)를 갖는 식품의 양을 설정하여 1교환 단위로 정하였다.

예를 들면, 우리가 먹는 식품 중 곡류군에는 밥·국수·식빵 등을 들 수 있으며, 이들의 1교환 단위는 밥 50g, 국수 60g, 식빵 15g으로 동일한 영양가(단백질 1.5g, 칼륨15mg, 열량 70kcal)를 가져 밥 50g(1/4컵)과 국수 60g(1/4컵), 식빵 15g(1/2쪽)은 서로 교환이 가능함을 알 수 있다.

그러므로 같은 식품군 내에서는 본인의 기호나 식사 습관에 따라, 허용 단위 내에서 자유롭게 교환하여 선택할 수 있으므로 다양한 식사

계획에 도움을 준다.
　다음은 각 식품군별 식품의 종류와 1교환 단위의 양이다.

3. 단백질·나트륨·칼륨 조절을 위한 식품 교환표

1) 곡류군

※ 1교환 단위당 영양가
　〈단백질:1.5g, 나트륨:미량, 칼륨:15mg(0.5mEq), 열
　량:70kcal〉

식 품 명	1단위 중량(g)	어림치	비 고
흰 밥	50	1/4C	
고구마*	50	중 1/4개	
국수(삶은것)**	60	1/4C	
토란*	60		
감자(생*, 찐것*, 삶은것*)	60	중 1/2개	
당면(건)	70	삶은 것 210g(1C)	
밤*	40	중 3개	
옥수수(황옥:생)*	40	소 1/2개	
찰떡	30	2쪽	
메밀국수(삶은것)	30		
쌀(백미, 칠분도미, 현미), 찹쌀	20	2 Tbsp	
팥(삶은것)*	20	$1^{1/2}$ Tbsp	
카스테라	20		
보리쌀, 조, 수수	15	$1^{1/2}$ Tbsp	
밀가루, 찹쌀	15	$1^{1/2}$ Tbsp	
국수(건)**	15		
식빵**	15	1/2쪽	
팝콘**	15	1C	
크래커**	15	4개	
오트밀	10	2Tbsp	
율무, 마카로니, 붉은팥*, 녹두*	10	1Tbsp	
메밀국수	10		

*칼륨 함량이 높은 식품(100mg 이상)
**나트륨 함량이 높은 식품(50mg 이상)

2) 어육류군

어육류군은 나트륨 함량에 따라 A, B, C군으로 분류된다.

가. 어육류 A군

※ 1교환 단위당 영양가
〈단백질:7g, 나트륨:20mg(1mEg), 칼륨:100mg(2.5mEq),
열량:45kcal〉

식 품 명	1단위 중량(g)	어림치	비 고
쇠고기, 칠면조, 꿩고기	30	불고기감으로 3점	5×8×0.2(cm) 크기로 3점
삼치, 숭어, 가다랭이	30	소 1토막	5×4×1.3(cm)
꽁치	30		
유부	30	긴유부 7개	11×3(cm)
돼지고기, 돼지간*, 쇠간*	35	불고기감으로 3점	5×8×0.2(cm) 크기로 3점
쇠꼬리			
닭모래주머니	35	2개	5×4×3.5(cm) 크기로 2개
잉어, 참도미	35	소 1토막	5×4×1.5(cm)
참치, 고래고기	35	소 1토막	5×4×1.5(cm)
양고기, 쇠염통	40		5×4×1.5(cm)
검정콩*(삶은것)	40		
쇠곱창	40	1/3C	
쇠갈비	40	중 1토막	
메기, 붕어, 뱀장어	40	소 1토막	5×4×2(cm)
계란노른자*	40	계란 2개분	
검정콩(건)**	20	$2^{1/2}$Tbsp	
두부	80	1/5모	
연두부**	150	1/2개	

나. 어육류 B군

※ 1교환 단위당 영양가
　〈단백질:7g, 나트륨:50mg(2mEq), 칼륨:100mg, 열
　량:45kcal〉

식 품 명	1단위 중량(g)	어림치	비 고
농어.민어.연어.광어	35	소 1토막	5×4×1.5(cm)
넙치.전갱이.보리밀	35	소 1토막	5×4×1.5(cm)
닭간.돼지신장.	40		
돼지심장.쇠콩팥			
닭내장	40	1/3C	
돼지족	40		
청어.갈치.고등어	40	소 1토막	5×4×2(cm)
조기.병어			
북어*.대구*	40	소 1토막	5×4×2(cm)
미꾸라지	40	3마리	
동태*	50	소 1토막	
계란**	50	중란 1개	
메추리알*	50	5개	
오리알*	50	2/3개	
돼지소장	50	1/3C	
돼지대장.쇠양	70	1/2C	

다. 어육군 C군

※ 1교환 단위당 영양가
　〈단백질:7g, 나트륨:130mg(5.5mEq), 칼륨:100mg, 열
　량:45kcal〉

식 품 명	1단위 중량(g)	어림치	비 고
게	30	중 1/3마리	
가오리.고등어 통조림*	35	소 1토막	
소라	35	중 1개	
정어리.가자미	40	소 1토막	5×4×2(cm)
오징어	40	1/5C	
꽃게*	40	중 1/2마리	마리당 250g짜리
피조개	40	중 $1^1/2$개	로 개당 100g
새우	40	중하 3마리	
뱅어.도루묵	50	소 1토막	5×4×2(cm)
굴*	70	1/3C	
계란흰자	70	계란 2개분	
홍합	50	1/3C	
쇠천엽.낙지**	60	1/2C	
모시조개	60	중 20개	
쇠대장*	140	1C	
오징어(건)	10		7×7×0.1(cm)
멸치(건)*	10		

  * : 칼륨 함량이 높은 식품(150mg 이상)

 ** : 나트륨 함량이 높은 식품(100mg 이상)

3) 채소군

채소군은 칼륨 함량에 따라 채소 A군, 채소 B군으로 분류된다.

가. 채소 A군

※ 1교환 단위당 영양가

〈단백질:2g, 나트륨:5mg, 칼륨:90mg(2.5mEq), 열량:30kcal〉

식 품 명	1단위 중량(g)	어림치	비 고
도라지(생)	100	1C	
조선무(생)	100	1C	채 썬 것
미역(건:물에 행군 것)	100	1/2C	
양송이 통조림**	100	2/3C	14개
왜무청(삶은 것)	90	1/2C	
표고(생:삶은 것)	80	1/3C	채썬것(직경8cm 크기 5개)
죽순 통조림	80	1/2C	
숙주(삶은 것)	60	1/2C	
대파	60	1/2C	어슷썰기로 썬것
양상치(생)	50	1C	먹기 좋은 크기 로 뜯어서
콩나물(숙)	50	1/2C	
브로컬리(삶은 것)	50	1/2C	
쑥	40		
케일	30	1/3C	
생강	30	3Tbsp	다진 것
완두(삶은 것. 통조림)	25	2Tbsp	
김(건)	5	2장	

**나트륨 함량이 높은 식품(400mg 이상)

나. 채소 B군

※ 1교환 단위당 영양가

〈단백질:2g. 나트륨:5mg. 칼륨:180mg(4.5mEq). 열량:30kcal〉

식 품 명	1단위 중량(g)	어림치	비 고
양배추(생)	100	1¹ᐟ²C	채썬것
양배추(삶은 것)	100	3/4C	채썬것
고사리(삶은 것)	100	3/4C	
왜무(삶은 것)	100	2/3C	채썬것
가지(삶은 것)	100	1/2C	반달썰기
피망(생)	100	1C	채썬것 중 2개

미나리(삶은 것)	100	1/2C	
오이(생)	100	3/4C	반달썰기 소 1개
양파(생)	100	1C	채썬것 중 1개
양파(삶은 것)	100	2/3C	채썬것 중 1개
배추(생)	100	$1^{1/2}$C	
토마토(생)	100	중 1/2개	
더덕	90	3/4C	8cm 길이 9개
풋고추(생)	80	1C	8cm 길이 8개
붉은 고추(생)	80	3/4C	10cm 길이 5개 (갈아서1/3C)
고비(삶은 것)	80	1/2C	
호박(삶은 것)	80	1/3C	
쑥갓(삶은 것)	80	1/2C	
컬리훌라워(삶은 것)	80	2/3C	소 2송이
비름	70	1/2C	
호박잎	70	12잎	
왜무(생)	70	3/4C	채썬것
열무	70		
표고(건·삶은 것)	60	1/3C	
죽순(삶은 것)	60	1/2C	
머위(삶은 것)	60	1/3C	
깻잎	60	1/3C	깻잎 찜용은 38장
느타리(삶은 것)	50	1/4C	찢은 것
부추(생)	50	1C	
부추(삶은 것)	50	1/3C	
샐러리(생)	50	1/2C	대 1줄기(30cm)
미나리(생)	50	1C	
상추(생)	50	15장	
당근(생)	50	2/3C	중 1/4개
당근(삶은 것)	50	1/3C	
시금치(삶은 것)	50	1/3C	
연근(삶은 것)	50	5쪽	0.5cm 두께, (직경 3cm로)
두릅(삶은 것)	40		
아욱	40	11잎	
우엉(삶은 것)	40	1/3C	
냉이	30		
마늘	30	2Tbsp	다진 것 8개

* 칼륨 함량 300mg 이상 식품

근대(100g), 무말랭이(20g), 물미역(100g), 갓(60g), 붉은 고추(건 20g), 파슬리(40g), 쑥갓(생80g)

4) 유지군

※ 1교환 단위당 영양가
〈지질:5g, 나트륨:미량, 칼륨:미량, 열량:45kcal〉

식 품 명	1단위 중량(g)	어림치	비 고
콩기름, 들기름, 참기름 미강유, 채종유	5	1tsp	
돼지기름, 쇼트닝, 쇠기름	5	1tsp	
마가린**, 버터**	6	1tsp	
마요네즈**	7	$1^{1/2}$tsp	
분말크림**	15	3tsp	

** 나트륨 함량 — 마가린·버터·분말크림:45mg(2mEq)

마요네즈:65mg(3mEq)

5) 우유류군

※ 1교환 단위당 영양가
〈단백질:3g, 나트륨:50mg(2mEq), 칼륨:150mg(4mEq), 열량:65kcal〉

식 품 명	1단위 중량(g)	어림치	비 고
목장우유, 탈지우유, 요거트, 두유	100	1/2C	
크림(45%, 20%)	100	1/2C	
아이스크림	80	1/2C	
무당연유, 가당연유	40	1/5C	
조제분유	20	3Tbsp	
전지분유, 탈지분유	10	$1^{1/2}$Tbsp	

6) 과일군

과일군은 칼륨 함량에 따라 과일 A군과 과일 B군으로 분류된다.

가. 과일 A군

※ 1교환 단위당 영양가
〈단백질:0.5g, 나트륨:미량, 칼륨:90mg(2.5mEq), 열량:40kcal〉

식 품 명	1단위 중량(g)	어림치	비 고
사과	100	중1/2개	직경 8(cm)
복숭아 통조림	100	2쪽	
파인애플 통조림	100	1$^{1/2}$쪽	
체리 통조림	80	대 10개	
파인애플	60	1쪽	
딸기	60	중 4개	
그레이프후르츠(속)	60	중 1/3개	직경
나쓰미깡(속)	60		10(cm)
포도	50	중 10알	
귤	50	중 1/2개	
살구	50		
오렌지(네블)	40	중 1/4개	
체리	40	대 5개	직경 8(cm)

나. 과일 B군

※ 1교환 단위당 영양가
〈단백질:0.5g, 나트륨:미량, 칼륨:160mg(4mEq), 열량:40kcal〉

식 품 명	1단위 중량(g)	어림치	비 고
수박	120	소 1쪽	6×7×2(cm)
배	100	중 1/3개	
자두	100	중 1개	
감(연시)	100	소 1개	
감	80	중 1/2개	
복숭아(백도)	80	중 1/2개	직경 8(cm)
무가당. 오렌지주스 (100%)	80	2/5C	
참외	60	중 1/6개	
키위	50		
머스크메론	50	중 1/12개	
바나나	50	중 1/2개	18(cm)길이

7) 열량보충 식품군

※ 1교환 단위당 영양가
〈당질:25g. 나트륨:미량. 칼륨:미량. 열량:100Kcal〉

식 품 명	1단위 중량(g)	어림치	비 고
설탕.카로나이나	25	2Tbsp	
사탕	25	5알	
꿀. 포도당. 전분. 물엿	30	2Tbsp	
젤리빈즈	30	20알	
검은 엿. 흰 엿	30		
젤리*	30	6개	말랑제리
포도잼*. 딸기잼.* 사과잼*	35	2Tbsp	
오렌지 마말레이드*	40	2Tbsp	

*칼륨 함량 - 20mg(0.5mEq)

8) 기타류

가. 음료류

※ 음료류의 1교환 단위 중량은 100g(1/2컵)이며, 각 음료별 1
교환 단위당 영양가는 아래와 같다.

〈100g(1/2c) 기준〉

구 분	영양소 함량	음 료 류	비 고
과일음료	단백질-0.5g 열량-50Cal 나트륨 -25mg(1mEq) 칼륨-80mg(2mEq)	딸기넥타, 배넥타 복숭아넥타, 사과넥타 오렌지넥타, 자두넥타 파인애플넥타, 포도넥타 유자(과즙)* 레몬, 레몬즙	*칼륨함량- 210mg(5mEq)
청량음료	단백질, 나트륨, 칼륨-미량, 당질-10g, 열량-40Cal	사이다, 콜라, 환타오렌지, 오란씨, 오 란씨파인, 롯데오렌지	
알콜음료	단백질, 나트륨, 칼륨-미량, 열량-다량	맥주(4%)*1, 포도주(12%)*2, 소주, 위스키, 보드카, 진, 럼, 브랜디, 청주	*1:칼륨- 35mg(1mEq) *2:칼륨- 100mg(2.5Emq)
기호음료	**열량, 단백질,** 나트륨-미량 칼륨-40mg(1mEq)	커피, 코코아, 홍차	침출액 100cc 당 (분말 1.5g(1tsp) 함유)

나. 견과류

※ 1교환 단위당 영양가
〈단백질:7g, 나트륨:미량, 칼륨:200mg(5mEq), 열
량:200kcal〉

식 품 명	1단위 중량(g)	어림치	비 고
들깨	40	9Tbsp	
참깨. 검정깨	35	8Tbsp	
잣	35	4Tbsp	
아몬드	35	30개	
호두	35	6개	
땅콩	30	3Tbsp	
땅콩버터**	30	2Tbsp	
호박씨**	25		
해바라기씨	20		

**나트륨 함량 - 땅콩버터:105mg(4.5mEq). 호박씨:48mg(2mEq)

※ 견과류 1교환을 섭취할 때는 육류 1교환과 대체해야 한다.

　　(단. 칼륨 100mg이 추가됨)

◑ 식단 작성시 유의점 ◐

① 단백질은 허용량만을 섭취하고 필수아미노산이 함유된 질이
　좋은 단백질 식품 중에서 선택한다.
　주로 육류·난류·어류·콩제품·우유 등에 함유된 단백질이
　생물가 높은 단백질로 노폐물이 적게 생성된다.

② 염분의 허용량은 평소 사용량의 약 1/4 정도로. 조리할 때
　사용할 수 있는 식염량은 1일 약 4g(2스푼)이다.

③ 또한 염분을 적게 하면서 음식을 맛있게 하는 방법을 생각해
　본다.
　ⓐ 신맛과 단맛을 이용(식초·레몬·유자·설탕)
　ⓑ 조리할 때 향이 강한 식품을 함께 사용한다(버섯·다시
　　마·김·겨자·생강 등).
　ⓒ 식물성 기름을 사용한 전이나 튀김요리로 고소한 맛을 준
　　다(식물성 기름의 사용은 단백질 제한으로 생길 수 있는 열량
　　부족도 막을 수 있다).

* 소금 1g에 해당하는 염분량

식 품 명	중　량(g)	목 측 량
소　금	1	1/2 작은술
진간장	5	1 작은술
저염 간장	10	2 작은술
우스타소스	10	2 작은술
된　장	10	1/2 큰술
고추장	10	1/2 큰술
마요네즈	40	2 큰술
토마토 캐찹	30	2 큰술
마가린. 버터	30	2 큰술

④ 충분한 열량 공급이 필요하다. 열량 부족시 체단백 분해가 일어날 수 있으므로, 단백질이 적고 열량이 풍부한 음식물 섭취가 필요하다.

이러한 목적을 위해 이 식단에서는 간식 시간에 열량 공급을 위한 신장병 환자용 간식류를 제시하였다.

⑤ 칼륨 섭취 조절을 위해서는 칼륨이 수용성이므로 야채류나 감자류를 조리할 때 물에 데치거나 담갔다가 하는 것이 좋다.

제15장
·
봄철 만성 신부전 환자의 1주일 식단

1. 봄철 만성 신부전 환자의 1주일 식단

(2000kcal, 단백질:30g, 나트륨:2000mg, 칼륨: 1500mg)

	일	월	화	수	목	금	토
아침	쌀 밥 우엉볶음 실파전 딸 기 꿀 차	쌀 밥 상추부침 연근튀김 황도(통) 꿀 차	쌀 밥 다시마튀김 오이생채 딸 기 꿀 차	쌀 밥 밀전병야채말이 김구이 자 몽 꿀 차	쌀 밥 가지풋고추볶음 부추전 딸 기 꿀 차	쌀 밥 야채전 김·미나리생채 배 꿀 차	쌀 밥 양송이구이 생미역오이생채 토마토 꿀 차
간식	아이스크림 사 탕	아이스크림 흰 엿	아이스크림 깨 엿	아이스크림 사 탕	아이스크림 흰 엿	아이스크림 사 탕	아이스크림 흰 엿
점심	쌀 밥 시금치국 호박전 양송이버섯볶음	실파국 야채볶음밥	배추된장국 쌀 밥 잡 채 쑥갓나물	된장찌개 쌀 밥 깻잎튀김 미나리초나물	칼국수 양송이전	쌀 밥 모시조개탕 쑥갓튀김 죽순채볶음	쌀 밥 호박찌개 감자부침 두릅초회
간식	젤 리 토스트	사 탕 슈크림	젤 리 도너스	젤 리 샤베트	젤 리 버터케이크	젤 리 마드레느	젤 리 신장환자과자
저녁	쌀 밥 달래된장국 두부부침 미역냉채 사 과	쌀 밥 야채매운탕 계란말이 달래무생채 바나나	쌀 밥 생굴탕 가지튀김 무초절임 오렌지주스	쌀 밥 무맑은국 삼치엿장조림 호박전 복숭아	쌀 밥 봄배추국 두부맛지짐 양배추오이생채 토마토	쌀 밥 아욱국 닭조림 달래전 귤통조림	실파국 새우볶음밥 무초절임 복숭아

(일요일)

식사시간	식 단 명	재 료	1인량	어림치	비 고
아 침 (오전7시 ~8시)	쌀 밥	백 미	60	밥 150g(2/3 공기)	
	우엉볶음	우 엉	30		간장 2.5g
		당 근	10		(1/2작은술)
		식용유	5		
	실파전	설 탕	3		
		실 파	20		
		양 파	10		소금 0.5g
		밀가루	5		(1/4작은술)
		식용유	5		
	과 일	딸 기	60	중 4개	
	꿀 차	꿀	30	2큰술	
10시 간식	아이스크림	아이스크림	80	콘1개	
	사 탕	사 탕	25	사탕5알	
점 심 (12:00~ 13:00)	쌀 밥	백 미	60	밥150g	
	시금치국	시금치	30	된장5g(1작은술)	
	호박전	호 박	40		
		밀가루	5	소금 0.5g	
		식용유	5	(1/4작은술)	
	양송이버섯볶음	양송이	30	간장 2.5g	
		피 망	10	(1/2작은술)	
		식용유	5		
오후 간식 (오후 3시)	젤 리	젤 리	30		
	토스트	식 빵	15	1/2쪽	
		잼	10	버터 5	
저녁 (18:00~ 19:00)	쌀 밥	백 미	60	밥 150g	
	달래된장국	달 래	10		된장 5g
		두부	30		
		양파	20	두부 1/5모	
	두부부침	두부	50		간장 2.5g
		식용유	5		
	미역냉채	미역	30		
		오이	30		소금 0.5g
		설탕	3		(1/4 작은술)
		참기름	3		
		식초 · 고춧가루			
	과 일	사과	100	중 1/2개	

(월요일)

식사시간	식단명	재료	1인량	어림치	비고
아침 (오전7시 ~8시)	쌀밥	백미	60	밥 150g(2/3 공기)	
	상추무침	상추	30		간장 2.5g
		설탕	2		(1/2작은술)
		참기름	2		
		식초·고춧가루			
	연근튀김	연근	30	소금 0.5g	
		밀가루	5		(1/4찻술)
		식용유	8		
	과일	황도통조림	100	2쪽	
	꿀차	꿀	80		
10시 간식	아이스크림	아이스크림	80	콘1개	
	흰엿	엿	30		
점심 (12:00~ 13:00)	실파국	실파	10	소금 0.3g	
	쌀밥	백미	150		
	야채	당근	10		소금 0.7g
		완두콩	20		
		표고버섯	10		
	볶음밥	양파	30		
		식용유	10		
오후 간식 (오후 3시)	사탕	사탕	25		
	슈크림	슈크림		1인분	
저녁 (18:00~ 19:00)	쌀밥	백미	60	밥150g	
	야채매운탕	감자	20		고추장 5g
		양배추	10		
		양파	10		
	계란말이	달걀	50	1개	소금 0.5g
		식용유	5		
	달래	달래	10		
	무생채	무	40		소금 0.5g
		식초			
		설탕	3		
		참기름	2		
	과일	바나나	50	중 1/2개	

(화 요 일)

식사시간	식 단 명	재 료	1인량	어림치	비 고
아 침 (오전7시 ~8시)	쌀 밥	백 미	60		
	다시마튀김	다시마	5		
		식용유	10		
		설 탕	5		
	오이생채	오 이	50		소금 0.5g
		설 탕	2		(1/4작은술)
		참기름	2		
	과 일	딸 기	60	중 4개	
	꿀 차	꿀	30	2큰술	
10시 간식	아이스크림	아이스크림	80	콘1개	
	깨 엿	엿	30		
점 심 (12:00~ 13:00)	배추된장국	배 추	30		된장 5g(1작은술)
	쌀 밥	백 미	60		
	잡 채	당 면	20		
		당 근	10		간장 2.5g
		양 파	20		(1/2찻술)
		시금치	10		
		목이버섯	5		
		참기름	10		
		설 탕	5		
		쑥 갓	50		소금 0.5g
	쑥갓나물	참기름	2		
오후 간식 (오후 3시)	젤 리	젤 리	30		
	도너스	도너스	40		
저녁 (18:00~ 19:00)	쌀 밥	백 미	60		
	생굴탕	생 굴	20		소금 0.5g
		두 부	40		(1/4찻술)
		계 란	10		
		실 파	10		
	가지튀김	가 지	40		소금 0.5g
		계란흰자	10		(1/4찻술)
		빵가루	10		
		식용유	10		
	무초절임	무	50		소금 0.5g
		설탕	5		
	오렌지주스	무가당	80	2/5컵	

(수 요 일)

식사시간	식 단 명	재 료	1인량	어림치	비 고
아 침 (오전7시 ~8시)	쌀 밥	백 미	60		
	말전병야채말이	밀가루	10		
		표고버섯	5		소금 0.5g
		오 이	20		
		당 근	10		
		설 탕	3		
		식 초			
		식용유	5		
	김구이	김	1장		소금 0.3g
		식용유	3		
	과 일	자 몽	60	중 1/3개	
	꿀 차	꿀	30	2큰술	
10시 간식	아이스크림	크 림	80	콘1개	
	사 탕	사 탕	25	사탕5알	
점 심 (12:00~ 13:00)	된장찌개	호 박	20		고추장 5g
		양 파	20		(1찻술)
	쌀 밥	백 미	60		
	깻잎튀김	깻 잎	10	13장	간장 2.5g
		밀가루	5		
		식용유	10		
	미나리초나물	미나리	50		고추장 5g
		식 초			
		설 탕	3		
오후 간식 (오후 3시)	젤 리	젤 리	30	말랑젤리 6알	
	샤베트	샤베트		1인분	
저 녁 (18:00~ 19:00)	쌀 밥	백 미	60		
	무맑은국	무	20		소금 0.5g
		파	10		
	삼치엿	삼 치	30	1토막	간장 5g
	장조림	홍고추	5		(1찻술)
		설 탕	5		
		식용유	10		
	호박전	호 박	40		소금 0.5g
		밀가루	5		
		식용유	5		
	과 일	복숭아	80	중 1/2개	

(목 요 일)

식사시간	식 단 명	재 료	1인량	어림치	비 고
아 침 (오전7시 ~8시)	쌀 밥	백 미	60	밥 150g	
	가지·풋고추볶음	가 지	40		간장 2.5g
		풋고추	10		(1/2찻술)
		설 탕	2		
		식용유	5		
	부추전	부 추	25		소금 0.5g
		밀가루	10		(1/4찻술)
		식용유	5		
	과 일	딸 기	60	중4개	
	꿀 차	꿀	30	2큰술	
10시 간식	아이스크림	아이스크림	80	콘1개	
	엿	흰 엿	30		
점 심 (12:00~ 13:00)	칼국수	국 수	180	2/3공기	간장 5g
		호 박	50		(1찻술)
		양 파	30		
		멸치국물			
		풋고추	10		
		참기름	5		
	양송이전	양송이	50		
		밀가루	5		소금 0.5g
		계 란	10		
		식용유	5		
오후 간식 (오후 3시)	젤 리	젤 리	30		
	버터케이크	버터케이크		1인분	
저녁 (18:00~ 19:00)	쌀 밥	백 미	60		
	봄배추국	봄배추	30		된장 5g
	두부맛지짐	두 부	30		
		돼지고기	10		소금 0.5g
		계란(흰자)	20		
		양 파	10		
		식용유	5		
	양배추	양배추	30		
		오 이	20		소금 0.5g
	오이생채	설 탕	3		
	과 일	토마토	100	중 1/2개	

(금 요 일)

식사시간	식 단 명	재 료	1인량	어림치	비 고
아 침 (오전7시 ~8시)	쌀 밥	백 미	60	밥 150g	
	야채전	풋고추	10		소금 0.5g
		당 근	10		(1/4 찻술)
		양 파	20		
		밀가루	10		
		식용유	10		
	김·미나리 생 채	김	1/4장	·	소금 0.5g
		무	40		(1/4찻술)
		미나리	10		
		설 탕	5		
	과 일	배	100	중 1/3개	
	꿀 차	꿀	30	2큰술	
10시 간식	아이스크림	아이스크림	80	콘1개	
	사 탕	사 탕	25		
점 심 (12:00~ 13:00)	쌀 밥	백 미	60	밥 150g	
	모시조개랑	모시조개	10		소금 0.5g
		실 파	10		
	쑥갓튀김	쑥 갓	20		소금 0.5g
		밀가루	5		
		식용유	10		
	죽순채볶음	죽 순	20		간장 2.5g
		홍고추	5		
		피 망	10		(1/2찻술)
		표고버섯	10		
		녹 말	소량		
		·식용유	5	설탕 5	
오후 간식 (오후 3시)	젤 리	젤 리	30		
	마드레느	1인분	60		
저녁 (18:00~ 19:00)	쌀 밥	백미	60	밥 150g	
	아욱국	아욱	30		된장 5g
	닭조림	닭정육	35		간장 2.5g
		감자	10		
		당근	10		
		설탕	2		
	달래전	달래	20		
		양파	20		
		계란	10		
		밀가루	5		
		식용유	10		
	과 일	귤통조림	50		

(토 요 일)

식사시간	식 단 명	재 료	1인량	어림치	비 고
아 침 (오전7시 ~8시)	쌀 밥	백 미	60	밥 150g	
	양송이구이	양송이	30		간장 2.5g
		피 망	20		
		참기름	2		
		식용유	5		
	생미역	생미역	20		
	오이생채	오 이	30		소금 0.5g
		설 탕	3		(1/4찻술)
		참기름	2		
	과 일	토마토	100	중 1/2개	
	꿀 차	꿀	30		
10시 간식	아이스크림	아이스크림	80	콘1개	
	흰 엿	엿	30		
점 심 (12:00~ 13:00)	쌀 밥	백 미	40	밥 100g	
	호박찌개	호 박	20		된장 3g
		양 파	20		고추장 2g
	감자부침	감 자	60	중 1/2개	
		풋고추	15		소금 0.5g
		당 근	10		
		식용유	10		
	두릅초회	두 릅	40	(삶은것)	고추장 5g
		식 초			(1찻술)
		설 탕	3		
		참기름	3		
오후 간식 (오후 3시)	젤 리	젤 리	30		
	신장환자과자	과 자	40		
저녁 (18:00~ 19:00)	실파국	실 파	10		소금 0.3g
		쌀 밥	150g	2/3공기	
	새 우	새 우	40		
		죽 순	10		소금 0.7g
		(건)표고	2개		
		양 파	20		
	볶음밥	피 망	10		
		파	20		
		식용유	10		
	무초절임	무	40		소금 0.5g
		설 탕	5		
	과 일	복숭아(통조림)	100		

제16장

여름철 만성 신부전 환자의 1주일 식단

1. 여름철 만성 신부전 환자의 1주일 식단

(2000kcal, 단백질:30g, 나트륨:2000mg, 칼륨: 1500mg)

	일	월	화	수	목	금	토
아침	쌀 밥 호박전 가지나물 사 과 꿀 차	쌀 밥 야채튀김 오이생채 복숭아 꿀 차	쌀 밥 둥근파전 풋배추무침 사과졸임	쌀 밥 구운감자 노각생채 파인애플(통) 꿀 차	쌀 밥 연근전 양배추샐러드 복숭아 꿀 차	쌀 밥 피망튀김 삼색초나물 자 두 꿀 차	쌀 밥 감자크로젤 쑥갓생채 참 외 꿀 차
간식	아이스크림 사 탕	아이스크림 엿	아이스크림 깨 엿	아이스크림 사 탕	아이스크림 엿	아이스크림 사 탕	아이스크림 흰엿
점심	왜된장국 김초밥	쌀 밥 배추국 부추잡채 양송이전	쌀 밥 열무된장국 버섯산적 양배추생채	아욱국 볶음밥	김 국 유부초밥	왜된장국 비빔국수	쌀 밥 오이냉국 가지튀김 묵무침
간식	젤 리 토스트	사 탕 슈크림	젤 리 도너스	젤 리 샤베트	젤 리 버터케이크	젤 리 마드레느	젤 리 신장환자과자
저녁	쌀 밥 콩나물국 탕수육 무나물 참 외	쌀 밥 실파맑은장국 닭조림 숙주나물 과 일	쌀 밥 조개탕 생선무늬엘 호박나물 수 박	쌀 밥 물오징어찌개 고비나물 깻잎전 사 과	쌀 밥 무맑은국 야채만두튀김 쑥갓나물 포 도	쌀 밥 감자국 완자전 해파리오이생채 참 외	쌀 밥 미역국 화양적 비름나물 수 박

(일 요 일)

식사시간	식 단 명	재 료	1인량	어림치	비 고
아 침 (오전7시 ~8시)	쌀 밥	백 미	60	밥 150g(2/3 공기)	
	호박전	호 박	40		소금 0.5g
		밀가루	5		(1/4작은술)
		식용유	5	1찻술	
	가지나물	가 지	50		간장 2.5g
		파. 마늘			(1/2작은술)
		참기름			
	과 일	사 과	100	중 1/2개	
	꿀 차	꿀	30	2큰술	
10시 간식	아이스크림	아이스크림	80	콘1개	
	사 탕	사 탕	25	사탕5알	
점 심 (12:00~ 13:00)	왜된장국	파	소량		된장 5g(1찻술)
	김초밥	쌀 밥	150g	(2/3공기)	
		시금치	40		소금1g
		당 근	20		(1/2찻술)
		표고버섯	5		
		김	1장		
		식 초			
		설 탕	5		
		식용유	5		
오후 간식 (오후 3시)	젤 리	젤 리	30	말랑젤리 6개	
	토스트	식 빵	15	1/2쪽	
		잼	10		
		버 터	5		
저녁 (18:00~ 19:00)	쌀 밥	백 미	60	쌀밥150g(1/2공기)	
	콩나물국	콩나물	20		소금 0.5g
	탕수육	돼지고기	30	불고기감 3점	
		당 근	10		
		목이버섯	2		간장 2.5g
		둥근파	20		(1/2찻술)
		오 이	20		
		식용유	8		
		설 탕	10		
	무나물	무	50	1/3컵	소금 0.5g
		식용유	2		(1/4 찻술)
	참 외	참 외	60	중 1/6개	

(월 요 일)

식사시간	식 단 명	재 료	1인량	어림치	비 고
아 침 (오전7시 ~8시)	쌀 밥	백 미	60	쌀밥 150g	
	야채튀김	풋고추	10		소금 0.5g
		당 근	10		(1/4찻술)
		양 파	20		
		밀가루	5		
		식용유	10		
	오이생채	오 이	50		소금 0.5g
		설탕,식초		(1/4찻술)	
	과 일	복숭아	80	중 1/2개	
	꿀 차	꿀	30	2큰술	
10시 간식	아이스크림	아이스크림	80	**콘1개**	
	엿	흰 엿	30		
점 심 (12:00~ 13:00)	쌀 밥	백 미	60		
	배추국	배 추	30		된장5g(1찻술)
	부추잡채	부 추	20		
		양 파	20		간장2.5g
		당 근	10		(1/2찻술)
		당 면	5		
		식용유	5		
		설 탕	5		
	양송이전	양송이	50		소금 0.5g
		밀가루			
		식용유	5		
오후 간식 (오후 3시)	사 탕	사 탕	25	사탕5알	
	슈크림(전단백용)	슈크림	1인분		
저녁 (18:00~ 19:00)	쌀 밥	백 미	60	밥 150g	
	실파맑은장국	실 파	20		소금 0.5g
	닭조림	닭고기	30		
		풋고추	10		
		감 자	10		간장 2.5g
		둥근파	20		(1/2찻술)
		설 탕	5		
		식용유	5		
	숙주나물	숙 주	50		소금 0.5g(1/4 작은술)
	과 일	황도통조림	100	2쪽	

(화 요 일)

식사시간	식 단 명	재　료	1인량	어림치	비　고
아 침 (오전7시 ~8시)	쌀 밥	백 미	60	밥 150g(2/3 공기)	
	둥근파전	둥근파	50	소1/2개	소금 0.5g
		밀가루	5		(1/4찻술)
		식용유	5		
	풋배추무침	풋배추	40		간장 2.5g
		오 이	10	(1/2찻술)	
		설 탕			
		식 초			
	사과졸임	사 과	100	사과1/2개	
		설 탕	25	2큰술	
10시 간식	아이스크림	아이스크림	80	콘1개	
	깨 엿	엿	30		
점 심 (12:00~ 13:00)	쌀 밥	백 미	60	밥 150g	
	열무된장국	열 무	35		된장(1찻술)
	버섯산적	느타리	25		
		실 파	20		간장 2.5g
		설 탕			(1/2찻술)
		식용유	8		
	양배추생채	양배추	30		소금 0.5g
		오 이	20		(1/4찻술)
		설 탕			
		고춧가루			
		참기름	2		
오후 간식 (오후 3시)	젤 리	젤 리	30	말랑젤리 6개	
	도너스	도너스	40		
저녁 (18:00~ 19:00)	쌀 밥	백 미	60	밥150g	
	조개탕	모시조개	10		소금 0.5g
		파	10		(1/4찻술)
	생선무니엘	가자미	40		
		밀가루	10		
		마가린	10		
		양파. 파슬리			
		마요네즈	14		
	호박나물	호 박	60		간장 2.5g
	수 박	수 박	120	소 1쪽	(1/2 작은술)

(수 요 일)

식사시간	식 단 명	재 료	1인량	어림치	비 고
아 침 (오전7시 ~8시)	쌀 밥	백 미	40	밥 100g	
	구운감자	감 자	60	중 1/2개	
		버 터	10		
	노각생채	노 각	60		간장 2.5g
		설 탕	3		(1/2작은술)
		참기름	2		
	과 일	파인애플통조림	100	$1^{1/2}$쪽	
	꿀 차	꿀	30	2큰술	
10시 간식	아이스크림	크 림	80		
	사 탕	사 탕	25	사탕 5알	
점 심 (12:00~ 13:00)	아욱국	아 욱	20		된장 5g(1찻술)
	볶음밥	쌀 밥	150		
		당 근	20		소금1g
		양 파	20		(1찻술)
		피 망	20		
		표고버섯	5		
		식용유	10		
오후 간식 (오후 3시)	젤 리	젤 리	30		
	샤베트	샤베트	1인분		
저녁 (18:00~ 19:00)	쌀 밥	백 미	60	밥 150g	
	물오징어찌개	오징어	40	1/5컵	
		풋고추	10		고추장 5g
		무	30		(1/2찻술)
		양배추	10		
		파	10		
	고비나물	고 비	50		간장 2.5g
		식용유	5		
	깻잎전	깻 잎	20	12~13장	소금 0.5g
		밀가루			
		식용유	5		
	과 일	사 과	100	중 1/2개	

(목 요 일)

식사시간	식단명	재 료	1인량	어림치	비 고
아 침 (오전7시 ~8시)	쌀 밥	백 미	60	쌀밥 150g	
	연근전	연 근	40		소금 0.5g
		밀가루	5		(1/4찻술)
		식용유	5		
	양배추샐러드	양배추	30		소금 0.5g
		오 이	20		(1/4찻술)
		마요네즈	10		
	과 일	복숭아	80	중 1/2개	
	꿀 차	꿀	30	2큰술	
10시 간식	아이스크림	아이스크림	80	· 콘1개	
	엿	흰 엿	30		
점 심 (12:00~ 13:00)	유부초밥	밥	150g		
		유 부	10		소금 1g
		표고버섯	5		(1/2찻술)
		당 근	10		
		우 엉	10		
		오 이	20		
		식 초			
		설 탕	10		
		식용유	5		
	김 국	김	1/2장		간장 2.5g(1/2찻술)
오후 간식 (오후 3시)	젤 리	젤 리	30		
	버터케이크	버터케이크	1인분		
저 녁 (18:00~ 19:00)	쌀 밥	백 미	60	쌀밥 150g	
	무맑은국	무	30		간장 2.5g(1/2찻술)
	야채만두튀김	만두피	4장		
		돼지고기	35		
		부 추	20		간장 2.5g
		배 추	30		
		표고버섯	5		
		당 근	10		
		식용유	10		
	쑥갓나물	쑥 갓	40		간장 2.5g
	포 도	포 도	50	중 10알	

(금 요 일)

식사시간	식 단 명	재 료	1인량	어림치	비 고
아 침 (오전7시 ~8시)	쌀 밥	백 미	60	밥 150g	
	피망튀김	피 망	50	중 1/2개	소금 0.5g
		계 란	10		(1/4찻술)
		빵가루	10		
		식용유	10		
	삼색초나물	무	50		소금 0.5g
		당 근	10		
		오 이	20		
		설 탕	5		
		식 초			
	과 일	자 두	100	중 1개	
	꿀 차	꿀	30		
10시 간식	아이스크림	아이스크림	80		
	사 탕	사 탕	25		
점 심 (12:00~ 13:00)	비빔국수	국수(삶은국수)	180	1공기	
		오 이	40		
		당 근	20		간장 5g
		양 파	40		(1찻술)
		표고버섯	5		
		식 초			
		설 탕			
	왜된장국	파	소량		된장5g(1찻술)
오후 간식 (오후 3시)	젤 리	젤 리	30		
	마드레느	마드레느	60		
저녁 (18:00~ 19:00)	쌀 밥	백 미	60	쌀밥 150g	
	감자국	감 자	20		소금 0.5g
	완자전	쇠고기	20		
		두 부	20		소금 0.5g
		양 파	20		(1/4찻술)
		계 란	10		
		식용유	5		
	해파리오이냉채	해파리	10		소금 0.5g
		오 이	40		
		식 초			
		설 탕	10		
	과 일	참 외	60	중 1/6개	

(토 요 일)

식사시간	식 단 명	재 료	1인량	어림치	비 고
아 침 (오전7시 ~8시)	쌀 밥	백 미	60	쌀밥 150g	
	감자크로켓	감 자	60		
		당 근	10		소금 1g
		양 파	20		(1 찻술)
		피 망	10		
		밀가루	5		
		달 걀	10		
		빵가루	15		
		식용유	10		
	쑥갓생채	쑥 갓	40		
		식 초			간장 2.5g
		설 탕	3		(1/2 찻술)
	과 일	참 외	60	중 1/6개	
	꿀 차	꿀	30	2큰술	
10시 간식	아이스크림	아이스크림	80	콘1개	
	흰 엿	엿	30		
점 심 (12:00~ 13:00)	쌀 밥	백 미	60	밥 150g	
	오이냉국	오 이	30		간장 2.5g
		설 탕	5		
	가지튀김	가 지	50		
		밀가루	5		소금 0.5g
		식용유	10		(1/4 찻술)
	묵무침	녹두묵	50		
		오 이	10		소금 0.5g
		김	1/4장		(1/4 찻술)
오후 간식 (오후 3시)	젤 리	젤 리	30		
	신장환자과자	과 자	40		
저녁 (18:00~ 19:00)	쌀 밥	백 미	60	쌀밥 150g	
	미역국	미 역	5		간장 2.5g(1/2찻술)
	화양적	쇠고기	30		
		도라지	30		간장 2.5g
		당 근	15		
		실 파	20		
		계 란	10		
		밀가루	5		
		식용유	10		
		설 탕	5		
	비름나물	비 름	40		고추장 5g
		식 초			(1 찻술)
		설 탕	3		
		고춧가루	1		
	과 일	수 박	120	소 1쪽	

제17장

가을철 만성 신부전 환자의 1주일 식단

1. 가을철 만성 신부전 환자의 1주일 식단

(2000kcal, 단백질:30g, 나트륨:2000mg, 칼륨:1500mg)

	일	월	화	수	목	금	토
아침	쌀 밥 표고버섯전 오이양파초무침 감(연시) 꿀 차	쌀 밥 고구마전 버섯볶음 사과졸임	쌀 밥 야채튀김 무초절임 배 꿀 차	쌀 밥 양송이스튜 양배추초나물 사 과 꿀 차	쌀 밥 버섯볶음 깻잎튀김 복숭아(통) 꿀 차	쌀 밥 야채튀김 더덕무침 사 과 꿀 차	토스트 감자샐러드 양파전 사 과 꿀 차
간식	아이스크림 사 탕	아이스크림 흰 엿	아이스크림 깨 엿	아이스크림 사 탕	아이스크림 흰 엿	아이스크림 사 탕	아이스크림 흰 엿
점심	나물비빔밥 맑은장국	애호박죽 연근전	왜된장국 오므라이스 오이초절임	쌀 밥 감자국 피망튀김 숙주초나물	쌀 밥 배추국 도라지나물 표고버섯전	라이스크로켓 야채샐러드	무다시마국 유부초밥
간식	젤 리 토스트	사 탕 슈크림	젤 리 도너스	젤 리 샤베트	젤 리 버터케이크	젤 리 마드레느	젤 리 신장환자과자
저녁	쌀 밥 무된장국 가자미튀김 야채볶음 사 과	쌀 밥 콩나물국 닭산적 고구마순볶음 파인애플(통)	쌀 밥 아욱국 느타리산적 호박전 감(연시)	쌀밥 토란탕 생굴전 상추무침 포 도	쌀 밥 콩나물국 갈치튀김 가지나물 배	쌀 밥 실파장국 새우볶음 연근전 황도(통)	쌀 밥 표고탕 동태완자전 상추무침 배

(일 요 일)

식사시간	식 단 명	재 료	1인량	어림치	비 고
아 침 (오전7시 ~8시)	쌀 밥	백 미	60	밥 150g	
	표고버섯전	표고(생)	40		소금 0.5g
		밀가루	5		(1/4 찻술)
		식용유	5		
	오이양파초무침	오 이	40		간장 2.5g
		양 파	10		(1/2작은술)
		설 탕	5		
		참기름	2		
	과 일	감(연시)	100	소 1개	
	꿀 차	꿀	30	2 큰술	
10시 간식	아이스크림	아이스크림	80	콘 1개	
	사 탕	사 탕	25	사탕5알	
점 심 (12:00~ 13:00)	맑은장국	파	10		소금 0.2g
	나물비빔밥	쌀 밥	150	2/3 공기	
		무	30		고추장 10g
		가 지	20	(1/2 큰술)	
		호 박	30		
		느타리	20		
		당 근	10		
		콩나물	20		
		참기름	5		
		식용유	5		
오후 간식 (오후 3시)	젤 리	젤 리	30	말랑젤리 6개	
	토스트	식 빵	15	1/2쪽	
		잼	10		
		버 터	5		
저녁 (18:00~ 19:00)	무된장국	무	20		된장 5g
		미 역	1		(1 찻술)
	가자미튀김	가자미	40	소 1토막	소금 0.5g
		밀가루	5		(1/2 찻술)
		식용유	10		
	야채볶음	풋고추	10		간장 2.5g
		양 파	20		(1/2 찻술)
		양배추	30		
		식용유	2		
	쌀 밥	백 미	60	밥 150g	
	과 일	사 과	100		

(월 요 일)

식사시간	식 단 명	재 료	1인량	어림치	비 고
아 침 (오전7시 ~8시)	쌀 밥	백 미	40	밥 100g	
	고구마전	고구마	50	중 1/4개	
		밀가루	5		
		식용유	5		
	버섯볶음	생표고버섯	20		간장 5g
		양송이	10		(1 찻술)
		부 추	20		
		설 탕	2		
		식용유	5		
	사과졸임	사 과	100		
		설 탕	25		
10시 간식	아이스크림	아이스크림	80	콘1개	
	흰 엿	흰 엿	30		
점 심 (12:00~ 13:00)	애호박죽	백 미	60	소금 0.5g	
		애호박	80		
		참기름	5		
	연근전	연 근	30		간장 2.5g
		밀가루	5		(1/2작은술)
		식용유	5		
오후 간식 (오후 3시)	사 탕	사 탕	25	사탕 5알	
	슈크림	슈크림		1인분	
저녁 (18:00~ 19:00)	콩나물국	콩나물	20	소	소금 0.5g(1/2찻술)
	닭산적	닭장육	35		간장 2.5g
		조림풋고추	30		(1/2 찻술)
		설 탕	3		
		식용유	5		
	고구마순볶음	고구마순	40		간장 2.5g
		양 파	10		
		식용유	5		
	쌀 밥	백 미	60	밥 150g	
		파인애플			
	과 일	통조림	100	$1^{1/2}$쪽	

(화 요 일)

식사시간	식 단 명	재 료	1인량	어림치	비 고
아 침 (오전7시 ~8시)	쌀 밥	백 미	60	밥 150g(2/3 공기)	
	야채튀김	우 엉	20		
		당 근	10		소금 0.5g
		풋고추	10		
		밀가루	10		
		식용유	10		
	무초절임	무	40		
		설 탕	5		
	과 일	배	100	중 1/3개	
	꿀 차	꿀	30	2 큰술	
10시 간식	아이스크림	아이스크림	80	콘 1개	
	깨 엿	엿	30		
점 심 (12:00~ 13:00)	왜된장국	파	5		된장 5g
	오므라이스	쌀 밥	100		
		감 자	60		
		양 파	20		토마토케찹 15g
		당 근	15		(1큰술)
		피 망	15		
		달 걀	50	1개	
		식용유	10		
	오이초절임	오 이	50		소금 0.5g
		식 초			(1/4 찻술)
		설 탕	5		
오후 간식 (오후 3시)	젤 리	젤 리	30		
	도너스	도너스	40		
저녁 (18:00~ 19:00)	쌀 밥	백 미	60		
	아욱국	아 욱	30		된장 5g
	느타리산적	느타리	25		
		실 파	20		간장 2.5g
		설 탕	3		(1/2 찻술)
		참기름	2		
		식용유	5		
	호박전	호 박	40		소금 0.5g
		밀가루	5		(1/4 작은술)
		식용유	5		
	과 일	감(연시)	100	소 1개	

(수 요 일)

식사시간	식단명	재료	1인량	어림치	비고
아 침 (오전7시 ~8시)	쌀 밥	백 미	60	쌀밥 150g	
	양송이스튜	양송이	30		
		당 근	10		
		피 망	20		
		토마토케찹	10		
		버 터	10		
		밀가루	5		
		육 수			소금 0.5g
	양배추초나물	양배추	50		(1/4 찻술)
		식 초			
		설 탕	3		
	사 과	사 과	100	중 1/2개	
	꿀 차	꿀	30	2큰술	
10시 간식	아이스크림	아이스크림	80	콘 1개	
	사 탕	사 탕	25	사탕 5알	
점 심 (12:00~ 13:00)	쌀 밥	백 미	60	쌀밥 150g	
	감자국	감 자	20		소금 0.5g(1/4작은술)
	피망튀김	피 망	40		
		밀가루	5		소금 0.3g
		식용유	10		
	숙주초나물	숙 주	30		
		당 근	10		소금 0.7g
		미나리	10		
		식 초			
		설 탕	3		
		참기름	2		
오후 간식 (오후 3시)	젤 리	젤 리	30		
	샤베트	샤베트	1인분		
저녁 (18:00~ 19:00)	쌀밥	백 미	40	밥 100g	
	토란탕	토 란	60		간장 2.5g
		쇠고기	10		(1/2 찻술)
		파	5	5	
		다시마	1		
	생굴전	생 굴	50		소금 0.5g
		계 란	10		(1/4 찻술)
		밀가루	10		
		식용유	10		
	상추무침	상 추	50		간장 2.5g
		식초, 설탕			
	과 일	포 도	50	중 10알	

(목 요 일)

식사시간	식단명	재료	1인량	어림치	비고
아 침 (오전7시 ~8시)	쌀 밥	백 미	60	밥 150g(2/3 공기)	
	버섯볶음	느타리	20		소금 0.5g
		실 파	10		(1/4 찻술)
		양 파	20		
		식용유	5		
	깻잎튀김	깻 잎	20		소금 0.5g
		밀가루	5		(1/4 찻술)
		식용유	10		
	과 일	복숭아(통)	100	2쪽	
	꿀 차	꿀	30	2큰술	
10시 간식	아이스크림	아이스크림	80	콘1개	
	엿	흰 엿	30		
점 심 (12:00~ 13:00)	쌀 밥	백 미	60	밥 150g	
	배추국	배 추	30		된장 5g(1찻술)
	도라지나물	도라지	50		
		식용유	5		소금 0.5g(1/4 찻술)
	표고버섯전	표고버섯	10		
		계 란	10		소금 0.5g
		식용유	5		
오후 간식 (오후 3시)	젤 리	젤 리	30		
	버터케이크	버터케이크		1인분	
저녁 (18:00~ 19:00)	쌀 밥	백 미	60	밥 150g	
	콩나물국	콩나물	20		된장 0.5g
	갈치튀김	갈 치	40	소 1토막	소금 0.5g
		밀가루	5		소금 0.5g
		식용유	10		
	가지나물	가 지	50		간장 2.5g(1/2 찻술)
	과 일	배	100	중 1/3개	

(금 요 일)

식사시간	식 단 명	재 료	1인량	어림치	비 고
아 침 (오전7시 ~8시)	쌀 밥	백 미	60	밥 150g(2/3 공기)	
	야채튀김	우 엉	10		소금 0.5g
		당 근	10		(1/4 찻술)
		풋고추	10		
		밀가루	5		
		식용유	10		
	더덕무침	더 덕	50		고추장 5g
		설 탕	5		(1 찻술)
		식초, 참기름			
	과 일	사 과	100	중 1/2개	
	꿀 차	꿀	30		
10시 간식	아이스크림	아이스크림	80	콘1개	
	사 탕	사 탕	25		
점 심 (12:00~ 13:00)	라이스크로켓	흰 밥	150	2/3공기	
		당 근	20		소금1g
		양 파	30		(1 찻술)
		완두콩	10		
		달 걀	10		
		빵가루	10		
		식용유	10		
	야채샐러드	양배추	30		토마토케찹 5g
		오 이	20		(1찻술)
오후 간식 (오후 3시)	젤 리	젤 리	30		
	마드레느	1인분	60		
저 녁 (18:00~ 19:00)	쌀 밥	백 미	60	밥 150g	
	실파장국	실 파	10		소금 0.5g
	새우볶음	새 우	40		
		양배추	10		소금 0.5g
		양 파	10		
		당 근	10		
		식용유	5		
	연근전	연 근	25		소금 0.5g
		밀가루	5		
		식용유	5		
	과 일	황도통조림	100		

(토 요 일)

식사시간	식단명	재료	1인량	어림치	비고
아 침 (오전7시 ~8시)	토스트	식 빵	30	1쪽	
		잼	10		
		버 터	5		
	감자샐러드	감 자	60		
		오 이	20		마요네즈14g
		당 근	10		(3 찻술)
	양파전	양 파	10		
		설 탕	5		
		양 파	40		
		밀가루	5		소금 0.5g
		식용유	5		(1/4 찻술)
	사 과	사 과	100	중 1/2개	
	꿀 차	꿀	30		
10시 간식	아이스크림	아이스크림	80	콘 1개	
	흰 엿	엿	30		
점 심 (12:00~ 13:00)	무다시마국	무	30		간장 2.5g
		다시마			
	유부초밥	쌀 밥	150		
		유 부	10		소금 1g
		표고버섯	10		(1/2 찻술)
		당 근	10		
		오 이	20		
		식용유	10		
		식 초			
		설 탕	5		
오후 간식 (오후 3시)	젤 리	젤 리	30		
	신장환자과자	과 자	40		
저녁 (18:00~ 19:00)	쌀 밥	백 미	60	밥 150g(2/3공기)	
	표고탕	표고버섯	10		간장 2.5g
		두 부	20		(1/2 찻술)
		쇠고기	10		
		쑥 갓	5		
	동태완자전	동태전	30		소금 0.5g
		식용유	5		
	상추무침	상 추	40		
		식 초			(1/2 찻술)
		설 탕	3		
		참기름	2		
	과 일	배	100	중 1/3개	

제18장

•

겨울철 만성 신부전 환자의 1주일 식단

1. 겨울철 만성 신부전 환자의 1주일 식단

(2000kcal. 단백질:30g. 나트륨:2000mg. 칼륨:1500mg)

	일	월	화	수	목	금	토
아침	쌀 밥 야채튀김 물미역생채 배 꿀 차	토스트 양배추사라다 피망전 사 과 꿀 차	쌀 밥 감자크로켓 해파리오이냉채 황도(통) 꿀 차	쌀 밥 양배추초나물 더덕전 자 몽 꿀 차	쌀 밥 도라지오이생채 양송이전 귤 꿀 차	쌀 밥 무청볶음나물 표고전 사 과 꿀 차	쌀 밥 깻잎튀김 죽순채볶음 배 꿀 차
간식	아이스크림 사 탕	아이스크림 엿	아이스크림 깨 엿	아이스크림 사 탕	아이스크림 엿	아이스크림 사 탕	아이스크림 흰 엿
점심	쌀 밥 우거지국 실파전 숙주나물	쌀 밥 풋배추국 감자야채전 김구이	쌀 밥 콩나물국 양송이케찹볶음 쑥갓나물	나물비빔밥 김 국	쌀 밥 콩나물국 김구이 오이초선	쌀 밥 배추국 태극선말이 묵무침	쌀 밥 미역국 머위대볶음 부추전
간식	젤 리 토스트	사 탕 슈크림	젤 리 도너스	젤 리 샤베트	젤 리 버터케이크	젤 리 마드레느	젤 리 신장환자과자
저녁	쌀 밥 무다시마국 동태맛지짐 취나물 파인애플(통)	쌀 밥 맑은 파국 버섯산적 시금치나물 귤	쌀 밥 미역국 오징어초무침 도라지볶음 사 과	쌀밥 패주국 생국튀김 오이볶음 배	쌀 밥 왜된장국 계란부침 호박볶음 감	쌀 밥 무맑은국 떡산적 감자채볶음 황도(통)	쌀 밥 시금치국 겨자채 김부각 귤

(일 요 일)

식사시간	식 단 명	재 료	1인량	어림치	비 고
아 침 (오전7시 ~8시)	쌀 밥	백 미	60	밥 150g(2/3 공기)	
	야채튀김	피 망	10		
		우 엉	10		소금 0.5g
		둥근파	30	1/2컵	(1/4 찻술)
		당 근	10		
		밀가루	5		
		식용유	10	2찻술	
	물미역생채	물미역	20	1/3컵	소금 0.3g
		오 이	30		간 1g
		설 탕	5	1작은술	
	과 일	배	100	중 1/3개	
	꿀 차	꿀	30	2큰술	
10시 간식	아이스크림	아이스크림	80	콘1개	
	사 탕	사 탕	25	사탕5알	
점 심 (12:00~ 13:00)	쌀 밥	백 미	60	쌀밥 150g	
	우거지국	우거지(삶은 것)	30		
	실파전	실 파	20	1/3컵	된장 5g(1작은술)
		식용유	5	1작은술	소금 0.5g
	숙주나물	숙 주	50		(1/4 작은술)
		당 근	10	1/2컵	
		피 망	10		소금 0.5g
오후 간식 (오후 3시)	젤 리	젤 리	30		(1/4 작은술)
	토스트	식 빵	15		
		잼	10		
		버 터	5		
저녁 (18:00~ 19:00)	쌀 밥	백 미	60	쌀밥150g(2/3공기)	
	무다시마국	무	30	1/3컵	소금 0.3g(1/6작은술)
	동태맛지짐	동태살	35	3점	간 1g(1/5작은술)
		계 란	15	계란 1/3개	
		둥근파	20	중 1/5개	소금 0.5g
	취나물	취나물	50	1/4컵	
		식용유	5	1작은술	간장2.5g(1/2작은술)
	과 일	파인애플	100	$1^{1/2}$쪽	

(월 요 일)

식사시간	식단명	재료	1인량	어림치	비고
아 침 (오전7시 ~8시)	토스트	식 빵	45	1¹/²쪽	
		마가린	6	1찻술	
		잼	15	1큰술	
	양배추사라다	양배추	50		
		오 이	20	1컵	
		당 근	10		
		마요네즈	14	3찻술	
	과 일	사 과	100	중 1/2개	
	피망전	피 망	30		소금 0.5g
		밀가루	5		(1/4작은술)
		식용유	5		
	꿀 차	꿀	30	2큰술	
10시 간식	아이스크림	아이스크림	80	콘1개	
	엿	흰 엿	30		
점 심 (12:00~ 13:00)	쌀 밥	백 미	80	쌀밥 150g(2/3공기)	
	풋배추국	풋배추	30	1/2컵	된장 5g(1작은술)
	감자야채전	감 자	30	중1/4개	
		둥근파	20		간장 0.5g
		당 근	10	1/3컵	(1/4 작은술)
		피 망	10		
		식용유	5	1작은술	
	김구이	김	2.5	1장	
오후 간식 (오후 3시)	사 탕	사 탕	25		
	슈크림	슈크림	1인분		
저녁 (18:00~ 19:00)	쌀 밥	백 미	60	밥150g(2/3공기)	
	맑은 파국	실 파	10		소금 0.3g(1/6작은술)
	버섯산적	고 기	30		간장1g(1/5작은술)
		느타리	20		간장 2.5g
		홍고추	10		(1/2 작은술)
		식용유	5	1작은술	
	시금치나물	시금치	50	1/3컵	소 0.5g
		참기름	2	1/2작은술	(1/4 작은술)
	과 일	귤	50		

(화 요 일)

식사시간	식 단 명	재 료	1인량	어림치	비 고
아 침 (오전7시 ~8시)	쌀 밥	백 미	40	쌀밥 100g(1/2 공기)	
	감자크로켓	감 자	60	중1개	
		당 근	10		
		피 망	10	1/4컵	소금 0.5g
		둥근파	10		(1/4작은술)
		계 란	10	1/5개	
		식용유	10	2작은술	
	해파리오이냉채	해파리	10	1/3컵	
		오 이	40		
		설 탕	10		
	과 일	황도통조림	100		
	꿀 차	꿀	30	2큰술	
10시 간식	아이스크림	아이스크림	80	콘1개	
	엿	엿	30		
점 심 (12:00~ 13:00)	쌀 밥	백 미	60	쌀밥 150(2/3공기)	
	콩나물국	콩나물	30	1/3컵	소금 0.5g
	양송이케찹볶음	양송이	40	1/4컵	
		둥근차	20	중1/5개	
		토마토케찹	15	1큰술	
		식용유	5	1작은술	
	쑥갓나물	쑥 갓	40	1/4컵	소금 0.5g
		식용유	3	1/2작은술	(1/4 작은술)
오후 간식 (오후 3시)	젤 리	젤 리	30		
	도너스	도너스	40		
저 녁 (18:00~ 19:00)	쌀 밥	백 미	60	밥 150g(2/3공기)	
	미역국	미 역	10		소금 0.3g(1/6 작은술)
		참기름	3	1/2작은술	간1g(1/5작은술)
	오징어초무침	오징어	40	1/5컵	
		무	20		소금 0.5g
		오 이	10	1/3컵	(1/4 작은술)
		미나리	10		
		설 탕			
		식 초			
	도라지볶음	도라지	50	1/2컵	소금 0.5g
		식용유	5	1작은술	(1/4작은술)
	과 일	사 과	100	중 1/2개	

(수 요 일)

식사시간	식 단 명	재　　료	1인량	어림치	비　고
아 침 (오전7시 ~8시)	쌀 밥	백 미	60	쌀밥150g(2/3공기)	
	양배추초나물	양배추	30	1/2컵	
		오 이	20		소금 0.5g
		식 초			(1/4작은술)
		설 탕			
	더덕전	더 덕	40	1/3컵	
		밀가루	소량		고추장 5g
		식용유	5	1작은술	(1작은술)
	과 일	자 몽	60	중1/3개	
	꿀 차	꿀	30	2큰술	
10시 간식	아이스크림	아이스크림	80	콘1개	
	사 탕	사 탕	25		
점 심 (12:00~ 13:00)	나물비빔밥	쌀 밥	150	2/3공기	
		녹두묵	20		
		느타리	20		소금0.5g
		표고버섯	10		(1/4찻술)
		콩나물	20		
		숙 주	20		고추장 5g
		당 근	10		(1찻술)
		시금치	20		
		식용유	10		
	김 국	김		1/4장	간장2.5g(1/2찻술)
오후 간식 (오후 3시)	젤 리	젤 리	30		
	샤베트	샤베트	1인분		
저녁 (18:00~ 19:00)	쌀밥	백 미	60	밥150g(2/3공기)	
	패주국	시금치	20		도니장 5g
		콩나물	30	1/3컵	(1작은술)
		패 주	10		
	생굴튀김	생 굴	60	1/4컵	
		계 란	10	1/5개	
		식용유	10	2작은술	
	오이볶음	오 이	50	1/2컵	소금0.5g
		식용유	5	1작은술	(1/4작은술)
	과 일	배	100	중 1/3개	

(목 요 일)

식사시간	식단명	재료	1인량	어림치	비고
아침 (오전7시 ~8시)	쌀밥	백미	60	쌀밥 150g(2/3공기)	
	도라지오이생채	도라지	30	1/3컵	
		오이	20		소금0.5g
		식초		(1/4작은술)	
		설탕			
	양송이전	참기름	3	1/2작은술	
		양송이	50	1/3컵	
		밀가루			소금0.5g
		식용유	5	1작은술	(1/4작은술)
	과일	귤	50	중1/2개	
	꿀차	꿀	30	2큰술	
10시 간식	아이스크림	아이스크림	80	콘1개	
	엿	흰엿	30		
점심 (12:00~ 13:00)	쌀밥	백미	60	쌀밥150g(2/3공기)	
	콩나물국	콩나물	30	1/4컵	소금0.3g(1/6작은술)
	김구이	김	2.5	1장	
		식용유	5	1작은술	
	오이초선	오이	50		
		표고버섯	10		
		당근	10		소금0.5g
		식초, 설탕	5		(1/4작은술)
		식용유	3	1/2작은술	
오후 간식 (오후 3시)	젤리	젤리	30		
	버터케이크	버터케이크	1인분		
저녁 (18:00~ 19:00)	쌀밥	백미	60	쌀밥150g(2/3공기)	
	왜된장국	두부	10	1/10모	왜된장5g(1작은술)
	계란부침	계란	50	1개	소금0.5g
		식용유	5	1작은술	(1/4작은술)
	호박볶음	호박	80	1/3컵	소금0.5g
		식용유	5	1작은술	(1/4작은술)
	과일	감	80	중1/2개	

(금 요 일)

식사시간	식단명	재 료	1인량	어림치	비 고
아 침 (오전7시 ~8시)	쌀 밥	백 미	60	쌀밥150g(2/3공기)	
	무청볶음나물	무청(삶은것)	50	1/4컵	소금 0.5g
		식용유	5	1작은술	(1/4작은술)
	표고전	표고버섯	40	중표고버섯3개	
		밀가루	소량		
		파, 마늘 간장양념			(1/2작은술)
		식용유	5	1작은술	
	과 일	사 과	100	중1/2개	
	꿀 차	꿀	30	2큰술	
10시 간식	아이스크림	아이스크림	80	콘1개	
	사 탕	사 탕	25	사탕5알	
점 심 (12:00~ 13:00)	쌀 밥	백 미	60	쌀밥150g(2/3공기)	
	배추국	배 추	50	3/4컵	된장5g(1작은술)
	태극선말이	김	2.5	1장	
		시금치	20	1/3컵	소금 0.5g
		당 근	20		(1/4작은술)
		밀가루	10		
		설 탕			
		식용유	5		
	묵무침	녹두묵	50	1/3컵	간장 2.5g
		참기름	5	1작은술	(1/2 작은술)
오후 간식 (오후 3시)	젤 리	젤 리	30		
	마드레느	1인분	60		
저녁 (18:00~ 19:00)	쌀 밥	백 미	40	쌀밥100g(2/3공기)	
	무맑은국	무	30	1/3컵	소금 0.3g(1/6작은술)
	떡산적	흰 떡	30		
		실 파	20	1/4컵	
		느타리	20		간장 2.5g
		식용유	5	1작은술	(1/2 작은술)
	감자채볶음	감 자	20	중1/6개	
		둥근파	20	중1/5개	소금 0.5g
		피 망	10	중1/5개	(1/4 작은술)
		식용유	5	1작은술	
	과 일	황도통조림	100	2쪽	

(토 요 일)

식사시간	식단명	재 료	1인량	어림치	비 고
아 침 (오전7시 ~8시)	쌀 밥	백 미	60	쌀밥 150g(2/3 공기)	
	깻잎튀김	깻 잎	10	6장	
		밀가루	5		
		식용유	10	2작은술	
	죽순채볶음	죽 순	20		
		둥근파	20		
		느타리	10		
		피 망	10	1/2컵	소금 0.5g(1/4작은술)
		당 근	10		간장 2.5g(1/2작은술)
		설 탕	5		
		녹 말	5		
		식용유	5	1작은술	
	과 일	배	100	중 1/3개	
	꿀 차	꿀	30	2큰술	
10시 간식	아이스크림	아이스크림	80	**콘1개**	
	흰 엿	엿	30		
점 심 (12:00~ 13:00)	쌀 밥	백 미	60	밥150g(2/3공기)	
	미역국	미 역	10		소금 0.3g(1/6작은술)
		참기름	3	1/2작은술	간장 1g(1/5작은술)
	머위대볶음	머위대	30	1/3컵	간장 2.5g
		식용유	5	1작은술	(1/2 작은술)
	부추전	부 추	20		
		당 근	10	1/2컵	소금 0.5g
		둥근파	20		(1/4 작은술)
		밀가루	5		
		식용유	5	1작은술	
오후 간식 (오후 3시)	젤 리	젤 리	30		
	신장환자과자	과 자	40		
저녁 (18:00~ 19:00)	쌀 밥	백 미	60	쌀밥150g(2/3공기)	
	시금치국	시금치	30	1/6컵	된장 5g(1작은술)
	겨자채	돼지고기	35	불고기감 3점	
		당 근	10		간장 2.5g
		오 이	10	1/3컵	소금 0.5g
		무	20		(1/4 작은술)
	김부각	김	2.5	1장	
		찹쌀가루	10		
		식용유	10	2작은술	
	과 일	귤	10	1/2개	

제19장

·

만성 신부전 환자의 열량 공급을 위한
간식류 만드는 법

제19장 만성 신부전 환자의 열량 공급을 위한 간식류 만드는 법

1. 샤베트

- 재　료 ┌ 저감미성 당질 : 100g
　　　　　│　　　 물　　　 : 50g
　　　　　└ 향　　　 료 : 소량

- 영양가 ┌ 열　량 : 335kcal
　　　　　│ 단백질 : 0
　　　　　└ 수　분 : 50ml

- 만드는 법

① 물 50ml를 냄비에 넣어 끓인 후 불에서 내려놓고 저감미성
　당질을 넣어 녹인 다음 향료를 넣는다.
② ①을 적당한 용기에 담아 20~30℃ 정도 식혀서 냉장고에
　넣어 때때로 휘저어 섞으면서 얼린다.
③ 이때 계절에 맞는 과일을 이용해도 좋다.

2. 버터 케이크

● 재 료

　*케이크 ┌ 밀 가 루 : 12g　　　　*커피크림 ┌ 버　터 : 15g
　　　　　│ 버　　터 : 10g　　　　　　　　　│ 설　탕 : 15g
　　　　　│ 설　　탕 : 10g　　　　　　　　　│ 향　료 : 소량
　　　　　└ 계란 흰자 : 10g　　　　　　　　　└ 커　피 : 2g

　　　　　*설탕:저감미성 당질을 이용하면 좋다.

● 영양가 ┌ 열　량 : 330kcal
　　　　　│ 단백질 : 2.4g
　　　　　└ 수　분 : 14.5ml

● 만드는 법

① 버터를 나무 주걱으로 크림 상태가 될 때까지 잘 저은 뒤 설탕과 섞는다.

② ①에 거품을 낸 흰자와 체에 친 밀가루를 가볍게 섞는다.

③ 종이를 팬보다 조금 크게 잘라 깐다.

④ 반죽한 것을 팬에 붓고 180~200℃의 오븐에 넣어 15~20 분간 굽는다.

* 버터는 잘게 잘라서 냉수에 하룻밤 정도 담가 놓으면 염분이 빠진다.

3. 한천 젤리

- 재 료 ┌ 한   천 : 0.5g
         │   물   : 60g
         │ 저감미성 당질 : 50g
         └ 설   탕 : 10g

- 영양가 ┌ 열   량 : 217.5kcal
         │ 단   백   질 : 0
         └ 수   분 : 60ml

- 만드는 법

  ① 한천을 냉수에 불려서 물을 붓고 약한 불에 끓여서 완전히
     녹인 다음 설탕과 저감미성 당질을 넣고 섞는다.
  ② 적당한 용기에 담아서 차게 식힌다.
     통조림 과일이나 향료, 계절에 나는 과일 등을 이용하면 좋
     다.

4. 도너스

- 재 료(60명분) ┌ 박력분 밀가루 : 1500g
  (1인분은 40g) │ 베킹   파우더 : 12g
                 │ 달   걀 : 5개
                 │ 우   유 : 600cc
                 │ 사 라 다 기름 : 120g
                 └ 설   탕 : 240g / 가루설탕 : 450g

● 영양가 ┌ 열　량 : 211kcal
　　　　　└ 단백질 : 3.0g

● 만드는 법

① 박력분 밀가루, 베킹 파우더를 체에 친다.
② 용기에 달걀·우유·사라다유를 넣어 거품기로 섞은 후 설탕을 넣어 혼합한다.
③ ②에 ①을 조금씩 넣어 가면서 가볍게 혼합한다.
④ 도마에서 1cm 두께로 동그랗게 도너스형을 만든다.
⑤ 170℃　끓는 기름에 ④를 넣어 양면을 노릇노릇하게 익혀 위로 떠오르면 건진다.
⑥ 식기 전에 건진 도너스에 가루설탕을 골고루 묻힌다.

5. 마드레느(1인분)

● 재　료 ┌ 박력분 밀가루 : 15g
　　　　 │ 베킹 파우더(30인분 기준 2티스푼)
　　　　 │ 설　　　　탕 : 15g
　　　　 │ 무염　버터 : 15g
　　　　 └ 달　　　　걀 : 10g

● 영양가 ┌ 열　량 : 235kcal
　　　　　│ 단백질 : 2.1g
　　　　　└ 수　분 : 12ml

● 만드는 법

① 밀가루, 베킹 파우더, 절반량의 설탕을 체에 쳐서 놓는다.

② 분량의 버터를 그릇에 넣어 녹인다.

③ 계란 흰자를 거품을 낸 뒤 남은 설탕과 난황을 가하여 혼합
   한다.

④ ③에 ①과 ②를 넣어 혼합한다.

⑤ 마드레느형(은박컵 사용)에 ④를 담아 오븐에 넣고 350℃에
   서 20분간 굽는다.

6. 신장 환자용 과자(Cutting dough)

- 재 료 ┌ 박력분 밀가루 : 50g
         │ 베킹 파우더 : 0.1g
         │   물   : 20ml
         │ 사 라 다 기 름 : 4g
         │ 튀 김   기 름 : 10g
         │ 설   탕 : 8g
         └ 가 루 설 탕 : 15g

- 영양가 ┌ 열 량 : 390kcal
         │ 단백질 : 2.8g
         └ 수 분 : 27ml

- 만드는 법

① 용기에 분량의 설탕과 물을 넣고 체에 친 밀가루를 넣어 반
   죽한다.

② ①에 사라다 기름, 베킹 파우더를 넣어 잘 혼합하여 반죽한
   다.

③ 반죽한 것을 도마에 밀가루를 뿌린 후 3mm 두께, 4cm 폭
　이 되게 밀어 놓는다.

④끝에서부터 5mm 정도(크기 5mm×4mm)로 잘라 나간다.

⑤ 160℃의 끓는 기름에 ④를 넣어 튀긴다.

⑥ 떠오르면 약한 불로 조절하고, 노릇노릇한 색이 되면 꺼낸
　후 설탕가루를 뿌린다.

제20장

알콜과 간장병

제20장 알콜과 간장병

1. 알콜은 간장병의 원인인가?

술을 '백악의 으뜸'이라고도 하고 반대로 '미치게 하는 물'이라고도 한다. 이와 같은 극단적인 평가는 오래 전부터 있어 온 것이 사실이다. 그러나 술이 간장에 해롭다는 것은 누구나 다 알고 있는 상식이다.

의학적으로도 이것은 틀림없는 결론이다. 그러나 이것을 자신있게 말할 수 있게 된 것도 실은 최근 20~30년밖에 안 된다.

알콜과 관계된 간장병으로 일찍부터 알려진 것은 지방간과 간경변이다.

1) 알콜성 지방간

이것은 알콜에 의하여 간장 내의 영양이 대사 변화를 일으켜 간세포 속에 중성지방이 축적되는 상태를 말한다. 그리고 일반적으로 말해서 폭주가(전문가들 사이에서는 정종으로 계산하여 하루 5홉 이상을 10년 이상 계속해서 마셔 온 사람을 말한다)가 음주를 계속하면 70~90%는 이 병에 걸린다고 볼 수 있다. 그러나 금주하고 고단백의 음식을 섭취하면 2~4주 내에 완치가 가능하다.

이와 같은 지방간은 결코 폭주가에게만 생기는 것이 아니다. 건강한 청년이라도 알콜 270g(정종 한 되 이상)을 2일간 계속해서 마시거나, 또는 150g(약 6홉)을 8일 정도 마시면 뚜렷한 지방간 증세가 나타난다.

2) 알콜성 간염과 간경변

예전에는 폭주가가 지방간에서 간경변으로 병증이 이행해 가는 것으로 생각했었다. 그러나 장기간의 연구 결과 지방간의 유무와는 상관없이 간세포에서 염증이나 괴사(壞死)를 일으키는 어떤 원인이 없으면 간경변이 될 수 없다는 사실이 확실해졌다.

현재는 폭주가 중에서 조직학적 검사로 알콜 초자체(硝子體)가 검출되고, 세포 주위에서 섬유가 증식되거나 또는 다핵 백혈구의 침윤(侵潤)과 같은 특유의 증세가 있을 때 알콜성 간염이라고 한다. 이것이 소위 간경변의 전 단계에 해당되는 병이라고 할 수 있다.

알콜성 간염은 폭주가 중 10~30% 정도가 해당되는데 그 발병의 순서는 확실하지 않다. 또 이것이 어떤 경유를 거쳐 간경변이 되는지도 불확실하다.

아무튼 알콜성 간염은 알콜성 간경변의 전 단계라 할 수 있으므로 철저한 치료가 필요하다.

3) 알콜성 간장병의 주원인은 알콜인가, 아니면 영양실조인가?

이 알콜성 간장병은 폭주가에 많다는 이유만으로 옛날에는 단순히 알콜이 원인이라고 생각해 왔다. 그러나 영양학적 지식이 보급되고 동물 실험이 활발해지면서 주원인은 알콜보다 폭주가에 흔히 있는 영양실조에 기인되는 것이 아닌가 하고 의심하게 되었다.

토끼에게 저단백 음식을 계속 주면 알콜이 없이도 지방간이 발생된다. 이와 반대로 충분히 균형잡힌 먹이를 주면 알콜을 아무리 투여해도 간경변은 물론 지방간조차 발병되지 않는다.

그리고 아프리카에는 단백질 함유량이 아주 적은 식사를 취하고 있는 어린이들에게서 발생되는 크와시올콜이라는 병이 있는데, 이 경우에도 지방간의 증세가 나타나고 있다.

이와 같은 사실에서 폭주가에게 나타나는 간장병의 실질적인 원인은 알콜이 아니고 항상 동반되기 쉬운 영양실조일 수 있다는 주장이 대두되었다.

그러나 간장병에는 영양실조 상태가 아닌 폭주가가 많다는 것도 사실이다. 그렇다면 왜 동물 실험에서 충분한 영양을 주었는데도 알콜성 간장병이 나타나지 않았을까. 이것은 결국 동물의 알콜 투여량이 적었다는 이야기가 된다.

보통의 경우, 실험동물에게는 알콜 중독이 없다. 그것은 동물이 많은 양의 술은 마시지 못하기 때문이다. 또 종래의 실험 방법에서는 1회의 먹이에서 총열량 중 20% 이상의 알콜분을 줄 수가 없었던 것이다.

그러나 1967년에는 총열량의 40%가 알콜인 특수한 사료를 만드는 데 성공하여 영양의 균형을 지켜 주는 상태에서 알콜을 다량으로 투여할 수 있게 되었다. 이 방법으로 동물실험에서 지방간뿐만 아니라 알콜성 간염과 간경변도 발생될 수 있다는 사실을 1975년에 실증하였다. 이것은 알콜 그 자체가 간장독으로서의 작용이 있다는 것을 처음으로 입증한 획기적인 실험이었다.

총 열량의 40%가 알콜이라면 상당히 많은 것으로 생각하는 사람이 있겠으나, 정종 5홉이면 약 1000칼로리이고, 우리 한국인이 보통 섭취하는 총 열량은 하루 2300칼로리 정도니까 40%에 해당된다.

4) 저단백 음식이 알콜성 간장해를 촉진

이제 알콜에 직접적인 간독성이 있다는 것이 증명되었다. 저단백, 저비타민의 식사가 동반되면 간장병이 더욱 촉진되는 것도 사실이다.

일반적으로 간장병의 치료 음식에 고단백식이 권장되고 있는데, 이 고단백식의 이점을 처음으로 주장한 파택은 저단백, 저비타민 식사를 취하고 있는 지역 사람들에게서 알콜성 간장병이 상당히 많다는 경험적 사실에서 이것을 증명하고 있다.

전술한 바와 같이 저단백식을 계속하면 지방간이 되고, 장해를 받은 간장이 완치·재생될 때도 다량의 단백질이 필요하다는 사실이 여러 가지 실험 결과에서 증명되었다.

그리고 체내에 들어온 알콜을 분해하는 알콜 탈수소(脫水素) 효소가 있는데. 이것이 저단백식으로 사육된 토끼에서는 활성이 상당히 저하된다는 것도 증명되었다. 결국 알콜 분해를 지연시키지 않기 위해서는 단백질 식사가 필요하다.

그리고 외부로부터의 침입에 대한 생체의 방어 반응으로서. 면역기구란 것이 있다. 알콜성 간장병 환자에게 고단백 식사를 계속하면 저하된 면역기구가 정상화된다.

이와 같이 여러 가지 점에서 저단백 식사는 알콜성 간장병을 촉진시킨다.

5) 음주량과 간경변 발생의 관계

알콜과 간장의 밀접한 관계에 대하여는 음주량과 간경변 발생률과의 관계에서도 추정할 수 있다.

금주법을 시행하였던 당시의 미국과 제2차 대전중이었던 프랑스에서는 간경변에 의한 사망률이 격감되었다는 통계도 있다.

알콜성 간장병에 대한 역학적 연구로서는 독일의 '렐밧하' 등의 연구가 유명하다. 그들은 만성 알콜 중독의 치료 때문에 정신병원에 입원한 환자 320명을 대상으로 간의 조직검사를 실시하고 음주량과 간장병과의 관계를 검토한 뒤 다음과 같은 결론을 얻었다.

① 소주를 1일 4홉 이상씩 15년 이상 계속 마신 폭주가는 50% 정도 간경변이 있고. 여기에 알콜성 간염까지 합치면 실로 80%가 넘는다.

② 1일 4홉 이하의 경우는 중증인 간장병의 발생이 17% 정도였다. 그렇다면 알콜성 간장병은 발병 때까지 마신 술의 총량과 관계되는데. 하루의 음주량이 어느 일정한 한도(알콜로 환산하면 1일

160그램)를 넘었는지 아닌지에 따라 발증률이 구분된다.

1년에 성인 1인 당 27리터를 소비하는 프랑스에서는 간경변 사망률이 10만 명 당 47명. 6.5리터의 일본은 6명밖에 안 된다. 우리나라는 아직 공식적인 통계가 없으나 비공식적 통계로는 일본보다 약간 높은 것으로 알려져 있다. 그러나 알콜 소비량은 해마다 늘고 있어 알콜성 간질환은 앞으로 계속 증가될 추세다.

2. 술의 종류와 간장병

술의 종류와 병과의 연관성에 대하여는 오래 전부터 활발히 연구되어 왔다. 그러나 전문가들은 내장에 대한 술의 해독은 에탄올(알콜) 그 자체의 영향이지 술의 종류와는 관계없다고 한다. 간장병 발생에 알콜의 양이 관계된다는 것은 전술한 바와 같으며 우리가 흔히 말하는 당뇨병에는 소주나 위스키 같은 것이 좋고, 간장병에는 정종이나 맥주처럼 약간 순한 것이 좋다는 것 등은 전혀 근거가 없는 이야기이다.

3. 알콜성 간장병의 특징

1) 알콜성 지방간의 증상

몸이 나른하다든가 식후에 윗배가 무거운 부정기적인 자각증상이 있다. 간장이 부어 커졌을 때 일반적인 간기능 검사로는 별다른 이상이 없으므로 의사의 정밀진단을 받아야 적절한 병세가 확인된다.

앞에서 말했듯이 2~4주간의 금주와 고단백 음식을 섭취해야 효과가 있으므로 이 점을 유의하여 실행하여야 한다.

2) 알콜성 간염의 증상

이 병은 폭주가 중 특히 다량의 음주 후 일어나는 경우가 많다. 발열·호흡곤란·황달 등과 함께 복통을 수반하여 발증하기 쉬운데. 담석증이나 담낭염·췌장염 등과 매우 혼동되기 쉬워서 개복 수술을 하게 되는 경우도 가끔 있다. 잇몸에서의 출혈이나 피하출혈 등을 수반하는 경우도 있다.

이것은 흔히 간경변으로 진행될 우려가 있으므로 반드시 전문가의 지시에 따라 철저한 입원 치료가 요망된다.

3) 알콜성 간경변의 증상

일반적인 간경변의 경우와 마찬가지로 전신 권태감이나 출혈 경향. 그리고 몸이 붓고 복수·치질 등 증상이 나타나면서 어깨나 등에서 거미줄 모양의 혈관종. 손바닥에 붉은 반점이 나타난다.

남자의 경우는 유방이 커지거나 고환 위축 같은 여성화 현상이 일어난다. 일반적으로 알콜성 간장병은 부종과 복수가 금주와 고단백의 섭취로써 개선되며 이뇨제가 효과적이다.

또 바이러스성 간경변의 약 25%와 합병된다는 간암도 바이러스와는 관계가 없는 이 증세에서는 별로 영향이 없다는 것이 특징이다.

4) 합병증

폭주 때문에 온몸이 붓고 빈혈·저마그네슘 혈증이나 호로몬 이상에 의한 간질성 경련과 발작. 심장기능 장해 등이 나타난다. 그리고 보통의 간장병인 경우 당뇨병의 합병이 상당히 많다. 고뇨산(高尿酸) 혈증에 기인된 통풍(痛風) 발작이나 반복되는 설사와 저칼슘 혈증에서 오는 티타니 발작 등도 모두 알콜성 간장병 환자가 체험하는 합병증이다.

5) 간기능 검사

일반적으로 간기능 검사에서는 GOT가 GPT에 비해서 고치(高値)가 되거나 또는 r-GTP가 특이하게 고치가 된다. 그리고 지방분도 고치를 보인다는 것이 특징이다. 그 밖에는 다른 원인에 의한 간장병의 경우와 큰 차가 없다.

그러나 최근에는 환자가 통원하면서 간장병을 치료하고 있는 경우, 그 환자가 사실상 금주를 하고 있는지를 확인할 수 있는데, 통상의 간기능 검사에서는 어렵지만, 혈청의 r-GTP · FFA · K^+ · $MG^{\pm}$ · 뇨산치(尿酸値) 등의 변화로 판단할 수 있다.

4. 알콜과 개인 차이

지금까지는 알콜의 간 장해가 보편적으로 누구에게나 평등하게 발생된다고 알려져 왔다.

어떤 사람은 자기는 술에 강하니까 얼마든지 알콜을 분해시켜 간장병 같은 것은 문제없다고 생각한다. 또 주위의 어떤 사람은 매일 소주를 두세 병씩 마셨는데도 70 고령까지 건강하다고 해서 '뭐 술이 그렇게 대단하냐'는 사람도 있다.

우리 주위에도 매일같이 소주 두 병 정도를 마시는 폭주가가 있는데 간장에 전혀 이상이 없는 사람들을 볼 수 있다. 그래서 알콜이 간장에 해롭다고 설득할 때 납득시키기 어려운 원인이 여기에 있다.

술에 취한다는 것은 사실 대뇌가 마비되는 상태이므로 매우 기분좋은 것임엔 틀림이 없다. 그러나 심장이 뛰고 구토가 나며 얼굴이 붉어져서 더 이상 마실 수도 없고 기분도 좋지 않는 경우가 가끔 있다.

이것은 대뇌가 아직 마비되지 않고 있는 상황에서 자율신경계 증상이 강하게 반응하고 있는 상태라고 할 수 있다.

술에 약하다는 사람은 일반적으로 알콜에 대한 자율신경계의 반응이 민감한 사람이고, 술에 강하다는 사람은 대뇌 마비가 생길 정도의 주량을 마셔도 자율신경 증상이 나타나지 않는 사람이다.

간장에서의 알콜에 대한 대사(분해) 능력은 사실상 개인차가 크지 않다. 술에 강한 사람이나 약한 사람이나 2배 정도의 큰 차는 없다.

따라서 술에 강하고 약하다는 것과 간장병이 생기느냐 않느냐는 것과는 전혀 별개의 문제이다.

1) 폭주가도 30%는 정상간이다

사실상 만성 알콜중독 환자가 금주하기 위해 입원한 직후, 간세포를 조직검사하여 보면 30% 정도는 지방간 증세가 전혀 없다. 그리고 일반적으로 알콜성 간염을 방치하면 대부분 간경변으로 진행된다고 알려져 왔다.

그러나 발병 후 금주 치료를 하였는데도 25%가 간경변으로 진행된 사람이 있고, 한편으로는 금주를 못했던 환자인데도 약 반수는 그저 알콜성 간염일 뿐 간경변까지는 진행되지 않았다는 보고도 있다.

일반적으로 말해서 폭주가 간장병을 유발하지만, 어떤 이유인지 간장병 증상이 없거나 혹은 어느 정도 이상은 악화되지 않는 개인적인 체질도 있다고 생각할 수 있다.

이에 대해서는 혈액형과 인종차 등을 관련시켜 연구중이며, 면역학적, 내분비학적 분석과 연구가 진행되고 있으나, 현재로서는 아직 알콜성 간장병이 되기 쉬운 체질과 그렇지 않은 체질을 예상할 만한 결론을 얻지 못하고 있다.

한편, 간경변 환자로서 금주한 경우와 음주를 계속한 경우, 5년 후의 사망률에서 볼 때 4배를 넘는 큰 차가 있다는 보고도 있다. 따라서 현재로서는 알콜이라는 것이 개인차도 없고 누구에게나 평등하게 간장에 대한 독성을 가졌다고 생각하는 것이 타당하다.

5. 술과 간장

현재로서는 알콜의 해독에 대하여 언급했는데, '술을 백약의 으뜸'이라고 생각하면서 즐겨 마시는 사람이 있는가 하면, '약간 마셔도 건강에 나빠' 하면서 주저하는 사람이 있다. 그러나 술의 해독은 해독으로서 올바르게 인식하고 어느 정도까지 또 어떤 방식으로 음주하는 것이 바람직한가를 인식할 필요가 있다.

1) 안전선은 하루에 소주 1홉(1/2병) 이내

결론적으로 간장병이 없고 따로 간장해를 일으킬 원인이 없으며 상식적인 식생활을 하고 있다면 정종으로 하루 3홉(소주로 1홉) 이내이면 간장병을 일으킬 염려가 없다고 볼 수 있다. 다만 모르는 사이에 언제 어떤 해독이 입으로 들어갈지 모르므로 안전한 선은 하루 정종 2홉 이내가 적당하다. 특히 1주일에 2일 정도는 술 마시는 것을 쉬는 것이 바람직하다.

술의 종류와 발병과의 관계는 고려할 필요가 없다는 것을 이미 설명했다.

알콜량을 환산하면, 소주 1홉은 와인으로 2글라스, 맥주 1.5병, 위스키로는 싱글 2.5잔에 상당한다. 열량으로서는 소주 1홉은 약 130칼로리이며 열량이 가장 많은 맥주나 가장 적은 위스키나 간에 그 차는 10% 정도밖에 안 된다.

'렐밧하'의 보고에 따르면 하루에 알콜 80g 정도면 중증의 간 장해가 생기는 확률이 0%이며, 또 프랑스의 술인 빼키녀도 하루 160g(정종 5홉) 이상은 위험하나 80g 정도면 안전하다는 것이다. 이와 같은 역학적(疫學的) 연구 성적은 알콜 대사에서의 성적과 상당히 일치하고 있다.

알콜은 그 대부분이 간장에서 분해되며 그 속도는 보통 1시간에 체중 1kg 당 100mg이다. 이것을 우리나라의 평균적인 사람에게 환산하면 1홉의 소주가 약 3시간 걸려서 분해되는 셈이다. 그리고 이 속도에는 개인 차가 별로 없다.

따라서 몇 홉의 소주를 마시면 상당히 오랜 시간 몸에 알콜 성분이 배어 있다는 이야기가 되므로 결국 좋을 리가 없다.

2) 단백질 식품을 충분히 먹으면서 마신다

술을 마실 때는 될 수 있는 대로 단백질이 많은 부식(안주)을 많이 먹는 것이 좋다. 단백질 식품에 내포된 지방분에 대해서 신경질적으로 생각할 필요는 없다.

그렇다고 하여 지방분을 의식적으로 많이 먹는다는 것은 알콜성 지방간을 조장시킬 수 있으므로 피하는 것이 좋다. 토끼 실험에서 지방분의 섭취가 총 열량의 30%를 넘으면 간장 내의 중성 지방이 현저히 증가한다는 사실이 명백히 입증되어 있다. 또 지방분이 12% 이하인 때도 오히려 증가하는 경우가 있다.

특히 알콜은 뇨산치를 높이기 쉬운데. 연어알·대구알·젓 등 퓨린체(體)가 풍부한 것을 술과 함께 많이 먹으면 조장된다.

또 고혈압 치료에 쓰이는 사이어자이드제도 고뇨산 혈증을 유발할 우려가 있으므로 이런 사람은 통풍 예방의 뜻에서도 주량을 경감할 필요가 있다.

흔히 취기를 가시게 하는 데는 감이 좋다고 한다. 이것은 의학적으로도 이치에 맞는 말이다. 과당은 알콜의 대사를 촉진시키는 것으로 알려져 있으며 초콜릿 같은 것은 이런 의미에서 수긍이 가는 종류라고 본다.

3) MEOS에 대하여

간장에서 알콜을 분해하는 요소로서 일찍부터 잘 알려진 것이 알콜

탈수소 효소(ADH)가 있는데, 최근에 와서 간장의 마이크로좀이라는 것에 있는 MEOS(마이크로좀 알콜 산화계)라는 효소로도 알콜이 분해된다는 사실이 밝혀졌다.

이 MEOS는 다른 여러 가지 약물을 해독하는 효소와 똑같은 성질이 있어서 폭주가에게는 이것이 증량된다.

또 폭주가에게 마취가 잘 되지 않는 것은 증대된 MEOS에 의하여 마취약이 자꾸 분해되기 때문이다. 술과 수면제를 함께 먹으면 두 가지 대사가 경쟁하기 때문에 분해가 늦어져서 수면제의 효과가 오래 가는 등 종래에 경험적으로 이해되었던 사실이 이것으로 증명되었다. 이 점은 폭주가가 장기간 투약을 받고 있는 경우 대단히 중요한 것이므로 의사와 적절한 상의가 필요하다.

예를 들어, 당뇨병으로 톨프타마이드라는 약을 매일 일정량 먹고 있는 사람의 경우, 음주량에 의해서 MEOS 활성이 변하기 때문에 톨프타마이드의 분해 기능도 변하여 투여량에 있어 과다하거나 과소한 결과를 가져올 수 있다.

6. 간장병 환자와 술

전술한 바와 같이 알콜이 간장에 전혀 영향을 주지 않는 체질도 가끔 있다고 했다. 그러나 현재로서는 이것을 미리 알 수가 없고 일반적으로 음주를 계속하면 간경변의 증세가 촉진되므로, 현재 약간이라도 간장병이 있는 사람은 원칙적으로 금주가 절대적 요건이라 할 수 있다.

만성 간염인데 병상이 상당히 안정되어 있는 환자의 경우에는, 예를 들어 1홉 정도의 반주로 기분이 가라앉고(스트레스는 간 혈류량을 감소시키므로 간 회복에 해롭다) 식욕도 증진되며(고단백식을 취하기가 쉽다) 수면이 용이(간장병 치료의 원칙의 하나는 안정)하다면, 무조건 절대 금주라는 지시를 받아들일 필요는 없다.

그러나 냉정하게 판단하여 간장을 해칠 정도의 호주가들은 습관적으로 마실수록 기분으로 1홉이 3홉, 또 3홉이 반 되로 상승하는 것도 문제가 된다. 그리고 술은 혼자만 마신다고 볼 수 없으므로 현실적인 처방으로서 환자에게는 완전히 금주의 지시를 내리는 것이 올바르다.

여기에서 간장병과 술의 관계를 떠나서 만성질환의 치료에 중요한 몇 가지를 부언하기로 한다. 예를 들어, 폐렴이나 적리(赤痢) 같은 병은 통증이 심하므로 입원하여 하루종일 의사의 감독 하에서 치료에 따라야 한다.

이와는 달리 안정기의 간장병을 위시하여 고혈압·당뇨병·동맥 경화증 등 소위 성인병이라는 것은 말하자면 백발(흰머리) 같은 것이라 할 수 있다.

* 하루 음주량과 간경변 가능성(음주 역사 15년 이내의 경우)

간경변 가능성 하루 음주량	안전한 량	위험량	아주 위험량
알콜량	40g 이하	40~120g	120g 이상
정 종	2홉 이하	2~5홉	5홉 이상
위스키(싱글)	2.5잔 이하	2.5~6잔	6잔 이상
맥 주(큰병)	1.5병 이하	1.5~5.5병	5.6병 이상

백발은 오래도록 끈기 있게 염색을 해야 한다. 그리고 이 행위를 계속하는 한 흑발인 사람들과 다름없이 지내게 된다. 일과 즐거움과 투병을 병립시켜 간다는 것이 이같은 종류의 병치료에는 핵심이 된다.

보통 2주간에 한 번 정도 통원하는 경우가 많으므로 흔히 3분 진찰이라 하여 3분간은 의사의 통제하에 들어가나 나머지 시간은 자기가 스스로의 병에 신경을 써야 된다. 그리고 보통때는 병의 증상이 그리 심하지 않으므로 순간적으로 병을 망각할 때도 있다. 그러므로 그만큼 자신의 병을 올바르게 자각하고 또 충분한 지식으로 정확한 치료를 끈기 있게 실행할 것을 잊어서는 안된다.

아무튼 ‘1홉의 소주라야 불과 3시간이면 분해될 테니까’라든지 ‘3홉 정도는 건강인에겐 별 지장이 없다니까’ 또는 ‘개인 차도 있다는 데’ 등의 안이한 생각에 현혹되지 말고 의사의 규칙적인 지도를 받을 것을 권한다.

제21장

•

위장병과 간장

제21장 위장병과 간장

1. 위장병이 간장에 끼치는 영향

인간은 영양을 음식으로부터 섭취한다. 음식물은 위장에서 소화·흡수되어 간장으로 보내지면서 몸에 필요한 물질로 재생산된다. 간장은 몸 안에서 가장 무거운 장기이며, 물질대사의 중심적 역할을 하는 큰 화학공장이라 할 수 있다.

음식의 소화 및 흡수에 관해서 간단히 설명하도록 하겠다.

음식은 우선 입 속에서 침과 같이 씹게 되는데, 이때 전분은 타액 속의 프치아린에 의하여 분해된다. 이들 음식은 식도를 통해서 위로 운반되고 여기에서 일정 시간을 거치는 동안 걸쭉한 죽 모양이 되면서 점차 십이지장으로 옮겨진다. 위에서 분비되는 위액에는 몇 종류의 효소가 내포되어 있어서 이곳에서 염산과 펩신에 의한 단백질의 소화가 이루어진다.

십이지장에서는 여러 가지 소화액에 의한 소화가 진행된다. 예컨대, 간장과 담낭에서 담즙이 십이지장으로 분비되며, 이것이 지방의 유화를 돕는다. 췌장으로부터 췌액이 분비되는데 이 속에도 많은 효소가 내포되어 있다. 특히 트립신·아미놉신·스태압신 등의 강력한 효소가 각기 단백질과 전분 및 지방을 분해한다. 이렇게 해서 타액이나 위액으로 소화시킬 수 없는 것은 십이지장에서 소화된다.

소장의 분비액 중에는 많은 효소가 내포되어 있어서 여기서 최종적인 소화작용이 행하여진다. 당질은 포도당이나 과당으로, 단백질은 아미노산으로, 지방은 지방산과 글리세린으로 분해되어 그 대부분은 소장에서 흡수되고, 나머지는 대장으로 보내져 수분이나 염분 등이 흡수되면서 점차로 고형의 대변이 되어 배설되게 된다.

1)간장을 통하여 영양으로

간장으로 보내진 포도당은 여기서 글리코겐과 합성되어 대부분은 이곳에 저장된다. 혈당이 부족할 때는 필요에 따라 저장된 글리코겐이 포도당으로 바뀌면서 혈액 속으로 내보내진다. 이와 같이 간장은 합성·저장·분해의 기능을 한다.

아미노산은 간장에서 몸에 적응할 수 있는 새로운 단백질과 합성되어 저장되거나 뇨소 등으로 바뀌어져 배설된다.

흡수된 지방은 임파관이나 혈액으로 들어가 몸의 각 부위에서 활용되며, 간장은 이들 지방을 다른 물질로 변화시키거나 산화시켜 에너지로 바꾸는 역할도 한다.

간장은 영양소 이외의 물질에 대해서도 여러 가지 기능을 발휘한다. 입으로 들어오거나 장 속에서 생긴 유해한 물질과 신진대사의 결과로 생긴 유해 물질은 이 간장에서 무해한 물질로 변화된다. 이것이 즉 간장의 해독 기능이라 한다.

이와 같이 음식이 소화만 되어서는 몸의 영양이나 에너지의 근본이 될 수가 없다. 간장에 운반되어 그 교묘한 기능의 작용에 유용한 물질로 바뀌어짐으로써 비로소 영양이 된다. 그러므로 음식을 섭취하지 않거나 소화 흡수가 잘 안 될 때는 몸의 영양 상태가 악화되고, 간장의 활동이 불완전하면 소화 흡수를 하여도 완전한 활용이 불가능해진다.

2. 위장병과 간장의 변화

위장과 간장은 해부학적으로도 가깝게 있고 생화학적인 면에서도 대단히 밀접한 관계에 있으며 상호간에 여러 가지의 영향을 끼치고 있다.

1)위·십이지장 궤양을 동반하는 간 장해

위궤양이나 십이지장 궤양이 있는 사람이 간장의 기능 검사와 조직학적 검사를 해보면 심한 변화는 발견할 수 없으나 간장에서 비정상을 나타낸다.

궤양이 있는 사람은 식욕이 없거나 식욕은 있어도 안 먹는 것이 위에 좋을 것으로 생각하고 먹지 않거나, 통증 때문에 의식적으로 섭취를 기피하기 때문에 영양실조가 될 우려가 있다. 그리고 이것이 장기화되면 간장의 기능을 악화시키는 원인이 된다. 고령과 빈혈도 하나의 원인이 될 수 있다.

또 궤양 환자는 위염 증세를 자주 보이는데, 위염에 의한 간 장해를 추정할 수 있다. 이 외에 빈혈로 인해 수혈한 후 간염을 일으킬 가능성도 있다.

이와 같이 간 장해를 일으키는 원인은 한 가지뿐이 아니다.

* 위장과 간장의 위치

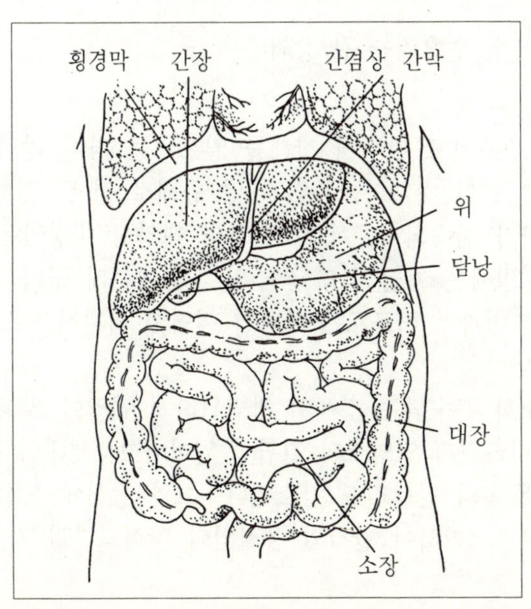

2) 위암의 간전이(肝轉移)

위암의 초기에는 대부분 아무런 증상을 볼 수 없는 것이 일반적이다. 이때 검진을 받아 우연히 발견된 조기 위암은 수술에 의해서 완쾌되며 재발도 거의 없다. 그러나 위암이 진행되면 위가 아래로 처지고 통증·구역질·구토·설사 등의 증상이 확인되면서 식욕은 감퇴되고 몸이 마르게 된다. 음식의 소화불량으로 인해 영양실조가 되며, 더욱이 독소가 전신으로 확산되어 점점 영양 상태가 악화되고 혈액 중의 단백질이 감소하면서 간장 장해가 생긴다.

암은 위의 내부에서 커질 뿐만 아니라 전이하기 때문에 심각하다. 임파나 혈액으로 침입하여 임파절·간장·복막·폐·골수 등으로 전이된다.

간장으로 전이되면 전이성 간암, 즉 속발성 간암이라 호칭하는데, 이 병을 일으키는 원발소인 위암은 우리나라의 경우 암 중에서도 가장 많다. 대장암과 직장암이 전이될 수도 있다.

3) 장의 병을 일으키는 간 장해

장의 병 중에서도 간장에 장해를 일으키는 병이 많다. 장폐색증과 대장염도 그 중의 하나다. 특히 궤양 증세로 점액·혈액·고름(농)이 혼합된 설사가 계속되고, 복통·발열의 궤양성 대장염은 그 대표적인 예이다. 이 병세는 가끔 적리(赤痢)와 혼동되는데 구미 각국에서 많이 볼 수 있다. 내과적 치료로는 완치가 어렵고 외과적으로 장 절제 수술을 해야 한다.

음식이 소화 흡수되는 장에서 광범위하게 궤양이 발생되면 식욕 감퇴와 함께 비타민과 영양소의 결핍이 일어나고, 체내의 단백질이 상실되면서 혈액 속의 단백질도 감소된다. 그와 동시에 독성 물질이 장에서 흡수된다. 그리하여 간장의 움직임이 악화되면서 지방질이 축적되어 시간이 경과되면 간경변으로 진행되기도 한다. 이와 같이 소화 흡수 장해가 일단 발생되면 간장 및 기타 장기 사이에 여러 가지 악순환이 발생한다는 것을 알 수 있다.

3. 간장병이 위장에 주는 영향

1) 위에의 영향

간장병일 때 위에도 이상이 생긴다. 간염의 경우, 위의 분비 기능에 이상을 보이며 위액의 산도(酸度)에 변화가 생긴다. 특히 간 장해가 오래 되면 무산(無酸)이 되는 경향이 있다. 위액뿐만 아니라 위의 연동·배출 속도에도 비정상의 증세가 생긴다.

또 위 촬영 검사와 위점막의 조직학적인 검사에서 위염을 보게 된다. 특히 간경변에서는 위점막이 위축되고 부종이 생기는 변화를 볼 수 있다. 간경변에 나타나는 위의 변화에 있어서 혈액 단백의 변화와 위 점막 자체에 대한 영양 보급의 장해가 위 점막의 저항력을 약하게 하는 원인의 하나로도 생각된다. 또한 문맥의 순환 장해가 위염을 일으키는 원인의 하나로 꼽히기도 한다.

2) 장에의 영향

간장병일 때 위의 변화뿐만 아니라 소장의 소화 흡수에도 변화가 나타난다. 간장의 기능이 악화되면 담즙의 분비에 이상이 생겨서 지방의 소화 흡수가 잘 안 된다.

소화기 계통의 병에 있어서 단백질과 지방질의 소화 흡수 상태를 생화학적으로 조사하여 보면, 간경변·만성 췌장염·췌장암·폐쇄성 황달(담도가 좁아져서 일어나는 황달)·대장의 절제 수술 후 등에서 지방의 흡수 장해가 나타난다. 췌장을 절제한 후에는 단백질의 흡수도 악화된다. 소화 흡수 장해는 위액·담즙·췌액 등의 소화액 분비가 불량하거나 소장의 점막에 병변이 있을 때 일어나는 것이다.

이와 같이 간장에 장해가 있으면 위장에도 변화가 생기고, 위장에 병이 있으면 간장에도 변화를 주는 위장과 간장의 기능에서 볼 때도 상호 영향을 끼치는 요소가 많다는 것을 알 수 있다.

4. 식생활과 간장

위장병 예방에 있어서 가장 중요한 것은 식생활이다. 좋은 식생활은 균형잡힌 영양을 충분히 섭취하는 것이다.

아침에 일어나 시간 관계로 식사도 제대로 않고 출근하는 샐러리맨이나 점심을 거르는 사람이 우리 주위에는 의외로 많다. 그러면 저녁 식사로 하루 영양의 대부분을 섭취하게 되는데, 이것이 위에 부담을 주게 된다. 그러므로 영양은 어느 정도씩 분할해서 세 번의 식사로 섭취하는 것이 바람직하다.

직업상이나 생활습관의 차이로 식생활이 개개인에 따라 다르겠지만, 일단은 영양의 균형을 고려하여 위에 부담을 주지 않도록 유의하여야 한다. 일시적인 과식을 삼가하고 간식으로 보충하는 것도 바람직하다.

영양의 균형에는 3대 요소인 당질·단백질·지방질이 있는데 이러한 음식물을 요령 있게 섭취하는 것이 현명하다. 육류나 어류는 훌륭한 단백질의 기본이므로 충분히 섭취하도록 한다.

1) 적극적인 식사요법

위에 병이 있을 때의 식사 중 위궤양의 경우를 알아본다.

위궤양도 중증과 경증의 경우에 따라 식사요법이 달라진다. 대량의 출혈이 있었다면 절식이나 유동식을 해야 한다. 그러나 검진으로 처음 발견됐거나 만성적인 증세일 경우에는 적극적인 식사를 하는 것이 중요하다.

위가 나쁘니까 죽을 주로 한 유동식만을 섭취하는 것은 한마디로 큰 오산이다. 실제로 위궤양 환자에게 제한된 식사를 제공했을 때와 풍부한 양질의 단백질이 포함된 고에너지 식사를 주었을 때를 비교해 보면(여러 가지 검사, 데이터상으로 보아서), 완치될 때까지의 시간이 적극적 영양 보급을 제공한 사람에게 더 좋은 결과가 나타났다는 것이 증명되었다. 그러나 고에너지식이라도 위액의 분비나 위의 운동을 높이는 식품 혹은 소화가 잘 안 되는 식품 등은 피하는 것이 좋다.

과거에는 만성 간염이나 간경변 같은 간장병에 단백질이나 지방은 안 좋다 하여 제한한 때가 있었다. 그러나 요즘은 당질은 물론이고 양질의 단백질도 충분히 섭취하도록 지도하고 있다. 지방도 열량이 많고 식욕을 높이는 이점이 있으므로 환자의 기호에 따라 적당량을 취하게 한다. 지방의 불필요한 제한은 양질의 단백질을 멀리하는 결과밖에 안 된다. 야채나 과일도 듬뿍 취한다. 그러므로 위장병이나 간장병 치료의 기초가 되는 식사요법은 동일하다 할 수 있다.

5. 착각하기 쉬운 증상

1) 위장이 나쁜 사람

위장병에도 종류가 다양하다. 그리고 이것 때문에 고생하는 분도 많으며 또 그 증상도 다양하다.

식욕부진 · 위통 · 압박감 · 피곤증 · 하품 · 설사 · 변비 등과 같이 여러 가지 증상이 일어난다. 이러한 사람들은 대부분 자기 판단으로 위장약을 먹음으로써 일시적으로 호전되면 의사를 찾을 생각도 않고 막연히 위궤양 또는 만성위염이니 하면서 자위해 버린다.

그러나 위장병은 증상만 가지고 정확히 진단한다는 것이 거의 불가능하다. 그러므로 X선 검사를 비롯하여 위나 장의 내시경 검사, 세포진단, 소화 흡수 시험 등의 여러 가지 검사를 목적에 따라 실시함으로써 비로소 정확한 진단이 결정된다.

이같은 증상의 정밀검사에서 위장의 병이 발견되는 수가 가끔 있다. 그러나 검사의 결과 별 이상이 없으므로 위장병에 걱정 없다고 속단하는 것은 잘못이다. 소위 위장 증상을 나타내는 병은 위장병 이외에도 잠재성의 다른 병에도 많이 있을 수 있기 때문이다. 간장의 병도 그 중의 하나이다.

6. 간장병에 나타나는 위장 증상

1) 바이러스 간염과 위장 증상

바이러스 간염에 걸리면 황달이 온다는 것은 잘 알려진 사실이다. 황달이 오기 전에 다음과 같은 증상을 볼 수 있다. 즉, 발열·두통·권태감·감기와 비슷한 증상, 구역질· 구토·식욕감퇴·압박감·설사·복통·변비 등등 위장병으로 짐작되는 증상이다. 일반적으로 이런 증상들이 온 뒤 4~5일이 지나면 황달이 나타나는데, 이같은 증상만 있고 황달이 없는 경우에는 착각하여 정확히 판단할 수 없을 때가 있다.

상당히 오래 전 일인데 어느 중학교에서 간염이 집단적으로 발생한 적이 있었다. 그 중 황달이 나타난 사람은 97명인 데 비해 황달은 없고 자각 증상뿐인 사람은 56명이었다. 간장의 기능검사를 실시한바, 황달이 없이도 장해를 나타내었고 증상이 아주 없어 보이는 건강한 사람에게서도 장해가 있는 것을 볼 수 있었다. 이와 같은 경우와 같이 위장 증상도 일시적인 위염이나 장염으로 생각하고 근본을 놓쳐버리는 수가 많다.

2) 만성 간염과 위장 증상

간염이 만성화됐을 때 의사의 관찰 아래 있는 사람은 이 사실을 알게 되지만, 그렇지 못한 사람은 모르고 지내게 마련이다. 황달이 없어지면 완치됐다고 생각하고 무리한 일을 하거나 충분히 치료하지 못하여 만성화되거나, 또 무황달의 상태에서 간염에 걸린지도 모르고 만성 간염으로 진행되기도 한다.

만성간염 환자에게는 각양 각색의 증상들이 나타나는데, 이 사람들은 자기가 위장병인 줄 알고 의사를 찾았으나 위장에서는 특별한 증세를 발견하지 못하고 간장의 기능 검사를 받으면서 비로소 만성 간염이라는 사실을 알게 되는 경우가 종종 있다.

간염을 전에 앓은 사람도 그것을 잊어버리거나, 때로는 수혈을 받은 다음 수혈 후 간염에 걸려 있는 것을 모르고 있는 사람도 가끔 있다.

이와 같이 위장병 증상을 나타내는 경우는 위장병 이외에서도 많이 볼 수 있음을 알아둘 필요가 있다.

3) 간경변과 위장 증상

간경변의 자각 증상도 위장 증상과 거의 같아서 반드시 이 병 특유의 증상이 있는 것은 아니다. 진찰로써 굳은 간장이 만져지고 복수가 있으며 비장까지도 만져진다면 이 증세로 간장병을 의심하게 된다.

어느 회사의 중역이 수개월 전부터 식욕이 없고 위가 무거워지며 최근에는 배의 팽만감으로 불쾌하고 아침에는 구역질까지 생겨서, 이 것은 아마 위가 나빠진 모양으로 혹시 위암이 아닌가 해서 의사를 찾았다. 상세히 알고 보니 오랫동안 매일 밤 친지들과 술을 마시고 식사는 별로 하지 않았다고 한다.

최근에는 아침에도 식욕이 없어 거의 거르는 상태이고. 회사에서도 일할 의욕이 없으며 점심은 국수 한 그릇을 먹을 정도인데. 저녁때가 되면 기운이 생겨 술을 찾게 되는 생활이 계속됐다는 것이다.

자세히 보니 얼굴은 부어 있고 혈색도 나쁘고 오른쪽 복부에 굳은 간장이 만져지며 복수가 고여 있었다. 정밀검사를 하였을 때는 간장병 이외에 간암까지 발견되었다. 본인은 단순히 위가 좋지 않다고만 생각하였으나 사실은 알콜의 과다 섭취와 영양의 결함이 주원인이 되어 간경변에 걸려 있었던 것이다. 그러므로 위의 상태가 나쁘다고 해서 위염이나 위궤양 또는 위암 등 위장병만 생각할 수는 없다. 다른 병으로도 똑같은 증상을 일으킬 수 있기 때문이다.

제22장
·
음식물과 간장

제22장 음식물과 간장

1. 간장에 필요한 영양

간장을 튼튼하게 하려면 무조건 간장약만 먹지 말고 무엇보다 적절한 음식물을 섭취하는 것이 중요하다. 간장병에 걸렸을 때도 식사요법이 약물요법 못지 않게 중요하다.

사람은 살아 있는 한 에너지를 소모하면서 몸의 다른 여러 가지 성분도 소모한다.

인간이 건강을 유지하기 위하여는 항시 에너지를 보충하여야 한다. 이들의 보급은 음식물이다. 음식물 중에는 영양소로서 단백질·탄수화물(당질)·지방질·비타민·무기질의 다섯 가지가 있고 앞의 세 가지를 3대 영양소라고 한다. 이 세 가지 중 단백질은 주로 몸체를 만드는 성분으로 쓰이나 그 일부는 에너지원으로도 이용된다. 탄수화물과 지방질은 주로 에너지원으로써 활용된다.

단백질은 육류·어류·계란의 흰자위 등에 많이 함유되어 있으며, 30종에 달하는 여러 가지 아미노산이 결합되어 만들어져 있다. 그리고 각 단백질을 구성하고 있는 아미노산의 종류와 수는 단백질의 종류에 따라 각각 다르다.

식사에서 섭취된 단백질은 위장에서 소화되고 아미노산이 되어 흡수된다. 그리고 우선 간장으로 가서 간장 단백이나 혈장 단백으로 재편성된다. 나머지는 혈액과 함께 운반되어 몸의 각 부위로 가서 거기서 각각의 조직 단백과 합성된다. 그 뒤에도 남은 아미노산은 주로 간장에서 분해되어 에너지원으로 이용된다. 단백질은 탄수화물이나 지방과 달라서 탄소·수소·산소 이외에도 질소를 갖고 있는 것이 특징이다.

몸에 필요한 단백질의 양은 표준과 안정성을 고려하여 체중 1kg당 1g이 하루의 소요량이다.

몸의 단백질을 구성하고 있는 아미노산의 종류는 많이 있으나 이중에는 몸 속에서 스스로 만들어지는 것과 만들지 못하는 것의 두 가지가 있다. 스스로 만들지 못하는 것은 외부로부터 음식물로 섭취해야 하며 이같은 아미노산을 필수아미노산이라 한다. 리진·스레오닌·페닐알라닌·메치오닌·로이신·이소로이신·트립토판·바린 등이 그것으로 이들을 보다 많이 함유한 것을 '양질의 단백질' 혹은 '영양가가 높은 단백질'이라고 한다.

일반적으로 육류·어류·계란·우유 등의 단백질, 즉 동물성 단백질은 양질이라 할 수 있으나, 식물성 단백질은 필수아미노산이 동물성처럼 조화 있게 함유돼 있지 못하다. 예컨대, 우리의 주식인 쌀의 단백질에는 리진·메치오닌·트립토판 등이 부족하다. 그래서 쌀을 주식으로 할 때는 체중 1kg당 단백질 1g으로서는 필수아미노산이 부족하므로 1.2g을 투여하는 것이 안전하다. 이와 같은 사실에서 볼 때 필수아미노산을 조화 있게 모두 갖추려면 섭취하는 단백질의 반 이상을 동물성 단백에서 구하는 것이 바람직하다. 또한 식물성 단백질 중에서는 콩의 단백질이 가장 양질이므로 두부나 삶은 콩 등이 단백원으로서 적절하다.

1) 에너지원으로서의 탄수화물과 지방

가. 탄수화물

탄수화물은 당질 또는 함수탄소라고도 불리며, 쌀·보리 기타의 곡물·감자·고구마류 등에 많이 함유되어 있다. 탄수화물은 소화기관 안에서 단당류(포도당·과당 등)로 분해·흡수되어 우선 간장으로 간다. 그곳에서 곧 혈액과 함께 전신을 돌며 에너지원으로 이용되는 것도 있고, 일부는 글리코겐으로 간장에 비축되며, 또 일부는 때로 지방이 되어 피하에 비축되기도 한다. 탄수화물은 에너지원으로서는 가장 중요한 것이다.

나. 지방

이것은 버터나 계란의 노른자위 혹은 여러 가지 기름 등의 주성분을 이룬다. 지방은 소화기관 내에서 지방산과 글리세린으로 분해되어 흡수된다. 장에서 지방이 소화 흡수되려면 담즙에 함유된 담즙산이 큰 역할을 하므로, 간장병 때문에 담즙의 분비가 현저히 저하됐을 때와 담도가 담석이나 암으로 막혀서 담즙이 장으로 나오지 못하게 된 폐쇄성 황달에서는 지방의 흡수가 크게 장해를 받는다.

지방은 주로 에너지원으로 이용된다. 더욱이 지방은 영양상 빼놓을 수 없는 리놀산·리놀렌산·아라키돈산 등의 불포화성 지방산(필수 지방산)이나 지용성 비타민인 비타민 A, D, E, K 등을 내포하고 있으므로 꼭 적당한 양을 섭취할 필요가 있다.

2) 에너지 필요량과 영양소의 편성 요령

일을 하거나 운동을 할 때 에너지가 필요한 것은 물론이고 몸 속에서 여러 가지 장기가 그 기능을 발휘할 때, 또 체온을 정상적으로 유지할 때도 에너지가 필요하다. 이 에너지원으로서 3대 영양소가 사용된다. 이때 탄수화물과 지방이 체내에서 활용되어 결국 물과 탄산가스가 된다. 그리고 그것이 분해될 때 나오는 열량은 밖에서 불을 붙여 태울 때의 열량과 거의 비슷하며, 탄수화물과 단백질은 1kg당 4.1kcal, 지방은 9.3kcal가 된다.

우리가 하루에 필요로 하는 에너지는 안정을 유지하고 있을 때 체중 1kg당 30~35kcal, 가벼운 일을 할 때는 40kcal, 심한 중노동을 할 때는 그 이상이 필요하다. 칼로리를 계산할 때 그 수치를 그 사람의 실제상 체중으로 계산하면 비대한 사람에게는 많게 마른 사람에게는 적게 되므로 표준체중이라는 것을 기준으로 하여 계산하는 것이 일반적이다.

표준 체중의 기준은 여러 가지가 있으나, 보편적으로 신장에서 100을 뺀 숫자에 0.9를 곱한 것을 킬로그램으로 나타내는 방법이다. 예를 들면, 신장이 170cm인 경우(170-100)×0.9=63kg, 즉 63킬로그램이 그 사람의 표준체중이라 할 수 있다. 그리고 그 사람의 연령·성별·작업량 등에 따라 필요한 에너지량이 달라질 수 있으므로 그것이 내려가지 않도록 알맞게 식사를 할 필요가 있다.

다음으로 필요한 에너지인 단백질·탄수화물·지방을 어떤 비율로 편성한 식사로부터 섭취하는 것이 좋은가 하는 것이다.

이 중 단백질은 전술한 바와 같이 몸 조직의 유지라는 뜻에서 체중 1kg당 1g이 필요하므로 그 나머지는 탄수화물과 지방에서 섭취해야 한다. 이때 주의할 것은 만일 섭취하는 에너지가 그 사람의 욕구를 충족시키지 못할 때는 몸 조직의 단백질이 분해되어 에너지원으로 이용된다는 사실이다.

우리나라는 쌀을 주식으로 하기 때문에 에너지의 3분의 2 가량을 당질에서 취하고 있으나 구미에서는 지방에서 주로 보충한다. 단지 에너지원이라는 점에서만 생각할 때 탄수화물만 충분히 취하면 지방은 없어도 되는 것처럼 생각되나, 지방은 필수지방산이나 지용성 비타민의 공급원이므로 이것이 부족하면 곤란하다.

그렇다면 반대로 에너지의 대부분을 지방에서 취하여도 되는가 하면 그것도 어려운 문제가 된다. 지방이 체내에서 완전히 이용되려면 동시에 탄수화물의 상당량이 연소작용을 해야 한다. 따라서 하루의 총 에너지량의 45%가 넘는 지방을 섭취하면 산독성(酸毒性)을 일으킬 우려가 있으므로 적당한 식사라고 할 수 없다.

결국 건강을 유지하는 데는 단백질·탄수화물·지방 등의 양이 적당하게, 또 거기에 비타민이나 무기질도 적당량 함유된 식사가 바람직하다.

섭취하는 총 에너지량 중에서 각 영양소가 점하는 비율은 시대·나라·지역·가정습관·기호 등에 따라 크게 달라진다. 20년 전만 해도 우리나라와 미국을 비교해 보면, 단백질의 섭취량에는 큰 차가 없었으나 지방의 섭취량이 엄청나게 차이가 많았다. 그러나 최근에 와서 점차로 그 차이는 줄어들어 현재의 섭취량은 단백질 70g, 지방이 30~60g, 탄수화물 400g 정도가 표준으로 되어 있다.

결국 이와 비슷하게 식단을 짜고 비타민의 공급원으로서 야채나 과일 등을 추가로 섭취하면 건강을 유지하고 간장을 튼튼하게 보호하는 지름길이 된다.

2. 간장에 나쁜 식사

술이 간장에 좋지 않다는 것은 이미 앞에서 설명하였다.

겨자·후추·고춧가루·카레 등의 향신료도 가끔 문제가 된다. 이들은 건강한 사람에게는 대량이 아니라면 별 문제가 없으나 간장병이 있는 사람은 제한하는 것이 좋다.

그 외에 간장에 특히 나쁘다는 식품은 별로 눈에 띄지 않는다. 그러나 영양실조나 3대 영양소가 균형을 잃으면 간장이 약해져서 지방간이 생기고 나아가서는 간경변이 될 수 있다.

정상적인 간장은 약 4%의 지질(脂質)을 내포한다. 이 총지질이 증가하고 그 중에서도 중성지방이 현저히 증가한 상태를 지방간이라고 한다. 간장은 중성지방이 증가되면 저항력과 기능이 저하된다. 그래서 식사에 있어서는 간장에 지방이 너무 증가되지 않도록 하는 것이 바람직하다.

이렇게 설명하면 지방을 많이 섭취하면 간장에 지방이 증가하여 지방간이 되기 쉽다는 말로 생각되겠으나 실제로 그렇게 간단한 것이 아니다. 개나 쥐에게 지방질이 풍부한 먹이만을 주로 투여하여 키우면 지방간이 생기는데, 이때 단백질도 충분히 동시 투여하면 지방간의 발

생은 염려없다.

여러 가지 감염과 독물에 대한 간장의 저항력은 영양 상태에 따라 매우 크게 달라진다. 예컨대, 6·25사변 당시 군대에서 바이러스 간염이 상당히 유행했었는데, 그 당시 영양가가 높은 식사를 취한 집단에서는 거의 가볍게 끝났으나 반면에 영양불량이나 특히 단백질 결핍으로 고생한 집단의 증상은 상당히 중증이었을 뿐 아니라 치유도 잘 되지 않았다는 보고가 있다.

동물 실험에서도 기아상태였던 동물과 주로 지방식으로만 키워진 동물의 간장은 독물에 대한 저항력이 약하다. 이와 반대로 단백질이나 탄수화물을 충분히 섭취한 동물은 저항력이 매우 강하다는 것이 증명되고 있다. 또 동물에게 간장독을 주어 실험한 결과 급성 실험에서는 단백질을 많이 준 것과 탄수화물을 많이 투여한 것은 별 차이가 없이 거의 같은 저항력을 나타냈다. 그러나 만성 실험에서는 탄수화물만 많고 단백질이 적은 경우 저항력이 약해지는 것을 알게 되었다.

페틱 씨와 포스트 씨 두 사람은 1941년 그때까지 간경변에는 단백질이나 지방을 제한해야 한다는 통설을 뒤엎고, 반대로 다량의 단백과 지방을 투여하여 대단히 큰 효과가 있었다는 것을 입증함으로써 간장병 식이요법에 일대 혁명을 가져오게 했다.

두 사람이 고단백·고에너지식에 착안한 것은 ①간경변이 대체적으로 영양실조가 많은 나라에서 볼 수 있다는 것, ②만성 알콜중독자 중에 간경변이 많은데, 이것은 애주가들이 알콜로 충분한 칼로리를 취하기 때문에 식사를 잘 하지 않음으로써 단백질 부족에 빠져 있다는 것, ③자기 병원의 간경변 환자는 보편적으로 빈곤자들이며, 대부분이 육류나 우유제품을 충분히 취할 수 없었던 사람들이라는 것, 그리고 이들은 비타민 결핍 증상을 합병하고 있는 자들이 많았고, 영양의 부적당 등이 간경변의 원인이나 유인이 되어 있는 것처럼 생각됐다는 것들이 그 이유였었다.

이렇게 볼 때 결국 단백질 부족의 식사야말로 간장을 나쁘게 하는 원흉이라 할 수 있다.

3. 비타민과 간장

비타민은 극히 적은 양으로도 체내의 여러 가지 신진대사를 미묘하게 조절하고 있다. 비타민 B_1의 부족은 각기병을, B_2의 부족은 여러 가지 피부병과 설염을, A의 부족은 야맹증을, C의 부족은 괴혈증을, D의 부족은 곱추병을 일으킨다는 것은 잘 알려져 있는 사실이다. 간장은 이들 비타민의 대사와 활성화, 저장에도 밀접한 관계를 갖고 있다.

각종 비타민은 간장에 저장되어 그곳에서 기능을 발휘함과 동시에 필요에 따라 혈액 속으로 보내진다. 따라서 어느 비타민의 섭취량이 부족하면 간장 안의 저축량도 감소되며, 간세포의 대사 기능이 장해를 일으켜 간기능도 저하되는 것이다. 물론 그 비타민을 보완·보충하여 주면 간기능은 쉽게 회복된다.

그러나 간장에 어떤 장해가 생기면 간장 내에서의 비타민 이용이 원활치 못하게 되어 아무리 비타민을 섭취하여도 효과가 잘 나타나지 않는 경우도 있다. 더욱이 간장병까지 겹치면 파괴된 간세포의 재생을 위해서도 다량의 비타민이 필요하며, 더욱이 간 장해로 어지러워진 대사를 개선하기 위해서도 많은 비타민을 필요로 하게 된다.

B_1·B_2 같은 비타민은 활성화됨으로써 비로소 기능이 발휘되는 것인데, 이 활성화는 주로 간장에서 이루어지기 때문에 간장병이 있을 때는 활성화 작용이 장해를 받아 결국 비타민의 이용이 순조롭게 안 된다. 그래서 이와 같은 경우, 이용률이 저하되어 있는 것을 염두에 두고 보통 이상으로 대량의 비타민을 취하든지 아니면 활성화된 비타민제를 복용하는 것이 바람직하다.

1) 비타민 B_1

체내에서 탄수화물의 대사(당대사)에 필요한 비타민으로 우리나라처럼 탄수화물을 많이 섭취하고 있는 곳에서는 특히 대량의 비타민B_1이 필요하다. B_1은 곡류의 외피나 씨눈에 많이 있으므로 너무 벗겨내면 그 대부분이 유실된다. 따라서 현미쌀이나 보리밥 등 비타민B_1을 충분히 함유한 것을 섭취하거나 또는 부식물에서 보완할 필요가 있다. 또 비타민B_1은 간장의 글리코겐을 증가시키는 작용도 한다. 간 글리코겐이 증가하면 간장의 저항력도 증가하므로 간장병에는 특히 B_1을 충분히 섭취할 필요가 있다. 음식만으로 B_1의 보급이 부족하다고 생각될 때는 비타민B_1제를 대량 사용하거나 칼보키신을 활용하는 것도 좋다.

2) 비타민 B_2

탄수화물·단백질·지방의 대사와 관계되는 비타민이며, 주로 간장에 저장된다. 간장병에서는 체내의 비타민B_2가 부족하기 쉬우므로 비타민B_2를 투여하면 증상이 가벼워지고 간기능의 개선을 도모할 수 있다.

3) 니코틴산

세포 내의 산화 과정에 중요한 역할을 하며, 간장이 정상적 기능을 유지하기 위하여 필요불가결한 것이다. 간장병에서는 니코틴산의 부족을 초래하기 쉬우며, 혈액 중의 농도도 저하될 가능성이 있으므로 니코틴산의 투여는 유효할 때가 많다.

4) 비타민 B_6

이것은 주로 아미노산 대사에 관여하며, 탄수화물이나 지질의 대사와도 밀접한 관계를 갖는 비타민이다.
흰쥐에 간장독인 4염화탄소를 투여하여 급성 또는 만성 간 장해를 일으킨 경우, 비타민B_6의 활성형인 피리드키설 인산을 동시에 투여하면 간 장해의 회복이 촉진된다. 인간의 경우에도 여러 가지 간장병에 피리드키설 인산이 효과적이다.

5) 팬토텐산

단백질·탄수화물·지방 등의 대사에 관계되고 간장의 비호작용도 하며 간염이나 기타 간장병 치료에도 효과적이다.

6) 비타민 B_{12}

악성 빈혈에 특효약이다. 여기에는 항(抗) 지간성(脂肝性) 작용도 있으며, 더욱이 간장의 제반 기능을 증강시키는 작용도 있다. 일반적으로 간장에는 몸이 1년간 필요로 하는 양보다 많은 양의 비타민B_{12}가 저장되어 있으나, 간염이나 그 밖의 간장병이 생기면 이 저장이 매우 현저히 감소되므로 이런 의미에서도 비타민B_{12}의 보급은 합리적이라 할 수 있다.

7) 비타민

생체 내의 산화 환원에 중대한 역할을 하는 것으로 간장에서의 글리코겐 생산을 촉진하고 또한 해독 기능에도 관여한다. 부족되지 않도록 노력해야 한다.

8) 코린

저단백과 고지방식으로 사육된 흰쥐는 지방간이 되는데 코린을 투여하면 이것을 방지할 수 있다. 코린은 지방간이 되는 것을 방지하므로 항지방인자라고도 불리우며, 인간의 경우에도 알콜중독 등에 의한

지방간이나 간경변에 잘 듣는 수가 있다. 단, 바이러스 간염의 경우는
효과가 없는 것 같다.

식사에서 단백질을 충분히 섭취하면 지방간이 되지 않는 것은 그
안에 항지간물질(抗脂肝物質)인 코린이나 메치오닌이 함유되어 있기 때
문이다.

9) 비타민A

지용성이므로 장관 내에서 흡수될 때 담즙이 필요하다. 폐쇄성 황
달 등으로 담즙의 분비가 장해를 받으면 흡수가 방해되어 결핍 증상이
나타난다. 또한 간장은 몸에 있는 비타민A의 95%를 점유하여 A대사
의 중심을 이루고 있는데 만성 간 장해, 특히 간경변이 있으면 간장
내의 A함유량 및 A의 전 단계인 카로틴이 감소되어 결국은 혈액 속
으로 운반되는 A의 양도 적어져 야맹증이 생기기도 한다.

10) 비타민E

실험적으로 E의 부족은 간괴사(肝塊死)를 초래하고 그때 E를 충분
히 보충하면 좋아진다. E의 투여는 급성간염의 간괴사를 막는다는 이
유 때문에 임상실험에도 활용되고 있다.

11) 비타민K

이것은 혈액응고에 필요한 프로트롬빈을 만드는데 필요불가결한 것
이다. 그리고 지용성 비타민이므로 폐쇄성 황달 등에서는 그 흡수가
방해를 받는다. 또한 간경변 등으로 간장의 기능이 강하게 장해받을
경우 비타민K를 흡수하여도 간장이 프로트롬빈을 잘 만들지 못하므로
혈액응고도 순조롭지 못해 출혈이 쉽게 된다. 비타민K의 투여는 프로
트롬빈을 증가시키고 간장의 해독 기능을 높이므로 간장병의 치료에

자주 이용되고 있다.

12) 디오크토산

최초로 간 분해물로부터 분리된 수용성 비타민이다. 당 대사의 이상을 정상화시키는 작용이 있으며 간 장해에 이것을 쓰면 증상을 가볍게 하고 간성 혼수에도 상당히 효력이 있다.

13) 오로틴산

최초로 우유에서 분리된 것으로 핵산 합성에 도움을 주는 성장촉진 인자로 알려져 있다. 간 장해에 의한 동물의 간괴사 및 지방 침착을 방지하는 작용도 하며 만성간염 환자에 자주 쓰인다.

4. 간장병의 식사요법

식사요법이 간장병 치료에 극히 중대한 의미를 갖는다는 것은 이미 널리 알려진 사실이고. 그 내용도 2차대전을 전후하여 양상이 달라졌다.

예전엔 황달이나 간장병이라고 하면 우선 간장에 부담을 주지 않으려고 단백질이나 지방질을 적극 제한하고 탄수화물(당질)만을 투여하도록 노력했다. 또 민간에서는 갱조개국을 황달의 특효약으로 생각했었다.

갱조개국이 간장병에 좋다는 것이 미심쩍어 조사를 했더니 갱조개에는 담즙 분비의 촉진 작용이 있다는 것이 증명되어 깜짝 놀라게 한 사실이 있다.

1) 적극적 치료를 위한 식사요법

예전에는 결정적인 치료법이 개발되지 못했으므로 간장병뿐 아니라 다른 병들도 우선 발병된 장기의 부담을 가볍게 하면서 자생적으로 치료되도록 하는 경향이 농후하였다. 예컨대, 위궤양으로 토혈했다면 수일간 금식시킨 뒤 서서히 맨죽을 조금씩 주도록 하는 그런 방법이었다.

다음과 같은 실례가 있다.

신체적으로 극히 쇠약해서 병원에 업혀 간 환자가 있었다. 토혈을 한 뒤였는데 의사의 진찰 결과는 '위궤양이니 위에 가급적 부담을 주지 말라'는 것이었다. 그래서 그로부터 10여일간을 엽차와 미음만을 조금씩 먹었는데 여러 가지 조사한 결과는 별다른 원인이 없고, '영양 부족에서 온 쇠약'이라는 결론이었다. 그래서 이에 적절한 치료를 시도하였던바 환자는 급속한 회복세를 보이면서 얼마 뒤에는 원기를 되찾아 퇴원하기에 이르렀다. 이 경우에서 우리는 잘못된 장기에 지나친 신경을 쓰다가 영양실조를 가져와서 결국은 중증환자 취급을 받았다는 것을 알 수 있고 영양을 무시하면 병의 치료도 곤란하게 된다는 것을 알 수 있다.

전술한 바와 같이 페틱 등이 간경변에는 고단백·고에너지·고비타민 식사요법이 제일이라고 주장한 것은 1941년이었다. 당시까지 세계의 모든 의사들은 간장병에서 간장을 보호하기 위하여 단백질과 지방질의 공급을 제한했었다. 페틱 등은 간경변의 성립 요인에는 영양장해, 특히 단백질의 부족이 관계된다는 것, 상해된 간장의 회복에는 다량의 단백질이 필요하다는 이론에 착안하여 이제까지와는 정반대로 고단백식을 시도하여 놀라운 효과를 증명한 셈이다. 그래서 간장병의 식사요법은 간장보호 제일주의로부터 적극적 치료를 위한 식사요법으로 대전환을 하게 되었다.

2) 각 영양소와 간장병의 관계

여러 가지 영양소는 병에 걸린 간장에 어떠한 영향을 주는가? 또 간장병에는 어떤 영양소를 어느 정도로 투여하는 것이 적당한가를 검토해 보기로 한다.

가. 단백질

단백질을 많이 섭취하면 분해된 다량의 아미노산이 간장으로 운반되면서 간장은 이 아미노산을 혈장 단백으로 합성하든가, 그 밖의 처리도 해야 되며, 또 아미노산의 대사 산물에서 뇨소를 만들어내야 되기 때문에 간장의 부담이 커진다는 이유로 예전에는 간장병일 때 단백질의 섭취를 강하게 제한하였었다.

그러나 침범당한 간세포를 재생하고 수복하기 위해서는 다량의 아미노산이 필요하다. 이 단백질을 제한해서는 오히려 상해된 간장의 회복이 늦어진다. 실제로 동물 실험이나 임상 연구의 결과도 상해된 간장에는 충분한 단백질을 투여하는 편이 치유를 돕는다는 것이 확인되고 있다.

앞에서 간장을 건강하게 유지하려면 체중 1kg 당 단백질이 1g은 필요하다고 하였는데, 간장병의 경우에는 이보다 약간 많은 1.5~2.0g, 즉 하루 80~120g이 적당하다.

나. 탄수화물

간 글리코겐 양과 간기능과는 밀접한 관계가 있다. 이 간 글리코겐이 감소되면 간기능이나 간장의 저항력도 저하된다. 또한 간장병인 경우 간 글리코겐은 감소되게 마련이다. 탄수화물이 풍부한 식사가 간장을 보호한다는 것은 과거부터 잘 알려져 왔고, 종래부터 간장병에는 탄수화물이 풍부한 식사가 권장되었다. 탄수화물은 간장의 글리코겐을 높일 뿐만 아니라 에너지원으로서도 불가결한 것이다. 이것을 에너지원으로 충분히 섭취함으로써 체단백질의 분해를 막을 수 있다. 그런데 최근에 와서 간장병에는 단백질만이 제일이라는 주장 때문에 탄수화물을 그다지 중요한 것이 아닌 것처럼 인식하는 사람도 있다. 그러나 간장병 식사에는 탄수화물도 매우 중요하다는 사실에는 변함이 없다.

단지 너무 탄수화물에만 치중하지 말고 단백질도 충분히 섭취해야 된다는 것이다.

다. 지방

동물 실험에서 지나치게 지방질을 투여하면 지방간이 생기게 된다는 것, 또 간장병이나 담도 폐쇄에서는 담즙이 장으로 잘 유입되지 않아 지방의 흡수가 나빠진다는 것 등과 같은 우려 때문에 과거에는 간장병에 지방의 섭취를 강력히 제한해야 하는 것으로 판단했다. 그러나 그 후의 연구 개발로 많은 지방을 취해도 동시에 단백질을 충분히 섭취하면 지방간이 생길 확률이 매우 적다는 것을 알았다. 또한 상당한 지방을 취해도 동시에 코린이나 메티오닌 등의 항 지간(脂肝) 물질을 투여하면 지방은 간장에 별 피해를 주지 않는다는 것도 명백해졌다.

만성간염이나 간경변 환자가 지방 310g, 단백질 110g이 포함된 식사를 한 달간 계속하였는데 아무런 피해도 없었고, 증상도 오히려 좋아졌다는 보고가 있다. 전술한 페틱 박사 등의 간경변에 대한 고단백·고에너지 식사는 단백질 140g, 지방질 175g으로 사실상 고단백·고지방식이었다는 것이 확실하므로 지방이 간장병에 나쁘다고만 할 수 없는 것이다.

더욱이 지방을 너무 제한하려고 하면 육류나 우유·계란 등 양질의 단백질까지도 제한하는 결과를 초래하게 된다. 특히 우리나라는 구미와 달라서 원래가 지방 섭취량이 매우 적고, 하루 30~60g에 불과하므로 이를 다시 제한할 필요는 없다. 그러나 그렇다고 급성 간장병 등을 앓고 있는 환자로서 단백한 식사를 원하는 사람에게 억지로 지방이 많이 든 음식을 강요할 필요는 없다.

　따라서 지방은 환자의 기호에 따라 섭취하여도 무방하다는 결론을 내릴 수 있다. 단, 황달이 심하고 담즙의 장내 유입이 불량한 경우에는 가급적 제한하는 것이 좋다. 그리고 지방을 섭취함에 있어서 우유나 버터·계란의 노른자위 등 유화된 것이 흡수가 잘 되며 튀김 종류는 좋지 않다.

라. 비타민

　전술한 바와 같이 간장병에는 여러 가지 비타민이 부족되기 쉬우며 이들의 부족은 장해된 간장의 회복에 악영향을 준다. 따라서 특히 비타민B_1, 비타민B_2, 비타민C 등이 다량으로 함유된 음식물을 섭취하거나 종합비타민제의 사용이 요망된다.

마. 무기질

　간장은 수분대사와 밀접한 관계를 가지고 있으므로 간장병은 몸에 수분이 축적되는 경향이 있다. 부종이나 복수일 경우 이것은 수분만 고이는 것이 아니라 나트륨이 물을 끌어당겨서 고이는 것이므로 간장병에는 염화나트륨인 식염을 제한하는 것이 바람직하다.

　부종이나 복수가 없는 경우에도 소금기를 적게 하고 하루 8g 정도로 제한한다. 부종이나 복수가 있으면 더욱 많이 제한한다. 이같은 경우 과거에는 식염을 전혀 금지하였지만 오늘날에는 오히려 무염식이 거의 없어졌다. 그 이유는 식염을 잘 배설시키는 이뇨제가 개발되었다는 것이 큰 요인이겠지만 궁극적으로 무염식이 식욕의 강화를 가져온다는 사실을 인정했기 때문일 것이다.

5. 간장병 식사요법의 실제

　간장병 환자의 식단인 경우 3대 영양소의 편성은 본인 혼자라면 하루 단백질 80~120g, 지방질 30~60g, 탄수화물 350~400g을 기준으로 하면 된다.

이들 영양소의 공급원으로는 다음과 같다.

① 단백질 : 밥·오트밀·육류·닭고기·우유·생선·계란·두부·
삶은 콩두부 등
② 지방 : 버터·치즈·우유·육류·계란 등
③ 탄수화물 : 밥·죽·빵·면류·고구마·오트밀·과일·야채 등
④ 비타민 : 우유·계란·호박·홍당무·시금치·유채·상추·
토마토·무·콩국·양배추·오이·과일 등

1) 급성간염일 때의 식사

초기에는 구역질이 나고 식욕이 전혀 없는 경우가 많으므로 죽이나 우유·계란·과즙 등 산뜻한 것을 섭취한다.

그 후에 식욕이 생기면 단백질 60g, 지방 20g, 탄수화물 350g, 열량은 2000kcal로 하고 더 회복이 되면 단백질 80g, 지방 50g까지 증가시킨다. 황달이 심한 경우에는 지방을 30g 정도로 제한한다. 또 중독성 간염에는 신장도 동시에 침식되는 경우가 있으므로 단백질을 지나치게 증가시키지 않도록 하는 것이 좋다.

지방은 우유나 계란 등 유화된 것이 좋고 후라이나 튀김·장어 등은 좋지 않다.

요리에 있어 설탕이나 식초는 재량껏 쓰되 식염이나 간장은 적게 쓰고, 알콜성 음료나 향료는 금해야 한다. 가능한 한 소화되기 쉬운 음식물이 바람직하며 변비를 피하기 위해 고구마·감자·홍당무·야채 등 섬유성이 많은 것을 먹는 것이 좋다.

2) 만성간염, 간경변일 때의 식사

과거에는 두 가지 병 모두 단백질과 지방을 제한하였다. 전술한 바

와 같이 페틱 등이 단백질 140g, 지방 175g, 탄수화물 365g, 총열량 3500kcal에 양조효모 50g을 첨가시켜 간경변 환자에게 1년 이상 섭취하게 함으로써 대단히 좋은 성과를 얻었다.

그 이전에는 간경변으로 복수가 고인 상태에서 1/2 이상이 1년 내에 사망하였다. 그러나 고단백식을 취하게 되면서부터 동시에 이뇨제를 적절히 활용함으로써 복수를 억제하게 되고, 간경변이 있어도 몇 년이고 평상적인 생활을 영위해 가는 사람들을 얼마든지 볼 수 있게 되었다. 페틱 등이 간경변으로 복수가 생긴 이후의 생존율을 이전의 단백질 제한식과 고단백식과의 비교를 통해 나타냈는데 다음 표이다.

* 간경변의 예후

복수 출현 후의 연 수	생 존 율	
	고단백 식사	
	전	후
1년	39%	65%
2년	21%	50%
3년	7%	36%
예수(例數)	386	124

이 비교표가 보고된 것은 1948년이다. 고단백식이 주어진 124의 예 중에 효과가 없었던 54건은 그 태반이 몹시 중증으로 말미암아 고단백식을 취할 능력이 이미 상실된 상태였으므로 결과적으로 고단백식을 취한 것이 얼마나 좋았는가 하는 것은 재론할 필요가 없다.

그러나 구미인보다 몸집도 작고 식생활도 다른 우리들이 즉시 이렇게 많은 단백질이나 지방을 섭취하기는 쉽지 않다. 그래서 우리나라에서는 단백질 100~120g, 탄수화물 350~400g, 지방 50g 정도를 표준으로 하는 것이 적당하다.

단, 극히 중증으로 간성 혼수의 우려가 있을 때는 단백질을 20~

50g 정도로 제한할 필요가 있다. 식염은 8g 정도에서 부종과 복수가 생길 때는 2~3g으로 제한한다.

겨자·고춧가루·후추와 기타의 향신료는 가능한 한 금하는 것이 좋으나 가끔 식욕을 돕기 위하여 적은 양을 사용한다면 무방하다. 알 콜성 음료 역시 금하는 것이 원칙이나 때로 식욕이 전혀 없는 환자에 게 약이라는 뜻에서 약간 사용하는 것은 괜찮다.

3) 식욕을 자극하기 위한 방법

요리를 아무리 훌륭하게 만들어도 환자가 잘 먹어주지 않는다면 식 사요법의 소기 목적을 달성하기 어렵다. 환자를 위하여 만들어진 음식 이 항상 남겨진다면 아무 의미도 없다는 것이다. 예를 들어, 급성간염 의 초기 증상에서 식욕이 없고 구역질이 나는 것이 보통이다. 이때는 위에 오랫동안 남게 될 지방을 피하고 소화가 잘 되는 탄수화물과 단 백질을 주로 하는 식단을 짤 필요가 있다. 그리고 호전될 전망이 보이 면 서서히 지방을 증가시키는 방법이 좋다.

환자가 기호하는 것을 선택하도록 하고, 조리법도 수시로 바꾸어서 식욕을 돕도록 연구하는 것이 바람직하다. 만성간염이나 간경변에는 지방질을 일반적으로 40~70g 정도 섭취하는데 좋아한다면 그 이상 섭취해도 무방하다.

병이 무거울 때는 안정이 중요하지만 점차 호전되어짐에 따라 산책 이나 가벼운 운동을 시키는 것도 염두에 두어야 한다.

제23장

음주가에게 많은 병

제23장 음주가에게 많은 병

1. 알콜은 간장 이외의 장기도 습격

알콜이 원인으로 발병되는 것은 간장병뿐만 아니다. 알콜에 의한 병에는 간장병 이외에 위·장·췌장·심장의 병, 동맥경화, 빈혈, 뇌신경 장애, 알콜 의존증 등이 있다.

아주 불가사의한 것은 알콜이 원인으로 발병되어도 모든 장기가 일시적으로 침몰당하는 경우가 없다는 사실이다. 예컨대, 간장은 상당히 악화된 상태인데 췌장은 정상적이라든가, 심장은 엉망인데도 간장은 괜찮다는 등의 경우가 자주 있다.

그 이유에 대해서는 아직도 불확실하며 최근에 의학계에서도 이 점이 연구 과제가 되고 있다.

2. 횟술에 위궤양이 된다

악취 때문에 위가 메스꺼워 토하게 되면 방금 먹은 음식들이 좍 쏟아져 나온다. 때로는 그 전날 저녁때 먹은 음식물 찌꺼기가 나오는 경우도 있는데 이것은 위장에서 장시간 정체됐다가 십이지장으로 내려가 정상적인 소화가 안 된 것임을 알 수 있다.

지독한 악취일 경우 한 번의 구토로는 시원치가 않다. 계속 고통스럽고 눈도 못 뜨며 서 있기도 힘들어서 토하지 않을 수 없을 때가 있다. 그러다가 드디어 붉은 피를 쏟으면 위궤양인 줄 잘못 알고 병원으로 달려가는 사람도 있다. 그러나 내시경으로 위를 검사해 보면 대부분 위의 상부에 약간 상처가 있을 뿐이며 출혈도 끝나 있는 것이다.

이것을 맬로리·와이스 증후군이라 하며 위염도 위궤양도 아니고 더욱이 위암과는 거리가 멀다. 술을 마신 뒤 계속되는 구토 때문에 위의 내압이 상승되어 위에 상처가 생겨 출혈하게 된 것이다. 그러므로 수혈이나 지혈을 할 필요도 없고 상처도 며칠이면 깨끗이 낫는다.

이같은 병은 비교적 많고, 긴급을 요하는 상부 소화관 출혈도 발병률이 3위는 된다. 술을 마신 뒤 위가 메스꺼워 토할 때 무리하게 구토를 하지 말아야 한다. 의식적으로 배에 힘을 주는 습관은 피하는 것이 좋다.

폭주를 자주 하게 되면 위장이 황폐해진다. 급성 위궤양이 될 수도 있으나 이것은 정신적인 스트레스가 쌓였을 때 더욱 심해진다.

원래 궤양은 커피나 술이 원인으로 알고 있으나 이럴 경우는 극히 드물며 최대의 원인은 스트레스이다.

근심 걱정 때문에 밤잠을 이루지 못한다든가 대인관계가 원만하지 못하여 초조하거나 고부간의 관계, 상사와의 관계, 회사의 운영난 등 심노(心勞)가 겹쳐 궤양이 된 경우도 얼마든지 있다.

이와 같이 초조하고 안절부절 못할 때 속상함을 달래려고 술을 마시면 그것이 홧술이 된다. 계속 마셔도 취하지 않으니까 이래도 안 취하느냐는 식으로 마구 퍼마시게 되면 술을 마시지 않아도 궤양이 되기 직전이었기 때문에 위의 점막을 심히 해쳐서 급기야는 급성 궤양이 된다.

그리고 매일 술을 마시는 사람은 대부분 설사를 계속하는 경우가 있다. 이것은 음주 때문에 지방의 흡수가 악화되고 점막이 손상당해 일어난다. 매일 술을 마시는 사람이 일주일쯤 금주하면 설사가 감쪽같이 없어진다.

3. 알콜은 췌장도 위협한다

오랫동안의 폭주가가 어느 날 음주 후 돌연히 복통이 심하고 어깨까지 통증이 퍼진다고 호소하는 경우가 있다. 피와 소변을 조사하여 보면 아미라제가 매우 높고 복부를 촬영해 보았을 때 췌장에서 돌이 나타난다. 이것은 알콜에 의한 만성췌장염이다.

대량의 음주를 계속하면 그때마다 췌장염이 반복되면서 병세가 발전되어 완치가 곤란할 정도까지 이르게 되므로 초기에 치료를 하는 것이 중요하다.

췌장염에는 격렬한 통증뿐 아니라 췌장에 돌까지 생기면서 췌장의 일부가 봉지처럼 부풀어 수술하지 않으면 안될 정도까지 이르게 된다. 음주를 계속하면 약 15년 만에 췌장염이, 약 25년 만에 간경변, 즉 처음에는 췌염, 뒤에 간장을 망쳐버리는 그런 사람들이 흔히 있다.

4. 아코디언과 같은 심장

알콜을 다년간 마시면 심장이 장해를 일으켜 숨이 가쁘고 맥박이 빨라지는 등 혈액순환에 이상이 생기는데 이것을 알콜성 심근증이라 한다. 그러나 이 작용에 대해서는 아직도 의견이 분분하다. 그 이유는 알콜 자체가 심장에 나쁜 영향을 끼친다는 주장과 음주가는 음식을 잘 먹지 않기 때문에 영양 장해로 인해 심장이 나빠진다는 주장으로 양분되어 있기 때문이다. 아무튼 알콜 때문에 직접 심장에 영양을 주는 일이 있으므로 일단은 알콜 심근증이라고 부르는 것이다.

술 때문에 심장이 장해를 받으면 심장이 커진다. 심장이 커진다는 것은 심장이 약해졌다는 뜻이다. 그래서 금주를 하면 커졌던 심장이 다시 원형으로 되돌아간다. 술을 며칠에 한 번씩 마시면 심장이 마치

아코디언처럼 커졌다 작아졌다 하기 때문에 '아코디언의 심장'이라고
불려지게 되었다.

그러나 아코디언처럼 신축작용을 할 때까지는 다행이지만 병변이
악화되면 신축도 불가능해지면서 약효도 없어진다. 따라서 아코디언
상태일 때 술을 끊고 완치하는 것이 현명하다.

5. 술은 동맥경화를 예방하는가?

약간의 술은 동맥경화를 예방하고 심근경색증과도 무관하다는 의학
계 보고가 최근 발표되고 있다. 특히 미국에서는 이에 대한 연구가 활
발한데, 확실한 방법인 역학적 조사를 통하여 심근경색과 협심증 등
관상동맥 질환의 발생은 음주가보다 비음주가에게 더 많다고 알려지
고 있다.

또 동맥경화와 콜레스테롤과의 관계에 대해서도 최근 상세한 보고
가 있다. 반드시 콜레스테롤치가 높기 때문에 동맥경화가 생기는 것은
아니다. 동맥경화에는 LDL 콜레스테롤(저비중(低比重)리포단백 콜레스
테롤)이 나쁜 영향을 주고 촉진시키지만, HDL 콜레스테롤(고비중(高
比重)리포단백 콜레스테롤)은 동맥경화를 오히려 방지하는 기능이 있
다. 즉, 몸 안에 침착된 콜레스테롤을 분리시켜 동맥경화를 하지 않도
록 한다는 것이다. 그러므로 LDL 콜레스테롤은 악재(惡材)이고 HDL
콜레스테롤은 양재(良材)라는 뜻이 된다.

그런데 술을 마시면 양재인 HDL 콜레스테롤이 증가하고 악재인
LDL 콜레스테롤은 감소된다. 심근경색은 주로 HDL 콜레스테롤이
낮은 사람에게 발증하기 쉬운 것이므로 결국은 음주를 해야 심근경색
과 동맥경화를 예방하기 쉽다는 논리인 것 같다.

그러나 현재로서는 이 문제에 대하여 확실한 결론을 내리기가 어렵
다. 음주가에게 관상동맥 질환이 많다는 보고도 있기 때문이다. 또 음

주에 있어서 소량은 괜찮으나 대량은 나쁘다는 등 아직 해명이 되지 않은 문제점도 있다.

문제는 이런 주장에 현혹되지 말고 스트레스를 해소한다는 것이 중요하다. 소량의 음주라면 심장이나 동맥경화에도 나쁘지 않다는 정도로 생각하면 될 것이다.

6. 뇌와 신경의 장해

급성 알콜중독이란, 말하자면 만취된 상태를 말한다. 혈중 농도가 100cc 당 50~100mg을 넘으면 사망하는 수도 있다. 신문에서 자주 볼 수 있는 과음으로 한밤에 사망했다는 보도가 있는데 그 사망 원인은 바로 이 때문이다.

다음에 폭주를 장기간 계속하다가 돌연히 끊었을 때 이상한 증상이 나타날 때가 있다. 손이 마구 떨리고 간질병 같은 발작을 되풀이하며 벽에 벌레가 꿈틀거리며 기어가는 등 환각 상태에 빠져 심하게 고통스러워한다.

코르자코프(Korsakov) 정신병이라는 알콜성인 건망증 증후군이 있다. 이것은 날짜가 가는 것도 모르고 그날의 식사 내용도 기억하지 못하며 시간 관념도 없고 대답도 못하는 증세다.

이외에도 알콜에 의한 정신병이나 신경질환 등 각양각색의 종류가 있는데, 결론적으로 몇 번씩 되풀이하는 말이지만 폭주를 삼가하고 아주 적당한 양으로 즐기는 습관이 필요하다.

•

간장병을 극복하는 식사

제24장 간장병을 극복하는 식사

간장은 인간의 장기 중에서 가장 크며 우리 몸에 불가결한 단백질이나 비타민 같은 영양소들을 합성하기도 하고 알콜 같은 물질을 해독하는 등 중요한 역할을 수행한다.

이 간장은 '침묵의 장기'이기 때문에 간장병 증상이 표면화됐을 때는 이미 병상이 어느 정도 진행된 것으로 판단해야 된다. 간장병에는 급성간염·만성간염·간경변·간암 등 여러 가지가 있다. 치료 방법은 식사요법과 안정이 기본이며 현재까지 간장병을 완치하는 특효약을 개발하지 못하고 있다.

1. 식사는 건강인과 다름없이

간장에 가장 중요한 영양소는 무엇보다 간세포의 구성 요소인 단백질이다. 아울러 당질(탄수화물 등)과 지방질·비타민·미네랄 등 영양소도 조화 있게 섭취해야 되는데, 간장병 식사의 영양 배당은 다음의 네 가지가 가장 바람직한 표준이라고 할 수 있다.

*** 간장병 환자의 영양가 배정**

	에너지 (kcal)	단백질(g)	지방질(g)	당질(g)	비　　고
A	2,300	90	70	320	급성 간염의 회복기
B	2,000	80	60	270	일반적인 간장병 식사 때
C	1,700	75	30	280	황달 증상이 표면화됐을 때
D	1,700	40	30	320	뇌병이 나타날 위험이 있을 때

위에서 보는 B의 경우가 일반적인 간장식이다. 급성간염의 회복기엔 단백질·지방질·당질을 충분히 섭취하면서 동시에 비타민과 미네랄도 여유 있게 섭취할 필요가 있다. 이것을 최근의 영양학적 분석에서 설명한다면, 하루에 40종류 정도의 식단을 편성해야 된다는 결론이 나온다. 40종류라고 하면 대단히 엄청난 것처럼 생각되겠지만, 한 끼에 10여 가지만 준비하면 불가능한 것도 아니다.

예컨대, 육류·생선·콩나물·우유·빵·김치 등 다채로운 메뉴가 필요하게 되는데, 간장에 가장 중요한 것은 단백질이므로 간장병 치료를 위해서는 이 단백질을 위주로 한 균형 있는 식단 편성이 기본이 된다. 일반적인 건강인과 다름없이 조화있게 식사를 마련해야 된다.

2. 간장 보호를 위한 규칙적 식사

가장 크고 튼튼한 장기로 알려진 것이 간장이지만 참을성에도 한계가 있다. 가장 크게 부담을 주는 것이 알콜의 과잉 섭취와 약물의 남용이고, 그 다음이 불규칙적인 식생활 습관이다. 식단의 내용이 균형을 잃으면서 불규칙한 식사 습관 때문에 간장에 장해를 일으키는 환자들이 통계적으로 너무나 많다.

하루 3번의 식사를 규칙적으로 하면서 폭음과 과식을 피해야 한다. 흔히 직장인들이 출근 시간에 쫓겨 아침식사를 거르고 점심때는 간단한 국수로 때우며 퇴근 후에는 폭식과 과음으로 영양을 보충하는 경향이 많은데, 이것은 간장에 큰 부담을 준다.

겨울에 굴 속에서 몇 달씩 잠자는 곰이나 반추하는 소와는 달리 인간은 대량으로 음식을 섭취한 뒤 저장, 처리하는 능력이 없다. 인간의 장기 시스템은 쥐와 같아서 일시에 과식하게 되면 위장이나 간장의 기능이 균형을 상실하면서 과중한 노동을 강요당하기 때문에 여러 가지

장해를 일으킨다.

일반적으로 이것을 생체리듬 또는 바이오리듬이라고 한다. 인간의 장기는 이 리듬과 조화를 이루어야만 정상적인 기능이 발휘될 수 있다.

즉, 불규칙한 생활 패턴과 식사로 인해 리듬이 깨지면 기능 이상과 더불어 신체적인 장애가 발생된다.

폭음이나 과식으로 인하여 간장에 과중한 부담을 주면 처리 능력의 한계성 때문에 비만증을 유발시킨다.

3. 1일 90g 이상의 단백질을 섭취해야

평균적으로 단백질은 체중 1kg 당 1.5g~2g을 계산하는데, 60kg 일 때는 90~120g을 섭취하는 것이 바람직하다. 그러나 단백질 중에서도 가급적이면 인체 단백질의 아미노산 성분과 가장 비슷한 것이 좋다. 그 점에서 계란의 흰자가 최고의 메뉴가 된다. 식물성 식품보다는 생선과 육류가 바람직하지만, 동물성보다 훌륭한 아미노산 성분의 식물성 식품도 있으므로 이것을 섭취할 필요가 있다.

채식주의자들이 건강을 잘 유지할 수 있는 것은, 인체의 단백질 속에 있는 아미노산과 매우 비슷한 아미노산을 많이 함유하고 있는 여러 가지 채식 물질을 골고루 섭취하기 때문이다.

결론적으로 간장병 식사란 단백질을 충분히 섭취하는 동시에 여러 가지 종류의 다양한 영양소를 섭취해야 한다. 즉,편식은 절대로 피해야 한다.

간장에서 가장 필요한 단백질은 장기간 비축이 불가능하므로 폭음 때문에 제때에 식사를 못하면 간장 기능이 쇠약해질 수밖에 없다.

4. 병상에 따라 식단을 편성하도록

　간장병의 경우 증상에 따라 조리에도 신경을 쓰지 않으면 안된다. 그것은 환자의 기호에 따라 싫어하는 음식도 있고 영양가면에서도 문제가 있기 때문이다. 일반적으로 자각 증상이 없는 것이 간장병이기 때문에 식단의 편성과 음식의 조리법에도 상당한 어려움이 있다.
　급성간염의 클라이막스 또는 중증인 간장병 이외에는 단백질을 가급적 충분히 섭취해야 한다. 급성간염이 중증일 때는 일반적으로 식욕이 없으므로 식욕을 자극할 수 있도록 조리상 연구가 필요하며 무리하게 지방과 단백질을 섭취하기보다는 죽 같은 것으로 소화에 부담을 주지 않고 서서히 영양을 보충하는 것이 좋다.

1) 급성간염이 중증일 때

　이때는 황달이 표면화되기 직전인데, 오히려 황달이 나타나면 식욕도 왕성해지는 경향이 있다. 이때는 무리한 음식 섭취보다 안정된 상태를 유지하면서 서서히 극복할 필요가 있다. 그래서 소화 흡수가 우수하고 체내 활용도가 높은 350g 정도의 당분과 30g의 지방질이면 충분하다. 그리고 단백질은 성인의 경우 60~80g, 에너지는 2000kcal가 필요하며, 안정이 절대적으로 요망될 때는 1600kcal 정도면 충분하다.

2) 급성간염이 회복될 때

　이때는 고단백, 고에너지 식사가 효과적이다. 그런데 이때는 비만을 주의해야 한다. 에너지의 공급량도 증세와 연령에 따라 조절해야 되며, 2500kcal는 노인에게 과다하다. 간염은 완치되었으나 비만이 원인이 되어 지방간이 되면서 당뇨병이 병발되면 문제가 심각해지기 때문에 에너지 공급을 중단할 필요가 있다. 그리고 원래 비만증이 있는 사람은 체중을 조절해야 한다.

3) 만성간염일 때

이때는 급성간염의 회복기와 같으며 급성기에 있었던 왕성한 단백질 합성기가 지나고 양질의 단백질 합성이 유지될 때이므로 통원 치료를 할 정도의 상태라면 다음과 같이 실시해 본다.
① 식사 후에 1시간 정도 누워서 안정을 취한다.
② 에너지는 2000~2500kcal 정도 섭취한다.
③ 단백질은 1kg 당(체중) 1.5~2.0g을, 지방질은 60g을 섭취하면서 비만증에 주의할 필요가 있다.

4) 간경변일 때

여기에는 증상의 나타남이 없이 간장 기능이 원활한 대상성(代償性) 간경변과 간장 기능이 저하되어 복수와 간성뇌증(肝性腦症)이 나타나는 비대상성(非代償性) 간경변이 있다.
대상성인 경우는 급성간염의 회복기나 만성간염과 기본적으로 다를 바가 없으나, 간경변 환자는 운동량이 적기 때문에 에너지는 2000kcal 정도면 충분하다.
비대상성인 간성 뇌증은 계산력과 기억력을 상실하면서 혼수상태에 빠지기도 한다. 뇌증의 원인인 암모니아, 즉 암모니아의 근본인 단백질을 20g으로 제한하며 지방질도 20g의 유동식으로 하고, 복수 증세가 있을 때는 수분과 염분을 감소시켜야 한다.

5. 효과적인 간장병 식사 조리법

1) 양질의 단백질 식품

단백질은 20종 가까운 아미노산에 의하여 만들어지며, 일반적으로 양질의 단백질이라고 하면 인체 내에서 만들어진 단백질과 가장 가까운 것을 말한다. 그런데 우리 몸에서는 도저히 합성되지 않아 만들 수 없는 필수아미노산이라는 8종류 물질이 있다. 우리가 이 8종의 아미노산이 균형 있게 함유된 식품을 섭취했을 때는 몸 안에서 조금의 낭비도 없이 단백질로 활용된다. 이 활용도의 질을 표현할 때 프로틴 또는 케미컬 코어라고 하며, 이 수치가 높은 음식에는 계란·육류·우유·조개류 등 동물성과 식물성인 콩 제품 등이 있다. 그래서 이들 단백질은 필수적인 것이며 항상 섭취해야 하는 음식이다.

가. 육류

종류와 부위에 따라 영양가면에서 차이가 많다. 육류 중에서도 지방분은 포화지방산으로 동맥경화와 비만을 유발하므로 문제가 있으나 기름은 에너지를 상승시킨다. 그러나 기름기가 적은 닭가슴의 살코기, 영계 백숙, 송아지 고기, 소·돼지의 대퇴부에 있는 고기 등은 양질의 단백질이 많고 비타민과 미네랄도 풍부하다.

소화기능이 좋지 않을 때는 이들 육류를 장시간 끓이거나 날고기를 직접 구입하여 기계로 갈아서 사용하면 효과적이다. 고기 요리는 나라마다 여러 가지 종류가 많다. 같은 고기, 같은 부위만을 장기간 먹는 것보다는 요리 방법을 다양하게 바꾸면서 섭취하는 것이 바람직하다.

나. 우유

이것은 완전 식품이라고 표현할 정도로, 양질의 단백질과 흡수가 잘 되는 칼슘·비타민·미네랄이 풍부하다.

어디서나 구입하기 쉬우므로 하루에 한두 병 마시는 습관을 갖도록 해야 한다.

다. 계란

계란은 식품 중에서 균형 있게 영양소가 함유된 최고급 단백질 식품이다. 계란은 반숙, 찐 것, 프라이 그리고 오믈렛과 감자·양파·어패류 등과 곁들여 요리할 수도 있어서 매일 바꿔 가면서 기회에 맞게 먹을 수 있다.

라. 어패류

여기에는 오징어·문어 등 연체동물과 등푸른 생선, 빨간 살코기 생선, 흰살코기 생선, 조개류·게·새우 등 종류가 다양하다. 일반적으로는 지방질이 많은 생선과 지방질이 적은 생선, 그리고 오징어·새우·조개류 등 3가지로 대별되며, 맛과 요리법에 따라 영양도 다르게 마련이다.

매스컴을 통해서 최근에 상당히 관심을 집중시키고 있는 것이 '등푸른 생선'이라고 하는 고등어와 정어리이다. 여기에는 혈청 콜레스테롤의 저하 및 동맥경화·심장병을 예방하는 불포화지방산이 다량 함유되어 있다. 그러나 생선 중에서도 지방질이 많은 것은 과산화 물질을 만드는 작용이 있을 뿐 아니라 에너지를 높이는 대신 단백질이 적기 때문에 식단의 편성에 있어서 신경을 써야 된다.

이와는 반대로 가자미와 넙치처럼 지방질이 많지 않은 생선들은 고단백질이 많아 간장식에서 인기가 높다.

어묵에는 문제점이 있으므로 주의가 필요하다. 신선도가 있는 생선을 재료로 사용했는지도 문제지만, 색소 등 첨가물이 과학적인 기준량을 초과하고 있는지를 살펴서 서서히 활용하는 것이 바람직하다. 그리고 조개류는 적당량을 섭취하면 유익하나 소화 기능이 저조할 때는 제한하는 것이 좋다.

마. 콩류 등 제품

두부의 역사는 2000년이 넘는 것으로 알려지고 있다. 우리나라가 콩의 원조 민족인 것은 세계적으로 인정받고 있으면서 현실적으로 이 전통음식을 다양하게 개발하지 못하고 있는 점에 문제가 있다. 최근에 와서 미국의 거대한 면화농장과 목장들이 콩밭으로 변신되고 있으며, 콩아이스크림·콩이유식·콩단백 등 새로운 콩식품들이 경쟁적으로 각국에서 개발되고 있는 추세에 있다.

우리나라도 식물성 식품 중에서 가장 양질의 단백질을 함유하고 있는 이 콩식품을 다양하게 개발, 보급함으로써 국민 건강에 이바지할 수 있도록 노력해야 한다.

콩은 간장병식에도 필수적인 식품 재료이지만 일반적인 성인병에도 지대한 영향을 미치고 있다는 것이 연구 결과 발표되고 있다. 결론은 '콩단백질은 심장병·동맥경화 등 성인병의 주요 원인인 콜레스테롤 과다증의 해소에 명백한 효과가 있다'는 것이다.

콩에는 단백질 이외에도 비타민과 미네랄이 균형 있게 함유되어 있을 뿐 아니라 지방분도 불포화지방산인 리놀산을 다량 함유하고 있고 소화 흡수율도 92% 이상이다.

콩을 원료로 만든 식품은 콩나물·두부·두유·간장·된장·막장·콩비지 등 우리나라 고유의 전통 음식 이외에도 서구인들은 두유·콩요구르트·콩 치즈·콩 소시지 등을 개발하여 적극적으로 섭취하고 있다. 최근 외국에서는 '콩단백'이라는 인조 고기를 만들어 햄버거의 쇠고기 대신 이용하는 경향이 많아졌다. 우리는 4계절을 통해 우리

식탁에서 콩과 그 가공식품을 섭취할 필요가 있다.

2) 지방질은 건강인과 같게

오늘날 간장병 환자의 치료를 위한 식단 편성에서 지방질이 빠지는 경우란 특수한 시기 이외에 거의 없는 것이 관례로 되어 있다. 그것은 매일매일의 식사 요리에서 어느 정도(10~20g)의 식물성 기름을 섭취할 필요가 있기 때문이다. 이 식물성 지방(콩기름 · 참기름 · 샐러드류)은 불포화지방산이 다량 함유되어 있다. 그리고 이 지방산의 주류를 이루고 있는 리놀렌산은 필수아미노산과 같이 우리 인체 내에서 합성하지 못하는 필수지방산이며 비타민F라고도 호칭되고 있다.

대부분은 아니지만, 간혹 튀김요리를 먹을 때 구토를 하는 것은 새 기름을 쓰지 않고 낡은 기름을 계속 사용하기 때문이다. 그러므로 볶음요리를 만들 때도 새 기름으로 한번 튀겨서 뜨거울 때 무 · 레몬즙 · 생강 등과 같이 들도록 한다. 그리고 계절에 따라 신선한 야채와 어패류를 가지고 샐러드 요리를 만들어 먹는 것도 효과적이다.

원칙적으로 계란 요리나 조리에서 동물성 지방은 피해야 되지만, 약간의 버터 정도는 큰 지장이 없다.

제25장

증상별 식단 작성의 실제

제25장 증상별 식단 작성의 실제

1. 4가지 간장병식

옛날에는 간장병의 식사요법에 있어서 원칙적으로 단백질과 지방질이 제한되었다. 그 당시로서는 간장에 장해를 증가시키는 것으로 믿어졌기 때문이다. 그러나 최근에는 오히려 고단백·고에너지 식사가 긴요한 사실로 일반화되고 있다. 고에너지·고단백 식사도 그 기준량이 있는데, 우리나라의 경우는 에너지가 2400kcal, 단백질이 100g, 지방질이 60g, 당질이 350g인 것으로 알려지고 있다.

이 분량은 간장병식의 기본적인 패턴이면서 일반 식사와 다를 바 없으나, 간장병이라도 여러 가지 증상과 상태에 따라 차이가 있기 때문에 이에 맞춰서 기본량을 조절해야 한다.

예를 들어, 황달이 나타난 급성간염이라면 지방질을 제한하는 편이 효과적이다. 혈액의 암모니아가 비정상적으로 증가함으로써 혼수가 발생되는 간성 뇌증 같은 경우에는 단백질을 감소시킬 필요성이 있다.

원칙적으로 간장병식에도 기본이 있게 마련이지만, 여기에만 매달리지 말고 상황에 따라 적절하게 대처할 필요가 있다.

2. 식품의 기준량

식사요법은 항상 증상이나 상태와 상관관계를 갖는다. 그러므로 자기에게 알맞는 식사를 위해서는 우선 각 증상별 영양에 알맞는 식품의 기준량과 구성 내용을 알아둘 필요가 있다.

3. 간장병식 A

1) 급성간염 회복기 및 만성간염일 때

급성간염의 회복기가 되면 지속되었던 식욕부진이 깨끗이 소멸되면서 날로 증세가 좋아진다. 이때가 되면 적극적으로 고에너지·고단백 식사를 섭취함으로써 자기 스스로의 치유력을 상승시켜야 한다. 그리고 균형 있는 식단을 편성하여 조화 있게 영양을 섭취하면서 항상 통변이 잘 되도록 식물 섬유가 많은 색깔 짙은 야채류를 선택할 필요가 있다.

① 단백질 — 쇠고기·계란·우유 등 가급적 양질의 것이 바람직하다.
　　　　　*영양량 기준 : 100g
② 당　질 — 하루에 필요한 에너지를 충분히 섭취하는 것이 중요하
　　　　　다. 밥·빵 등 주식에다 감자류를 첨가할 필요가 있다.
　　　　　*영양량 기준 : 당질-350g, 에너지-2400kcal
③ 지방질 — 제한 없이 많이 섭취할 필요가 있다. 마요네즈·리놀
　　　　　산 등이 함유된 식물성 지방질을 섭취하면 동물성보다
　　　　　훨씬 건강에 좋다. 그리고 지방은 '우리 몸의 에너지원
　　　　　이란 사실을 기억할 필요가 있다.
　　　　　*영양량 기준 : 60g

그외에 비타민과 미네랄의 충분한 섭취가 필수적이다. 주로 신선한 야채를 많이 먹으면 해결되는데, 양배추나 오이·양상치보다는 시금치 같은 푸른 색깔이 짙은 식물들이 더 많이 함유하고 있으므로 1/3은 이것을 선택하는 것이 좋다. 이들은 섬유질도 많아서 통변에도 도움이 된다.

4. 간장병식 B

1) 만성간염·대상성 간경변일 때

이때의 기본 식사는 에너지·단백질·비타민·미네랄 등이 균형적이어야 한다. 한편 병상이나 연령·성별·안정도·비만 등을 참고하여 전문의로부터 적절한 지시를 받을 필요가 있다.

① 단백질 - 생선류·계란·우유·육류·콩류 등 양질의 식품을 꼭 섭취해야 한다.
　　　　　*영양량 기준 : 90g
② 지방질 - 반드시 제한할 필요는 없고, 간장식 A의 경우와 같이 마요네즈와 리놀산이 있는 식물성 기름 등의 섭취가 효과적이다.
　　　　　*영양량 기준 : 60g
③ 당　질 - 과부족이 없도록 주식(빵, 밥) 외에 감자류를 섭취해야 한다.
　　　　　*영양량 기준 : 당질-250g, 에너지-2300kcal

그외에 비타민과 미네랄은 양질의 단백질 식품에도 있으나 푸른 색깔이 짙은 야채류에 다량 함유되어 있으므로 이것을 충분히 섭취하는 것이 좋다. 그러면 식물 섬유로 인하여 통변에도 도움이 된다.

5. 간장병식 C

1) 급성간염의 초기 때

간장병 초기의 자각 증상은 일반적으로 발열·두통·식욕부진·전신

권태증 등으로 알려져 있다. 그래서 간혹 급성간염으로 진단될 때도 있다.

이때는 식욕부진과 함께 구토감이 빈발됨으로써 제때에 식사를 할 수 없게 되는데, 신선한 과일 주스나 젤리 같은 유동식으로 영양을 섭취하는 것이 좋다. 전문의로부터 적절한 처치를 받으면서 영양과 식사량을 요령 있게 증가해 나갈 필요가 있다.

여기서 중요한 것은 지방질을 적게, 그러나 에너지와 단백질은 가급적 많이 섭취해야 된다는 사실이다. 그러나 식욕을 자극할 수 있도록 지방질이 적은 육류와 생선·계란·요구르트·두부 등을 가지고 식단을 편성해야 단백질에 도움이 되며, 조리용인 식용유는 피하는 것이 좋다.

소화 능력도 저조한 편이기 때문에 계란반숙과 생선 중에서도 단백한 부분만을 먹기 쉽게 만드는 요령이 필요하다. 환자의 형편에 따라 5~6회로 부분식을 하는 것도 좋다. 당질 식품과 야채류는 과잉섭취해도 무관하며, 에너지는 2000kcal, 단백질은 70g, 지방질은 30g, 당질은 360g이 기준량이다. 그러나 본인의 식욕 변동에 따라 증감시킬 수 있다.

6. 간장병식 D

1) 악화된 간경변일 때

간경변은 핏속의 암모니아 수치에 따라 증상을 확인할 수 있는데, 악화된 상태면 수치가 높아진다. 이 상태가 계속되면 간성뇌증으로 진행되며 이때의 식사법은 이제까지의 패턴과는 전연 다른 특이한 원칙을 지켜야 된다. 즉 암모니아 등 유기물의 원료가 되는 단백질을 제한할 필요성이 있다.

특히 동물성 단백질은 결정적으로 혈중 암모니아를 증가시키기 때문에 제한하지 않으면 안된다. 동시에 장관에서 암모니아가 정체되지 않도록 통변을 원활하게 해야 하는데, 이것은 식물 섬유가 많은 야채를 섭취하면 해결된다.

이때는 소화기능도 상당히 저하된 상태이기 때문에 너무 찬 음식은 해롭고 향신료도 가급적 최소한도로 줄이며 조리용 식용유도 제한할 필요가 있다. 그러나 아무리 양질이라 하더라도 단백질 식품은 다른 경우(A~C)의 1/4로 감소시켜야 하고, 에너지원의 부족을 보충하기 위해서는 사탕·캐러멜 등 과자류와 당분을 줄인 주스 등을 섭취하는 것이 좋다.

이때의 경우 주식류(빵, 밥)와 야채류는 보통 분량을 섭취해도 무리가 없으며, 영양의 필요량 기준은 에너지 1600kcal, 단백질 40g이다.

◑ 외식할 때의 요망사항 ◑

우리에게 있어서 가장 영양학적이고 이상적인 식사법이라면, 하루에 40종류 정도의 메뉴가 영양학적 기준이므로, 아침 식탁에서 육류 몇 가지와 우유·빵·잡곡밥·콩류 몇 가지, 생선류·야채류 등 최소한 10~15종류의 식사를 여유 있게 섭취하고, 점심 도시락은 주부가 정성스럽게 골고루 영양학적으로 손색 없게 준비하며, 저녁식사는 가족과 함께 집에서 여유 있게 10여 가지의 영양가 높은 식사를 하는 것이라고 할 수 있다.

그러나 이것은 어디까지나 이상론일 뿐 현실적으로는 실천하기가 거의 불가능에 가깝다. 그러므로 우리는 외식할 때의 식사 요령을 터득하여 영양상 부족함이 없도록 건강관리에 힘쓸 필요가 있다.

그러기 위해서 기준량 중 한 끼에 해당되는 주식(밥·빵·국수류 등)과 단백질 식품으로 만든 부식(육류·생선·계란·두부류 요리), 그리고 비타민·미네랄 식품인 야채류(시금치·오이·양배추·상추 등)를 일상적인 식단의 기초로 삼고 섭취하는 것이 바람직하다.

　이렇게 생각할 때 한 가지뿐인 일품요리보다는 한정식이 가장 무난하다고 할 수 있다. 즉 설렁탕·갈비탕·칼국수 같은 단독 식단을 선택한 뒤에는 식사 후에 우유·요구르트·치즈·토마토·주스·천연 과즙 등의 단백질과 비타민을 보급할 필요성이 있다.

　외식에서 발생되는 영양상 불균형은 반드시 식사 내용이 부족해서 그런 것은 아니다. 균형 있게 식단이 마련되지 못한 데 큰 원인이 있다. 자기의 신체적 조건, 즉 건강 상태에 알맞게 과식이나 고기·기름·염분 등의 과섭취를 통제할 필요가 있다.

　그리고 점심시간은 시간적 제약과 장소의 협소 때문에 여유 있게 식사를 즐기지 못하는 데도 문제점이 있을 뿐 아니라 위생상에도 소홀한 점이 많을 수 있다.

　외식도 아닌 인스턴트 식품의 남용은 참으로 심각하다. 영양의 불균형 이전에 과산화 지방질과 첨가물인 방부제 등 건강한 사람도 장기적으로 습관화됐을 때 자기 수명을 단축시키는 결과를 자초하게 된다. 하물며 간장병식과는 거리가 먼 이야기가 된다.

제26장

아침 · 점심 · 저녁식사 방법 및 수면

제26장 아침 · 점심 · 저녁식사 방법 및 수면

1. 아침을 굶지 말자

1) 아침을 맛있게 먹는 사람은 별로 없다

상인 씨의 아침은 전쟁이라도 벌어지는 것 같다. 출근 시간 빠듯이 잠자리에서 뭉그적거리기 때문에 씻고 옷을 갈아입으면 벌써 출근 시간이다. 대개 아침을 거른다. 밥을 먹느니 차라리 5분 더 자고 싶다고 생각하기도 한다.

게다가 실은 식욕도 신통치 않다. 늘 황급히 우걱우걱 먹는 탓인지 아침이 맛있는 날이 없다. 배는 고프지만 일단 회사에 도착하여 일을 시작하면 아침 안 먹은 것도 잊은 채 일에 몰두한다.

옛날 사람은 하루에 두 끼 먹었다니까 아침 정도는 걸러도 괜찮겠지 하고 생각하다가도 건강을 위해서는 역시 아침을 제대로 먹어야 하지 않나 싶어서 아침 안 먹은 것에 대한 불안이 때때로 머리를 스쳐간다.

그러나 아침 일찍 일어나 여유 있는 마음으로 식사를 한다는 것은 그야말로 꿈 중의 꿈이다. 그리하여 아내의 한숨을 등뒤로 받으면서 상인 씨는 오늘도 아침을 못 먹고 급하게 출근길에 나선다.

아침식사는 건강의 바로미터다. 아침을 맛있게 먹을 수 있는 것만큼 건강을 실감할 수 있는 일은 없다. 그러나 아침식사를 제대로 하는 사람은 유감스럽게도 많지 않은 모양이다. 오히려 상인 씨처럼 때때로 아침을 굶는 직장인이 많다.

어느 통계에 의하면, 서울 시민의 무려 89.1%가 아침식사를 가끔 한다고 답했다. 아침을 먹는 30대, 40대 중에는 약 67% 정도가 밥을 먹고 나머지는 우유나 주스·계란·빵 등을 먹는 것으로 나타났다.

2) 일어나는 즉시 마시는 물은 위를 자극한다

그러면 아침을 굶어도 건강에 문제는 없을까. 이에 대하여는 여러 가지 의견이 있지만 상식적으로는 굶지 않는 것이 좋다. 앞에서도 말했듯이 1일 3식보다 2식을 하는 쪽이 뚱뚱해지기 쉽다. 게다가 아침을 안 먹으면 오전 직무에 집중하기가 어렵다. 하루는 제대로 아침식사를 하는 것부터 시작된다고 할 수 있다.

아침 식욕이 없는 사람에게는 일어나자마자 물을 마실 것을 권한다. 그것도 될 수 있는 대로 찬물이 좋다. 이 한 잔이 위를 자극하여 그 자극이 뇌나 몸의 각 부에 전달되어 잠들어 있는 기관을 깨워 준다. 그리고 위액 분비가 증진되어 식욕이 생기고 배변도 좋아진다. 아침 냉수 한 잔은 몸 전체에 엔진을 거는 스타트 단추다.

아침 메뉴는 아내의 담당이므로 남편이 이것저것 말할 것이 못 되나 만약 주문한다고 하면 단 한 가지. 그것은 곧 먹을 수 있는 상태로 과일을 내주는 것이다. 아침 과일은 금이라는 비유와 같이 과일에 포함된 풍부한 비타민이나 미네랄은 아침에 섭취하는 것이 가장 좋다. 과일을 싫어하는 사람도 약이라 생각하고 먹어 두는 것이 좋다.

2. 점심은 날마다 다른 식단으로

1) 점심은 정보 교환의 장이다

하루 세 번의 식사 가운데 직장인이 가장 주의해야 할 것은 점심이다. 점심은 아내가 만드는 도시락이 최고라는 것은 말할 나위도 없다. 균형이나 칼로리 모두가 배려되어 있으므로 안심하고 먹을 수 있다.

아내가 고생을 마다하지 않고 직장 환경이 허용된다면 도시락이 이상적인 점심식사라 할 수 있다.

그런데 유감스럽게도 비즈니스 세계는 영양 우선으로 움직이고 있지 않다. 직종에 따라서는 늘 바깥으로 돌아다녀야 하고 식사와 업무의 협의를 겸할 때가 많다. 동료와 정보 교환의 장이 되기도 해서 영양 제일의 도시락을 고집한다면 일이 늦어질 수도 있다. 물론 그 이전에 노력과 시간을 들여서 도시락을 마련해 주는 아내가 얼마나 있는가는 별도의 문제지만.

어쨌든 이상적인 도시락은 일단 밀어두고, 할 수 없이 점심을 밖에서 먹는 많은 사람들을 위하여 점심에 영양이 부족되지 않도록 하는 점을 기술하기로 한다.

2) 이런 식의 외식을 하도록

나가서 식사를 할 때 조심해야 할 사항이 여섯 가지 있다.

가. 동물성 지방이 많은 요리는 되도록 피한다

지나친 지방 섭취는 비만과 연결되므로 의식적으로 기름기는 피하는 것이 좋다. 양질의 식물성 기름이 아닌 값싼 동물성 기름을 쓰는 가게가 많으므로 더욱 조심해야 한다.

나. 국수의 국물은 남긴다

아무리 맛이 있고 음식이 아깝다 하더라도 국수 국물은 다 마시지 않도록 한다. 하루에 필요한 양 이상의 염분과 지방분이 포함되어 있기 때문이다.

다. 간장이나 소스를 너무 먹지 않는다

고기나 양배추에 소스를 듬뿍 묻히거나 초밥에 간장을 많이 찍어서 먹는 사람이 있는데 이것도 염분을 너무 섭취하는 것이 된다.

라. 될 수 있는 대로 정식을 먹는다

덮밥이나 국수 같은 일품요리는 아무래도 야채가 부족하다. 여러 가지 음식이 나오는 정식이 영양의 균형도 있다. 사원 식당에서 매일 다른 메뉴의 정식이 제공된다면 일주일간의 영양 균형이 배려되어 있으므로 더욱 이상적이다. 물론 곁들인 야채를 먹지 않으면 소용이 없다.

그리고 정식만으로는 싫증나고 안 좋아하는 음식도 있을 것이다. 이럴 때는 덮밥이나 국수에 더 주문할 것을 생각한다. 예컨대. 라면만 먹을 것이 아니라 콩나물이나 부추 따위가 들어 있는 것. 메밀국수를 먹은 뒤 우유를 마신다든가. 제육덮밥을 먹은 후 귤을 한 개 먹는 것이다.

마. 주문을 들어주는 단골 음식점을 만든다

일반적으로 식당의 음식은 염분이 많고 기름기가 많다. 식당에서는 일일이 손님의 요구에 응할 수가 없다. 그러기에 맛을 싱겁게 하든가 야채를 많이 넣어 달라든가 하는 요구를 받아주는 단골집이 있으면 좋다.

바. 먹은 점심을 메모해 둔다

인간의 기억은 믿을 수 없어서 때로는 전날에 먹은 것도 잊어버린다. 귀찮다 생각 말고 수첩에 먹은 것을 메모해 두는 것이 좋다. 의외로 편중되게 매일 냉면만 먹고 있었다는 사실을 깨달을 수도 있다. 식생활을 반성하는 좋은 자료가 된다.

3. 영양학의 지식은 출세의 필수 조건

1) 편식하는 현대인

포식 시대는 편식 시대이다. 분명히 오늘날은 풍요롭다. 낮은 식량 자급률에도 불구하고 개방의 압력에 밀려 농가의 수심은 깊어만 가는데도, 세계 각처에서 가지각색의 식품이 넘쳐 흐르듯이 수입되어 일반 가정의 식탁을 장식하고 있다.

사회 전체의 영양 균형도 매우 개선되었지만 좋아할 수만은 없다. 통계수치가 우량체를 나타내고 있다고 해서 한 사람 한 사람의 영양이 균형적이라고 할 수는 없다. 식사 교육이 좋지 않은 가정의 어린이 가운데는 좋아하는 것 외에는 먹지 않기 때문에 영양 실조에 걸리는 아이들도 있다.

어른에게 있어서도 영양 실조가 남의 일이 아니다. 포식하는 것과 영양을 섭취하는 것과는 관계가 없다. 예전엔 그래도 칼로리 과다가 되지 않았고 또 그렇게 먹는 것이 많지 않았다. 그러나 요즘은 다르다. 먹는 것에 관한 지식이 없이 닥치는 대로 좋아하는 것만을 먹다 보면 결국은 영양의 불균형으로 인해 성인병에 걸리고 만다.

현대는 성인 남성에게도 기본적인 영양학의 지식을 요구한다. 만약 아내가 병으로 드러누워 가사의 일부를 떠맡게 되었을 때 균형 있는 식단을 준비할 수 있는지, 그런 지식을 갖고 있는지 체크해 봐야 한다.

이하 현대 비즈니스맨 필독의 영양학에 대하여 설명한다. 우선 그 윤곽이다.

2) 영양의 균형이란?

대체로 영양을 균형있게 취하려면 어떤 식품이 어떻게 분류되는가를 알아야 한다.

① 우유, 우유 제품, 달걀 등

　－ 양질의 단백질·비타민·칼슘 따위를 풍부히 포함한다.

② 어패류, 육류, 콩 제품

　－ 양질의 단백질의 주요 공급원이 된다.

③ 녹황색 채소, 담색 채소, 감자류, 과실 등

　－ 비타민·미네랄 등을 많이 포함한다.

④ 곡물·설탕·유지 등

　－ 에너지원으로서 힘이나 체온을 유지한다.

이 네 가지 식품군을 하루에 과부족 없이 균형 있게 먹고 있는지 자신의 식생활을 반성하기 바란다. ①이나 ③이 부족하지 않은지, 이런 것들을 고르게 섭취하려면 우동이나 라면, 오징어 덮밥만으로 점심을 때워서는 안된다.

이 균형을 유지한 뒤에 성인병을 예방하는 식사의 중요한 점은 다음 여섯 가지이다.

① 너무 살찌지 않도록 먹는다.

② 염분을 줄인다.

③ 동물성 지방을 너무 섭취하지 않는다.

④ 야채·해초·버섯을 충분히 먹는다.

⑤ 단것을 너무 먹지 않는다.

⑥ 술과 커피는 억제한다.

4. 가족과의 즐거운 저녁식사가 최고의 건강식

1) 균형 있는 식생활이란

비타민 B₁을 발견한 스즈키 우메타로 박사는 이런 말을 남겼다.

'영양은 적당한 음식을 적당하게 먹고 적당한 건강 상태를 유지함을 말한다. 그러기 위해서 먹는 음식을 영양소라 한다.'

참으로 명언이 아닐 수 없다.

최근의 건강식품 붐을 반영하여 무턱대고 영양제나 비타민제를 믿고 지나치게 영양에 신경을 쓰는 사람들은 이 스즈키 박사의 말을 잘 음미해 볼 필요가 있다. 건강에 대한 불안에 쫓겨 저것은 나쁘고 이것은 안 된다고 신경과민이 될 필요는 없다. 요는 균형이다.

균형 감각은 영양에서만 요구되는 덕목이 아니다. 언제 어떻게 먹는가 하는 식사 습관 면에서도 균형 감각이 필요하다. 그래서 마지막으로 직장인에게 바람직한 식사 습관에 대하여 설명하기로 한다.

가. 잠들기 직전에는 식사하지 않는다

직장을 다니다 보면 잔업이 따르게 마련이고 아무리 저녁식사를 했다 하더라도 밤이 늦어지면 배가 고프다. 일이 심야에 걸쳐 계속되거나 철야 작업에 가까워지면 더욱 그렇다. 일이 일단락될 때나 늦게 귀가했을 때는 아무래도 무엇을 먹고 싶어진다. 그러나 이것은 권할 수 없다. 만약 뭔가를 먹는다면 소화가 잘 되는 가벼운 것, 즉, 비스켓이나 국수 같은 것을 먹으면 좋다. 공복감은 소량의 식사라도 어느 정도 해소될 수 있다. 자기 직전에는 배부르게 먹어서는 안된다.

나. 식사는 즐겁게

당연하게 들리겠지만 의외로 잘 실행되지 않는다. 가족과 함께 하는 식사와 즐거운 분위기는 무엇과도 바꿀 수 없는 소중한 것이다. 물론 식욕이나 소화 흡수에도 큰 영향을 미친다. 가족이 단란하게 식사를 하는 기회가 적은 사람은 모처럼 가족과 함께 식사할 때는 즐거운 분위기를 조성하는 것을 명심해 주기 바란다. 이것이

아버지의 역할이다.

그런 뜻에서도 신문이나 TV를 보면서 먹는 '…하면서 식사'는 좋지 않다. 이러한 식습관은 비만으로 이어질 뿐만 아니라 식사 분위기를 깨고 가족에게 불쾌감을 주기 때문이다.

다. 식사는 될 수 있는 대로 천천히

이것은 직장인에게는 가장 실행하기 어려운 항목인지 모른다. 많은 사람에게는 아침식사를 천천히 할 시간이 없다. 점심때도 마찬가지로 모처럼의 자유 시간을 식사에만 할애할 수는 없는 법이다.

그렇다 하더라도 적어도 5분이나 10분, 천천히 식사하는 식습관을 길러야 한다. 그리고 식후 휴식을 가지는 것이 좋다. 식후 즉시 몸을 움직이거나 머리를 쓰는 일은 소화에 매우 나쁘기 때문이다.

또 집에서 저녁을 먹은 후 오른쪽 배를 아래로 하여 드러눕는 것을 권하고 싶다. 밥 먹고 곧장 누우면 소가 된다는 옛말은 사실 좀 지나치다. 식후 휴식은 건강에 매우 좋다.

5. 11시 전에 자는 사람은 약 11%

1) 대부분의 직장인은 12시 전후에 잔다

예전에 비하면 세상 전체가 밤늦게 자는 경향이 농후해졌다. 직종에 따라 약간의 차이가 있겠으나 잔업을 하여 녹초가 되어 간신히 집에 돌아와 씻고 식사하고 한숨 돌리면 벌써 11시가 넘는다. 이런 생활을 되풀이하고 있는 직장인이 결코 적지 않다는 것이다.

잠들기까지의 한때는 무엇보다 귀중한 자유 시간인만큼 곧 취침하기가 아까울 것이다. 그렇다고 밤늦게 잤다고 해서 늦잠이 허용되는 것은 아니다. 대부분의 사람들이 아침 7시 전에 일어나 출근 준비를 해야 한다.

　예전에는 출근 시간이 1시간 넘게 걸리면 멀다고 생각되었으나 요즘은 2시간 가까운 장거리 출·퇴근에 견디면서 회사와 집 사이를 왕복하는 사람들이 꽤 많다.

　1986년도 일본의 톱 세일즈맨의 평균 수면 시간은 6시간 36분이라고 한다. 아침 6시 48분 기상, 평균 밤 11시 54분에 취침한다는 조사 결과가 나와 있다.

　우리나라의 경우, 각 연대별 취침 시간은 표에 나타난 바와 같다. 젊은 세대일수록 밤늦게 자는 경향임을 알 수 있으나 여기서는 30대에 한해서만 데이터를 읽어 보자.

● 나이별 취침 시간대

	10:00 이전	10:00~ 10:30	10:30~ 11:00	11:00~ 11:30	11:30~ 12:00	12:00~ 12:30	12:30~ 1:00	1:00~ 1:30	1:30~ 2:00	2:00 이후
평균	1.7	2.4	5.5	13.9	25.2	29.6	9.6	5.5	3.4	3.1
20대	0.9	2.7	0.9	12.7	20.9	35.5	9.1	7.3	7.3	2.7
30대	1.7	2.8	7.2	7.8	25.0	31.7	12.8	6.1	2.2	2.8
40대이상	2.4	1.6	7.1	23.8	29.4	21.4	5.6	3.2	1.6	4.0

(단위는 %)

　30대에서 가장 많은 취침시간대는 11시 30분에서 12시, 약 40%의 사람들이 밤 12시에 잠자리에 드는 셈이다. 11시에서 11시 30분에 약 24%, 12시 이후 21%로 이어져 있다. 11시에서 12시 시간대에 취침하는 사람은 합쳐서 약 80%다.

　건강을 위해서는 더 일찍 자야 할지 모르나 실제로 11시 전에 자는 사람은 약 11%란 숫자로 멈추고 있다. 또 반대로 12시 30분을 넘어서 자는 사람은 10명에 1명 꼴로 의외로 소수이다. 이것이 일반적인 30대 비즈니스맨의(밤의) 생활 패턴이다.

6. 적당한 수면 시간

1) 8시간 수면은 필요한가?

4시간 자면 충분하다고 어느 대뇌 생리학자가 제창한 지도 오래다. 또 영국의 수면 연구가인 레이 메디스 박사도 불면으로 고생하는 사람들에게 다음과 같이 말했다.

'인간에게 정말 필요한 수면 시간은 4시간이고 그 이상 자는 것이 사치라는 것을 알게 되면 수면에 관한 많은 고민이 단번에 해결될 것이다.'

학자가 연구에 연구를 거듭해 얻어낸 결론이기 때문에 틀림없을 것이다. 분명히 우리들 일상의 체험에서 생각해 보아도 정신이 긴장상태에 있을 때는 수면 시간을 얼마든지 줄일 수 있을 것처럼 느껴진다. 일에 쫓길 때라면 연일 철야에 가까운 잔업을 해도 아무튼 몸이 따라가 주는 법이다.

그러나 사실 365일, 4시간 수면으로는 무엇보다 몸이 지탱할 수 없다. 하루가 다르게 몸이 축난다고 느끼는 30대, 40대는 특히 그렇다.

그러면 인간에게는 최저 어느 정도의 수면이 필요할까. 도쿄 직장인들의 연 1,003회의 수면에 대한 조사 결과에 의하면 7시간 이상은 아무리 오래 자도 그만큼 기분이 상쾌해지는 것은 아니라는 뜻이다. 그렇기는커녕 수면 시간이 지나치면(12시간을 넘을 때) 오히려 기분이 나빴다는 보고가 있을 정도이다.

반대로 수면 시간이 7시간 미달이면 '기분이 나쁘다'고 느끼는 사람이 급증하고 있다. 4시간 미만의 수면에서 약 80%, 4~5시간에서는 약 70%, 5~6시간에서는 약 60%, 6~7시간에서는 약 반수의 사람들이 '일어날 때 기분이 좋지 않다'고 응답했다는 조사 결과도 있는 만큼, 아마도 인간에게는 최저 7시간의 수면은 필요하다고 결론지을 수 있다.

2) 12시 지나서 자면

그렇다고 7시간 자면 만사해결이라는 뜻은 아니다. 중요한 것은 취침 시간보다 얼마나 잘 잤느냐 하는 점이다. '수면량=수면의 깊이×수면 시간'이란 공식이 있을 정도이다.

그 기본이 되는 수면의 깊이는 꿈과의 관계를 숫자로 나타낸 것으로서 ①밤마다 꿈을 꾸며 그 내용을 기억하고 있다.(2~3점) ②취침하면 곧 잠들며 꿈을 꾸지만 잊어버린다.(8점) ③눕기가 바쁘게 잠들고 꿈에 관한 자각도 없이 새벽에 일어난다(9점)는 식으로, 숙면일수록 숫자가 높아진다. 그러니까 숙면형인 ②, ③인 사람이 8시간 잔다면 그 수면량은 64~72점이 된다.

그런데 이상적인 수면량의 지수는 40~50점이라고 한다. 이상적인 수면 시간은 수면이 얕은 사람일수록 길어지고, 수면이 깊은 사람은 시간이 짧아도 좋은 셈이다. 이 지수로 보면, 숙면 타입의 8시간 수면은 2시간쯤 불필요해진다. 수면 시간의 적정량에는 개인차가 있어서 여러 가지다. 그러니까 종래의 '8시간 수면이 좋다'는 것도 평균적인 숫자에 불과하다.

중요한 것은 수면량보다도 오히려 잠드는 시간이다. 밤 늦게 자는 것이 몸에 좋지 않다는 사실은 의학적으로 뒷받침된다.

밤에 잘 때 호흡 · 소화 · 순환 등을 지배하는 부교감신경이 우위로 작동하나 이 부교감신경이 가장 활발하게 작용하는 것은 오후 10시에서 오전 2시까지로 한정되어 있다.

당연한 일이지만 인간의 생체 기능에는 리듬이 있기 때문에 이 시간대에는 잠자리에 드는 것이 바람직하다. 매일 밤 늦게 잠이 들면 이 자연의 리듬에 부조가 생긴다. 밤 12시가 지나서 자면 비록 8시간을 자도 그 수면량은 100에 미치지 못한다. 충분한 수면이란 장시간 자는 것이 아니라 자연의 리듬에 맞추어 자는 것이다.

3) 늘어나는 불면증

현대는 스트레스 시대라고 한다. 한가로이 자기 시간을 가질 수 없고 항상 무엇인가에 쫓기고 있는 듯한 기분이며 마음을 놓을 수가 없다. 잠자리에 들어 편안히 쉬려고 해도 머릿속은 '직무의 연장'이다.

잠이 잘 안 온다는 사람이 의외로 많은데 전하는 바에 의하면 미국에서는 3명 중 1명, 영국에서는 4명 중 1명, 독일이나 프랑스는 5명 중 1명이 불면에 시달린다고 한다. 명확한 통계는 없으나 우리나라 사람의 상당수 역시 불면으로 고생하고 있을 것이다.

이리저리 몸을 뒤척이며 밤을 꼬박 지새우는 불면에는 크게 나누어 세 가지 타입이 있다.

하나는 잠자리에 들어도 좀처럼 잠이 안 오는 타입이다. 의사에게 불면을 호소하는 사람의 절반 이상은 이 타입이라고 한다.

또 하나는 하룻밤에도 몇 번이나 잠이 깨는 타입이다. 보통 사람도 한두 번 잠이 깨지만 불면증에 걸린 사람은 5번 이상 깬다. 게다가 한 번 눈뜨면 다시 잠들 때까지 30분은 걸린다.

세번째는 일어나야 할 시간보다 2시간 이상 일찍 눈을 떠서 늦잠 잘까 두려워 그대로 아침까지 지새우는 형이다.

4) 원인에 의한 불면증

불면증을 그 원인별로 분류해 보자.

일반적으로 많은 것은 신경증에 의한 불면증이라고 한다. 그러나 최근 늘어나는 것은 시차에 의한 불면증인 것 같다. 또 우울증에 의한 불면증도 많은데 어느 것이나 현대 특유의 병이라 할 수 있다.

불면은 신체의 병이 아니라 마음의 병이라고 흔히 말한다. 신경증 때문에 잠을 잘 못 자는 사람은 일반적으로 욕구 수준이 높고 신경질적인 성격의 소유자인 경우가 많다. 의사의 진단에 의하면 제대로 잘 자고 있는데도 '나는 잠을 못 잔다'고 생각하는 사람도 이 타입에 많다고 한다.

이런 형의 치료법으로는 정신적인 불안이나 긴장감을 제거하는 심리요법이 가장 유효하다. 불면이라고 생각해도 초조해 하지 말고 사실 그대로 받아들여 스스로 마음을 강하게 다지는 것이다.

시차 때문에 일어나는 불면증은 국제선의 승무원에 많다. 사람에 따라 개인차가 있지만 이런 타입은 수면과 각성의 리듬이 무너지기 쉽다. 생활 리듬을 바꾸는 것이 최선이지만 직업상 쉽지 않은 것이 괴로운 점이다. 역시 자기 관리에 의하여 정신적으로 강해지는 것이 중요하다.

신경증에 의한 불면증과 흡사한 것이 우울증에 의한 불면증이다. 우울증에 걸리면 60~80%의 사람들이 불면증을 호소하는데 불면뿐만 아니라 우울함과 권태감에도 시달린다. 이렇게 되면 단지 불면증에 대처하는 방법만으로는 불면이 해결되지 않는다. 정신적 다른 증상을 수반한다면 역시 정신과 의사의 진찰을 받는 것이 최선이다.

5) 수면제를 사용한다면

불면을 없애려면 수면제를 먹는 것이 빠르다고 생각하는 사람이 일반적으로 많으며, 불면증이란 말을 들으면 자세히 이야기도 듣지 않고 수면제를 쑥 내놓는 의사나 약사조차 있다.

이것은 심각하게 생각해야 할 문제이다. 수면제를 쓰면 날이 갈수록 차차 양이 늘어나고 결국 상용하지 않으면 안되게 된다. 수면제는 중추신경 계통이나 대뇌 기능 그 자체를 저하시켜서 수면을 촉진시키기는 하지만 이런 약을 상용하는 것이 몸에 좋을 리가 없다.

수면제에는 잠이 잘 오지 않을 때 쓰는 취면제(就眠劑), 잠이 얕을 때 쓰는 숙면제(熟眠劑), 깊은 수면을 지속시키는 지속성 숙면제가 있다. 그러나 이상적인 수면제는 아직 없으며 부작용이 발견되는 수도 있으니 반드시 의사의 지시에 따라야 한다.

그 어느 것이나 약을 상용하는 것은 바람직하지 않으며 수면제를 먹고 구역질이 나거나 두통. 현기증. 피부 발진 따위의 증상이 일어나면 주의해야 한다. 수면제에 대하여 극도로 나쁘게 생각할 필요는 없지만 의사의 조언을 받는 것이 중요하다.

7. 숙면을 위한 여덟 가지 방안

1) 잠을 오게 하는 여러 가지 방법

이것저것 생각하여 좀처럼 잠을 이룰 수 없는 밤은 괴롭다. 양떼의 수효를 센다든지 어려운 책을 읽으면 잠이 온다는 말은 아마도 많이 들었으리라. 사람마다 나름대로의 잠자기 위한 묘안이 있겠지만 그것보다 정평 있고 이치에 맞는 숙면법을 몇 가지 소개한다.

가. 날마다 적절한 운동을 계속한다

가벼운 피로는 편안한 잠을 오게 한다. 아무리 바쁘게 일하고 있어도 쓰고 있는 것은 머리뿐. 육체적으로는 운동 부족인 직장인이 의외로 많다. 정신을 편안하게 하기 위해서도 적절한 운동이 필요하다.

출·퇴근 때 버스를 이용한다면 한 정거장 더 가서 내려 빠른 걸음으로 돌아온다든가 엘리베이터를 타지 않고 계단을 올라간다든가 하는 정도의 운동도 좋다. 또 책상 업무를 할 때 1. 2분 정도만이라도 손을 멈추고 가벼운 운동을 하는 것이 중요하다. 성관계도 괜찮은 방법이다.

단. 운동이라 해도 밤중에 조깅하는 것은 피하는 것이 좋다. 취침 전의 지나친 운동은 몸을 흥분시키는 역효과를 낳기 때문이다.

나. 미지근한 목욕물에 느긋하게 잠긴다

뜨거운 목욕물은 육체 피로를 없애는 데는 좋으나 동시에 심신을 자극하여 교감신경 계통의 작용을 강화한다. 졸음을 쫓아버리기 때문에 숙면을 위해서는 뜨거운 물보다 미지근한 물이 좋다. 미지근한 물이 피부에 부드럽고 정신적 긴장을 더욱 잘 풀어 준다.

다. 자기 전에는 커피나 녹차는 피한다

취침 전에 커피를 마시면 카페인 때문에 신경이 홍분되어 잠을 이룰 수가 없다. 녹차 역시 마찬가지다. 특히 좋은 차일수록 카페인이 많이 포함되어 있다. 그래도 무언가 마시고 싶으면 보리차를 마시는 것이 좋다.

라. 술을 약간 마신다

약간의 술은 편안한 잠을 보장한다. 단, 과음은 좋지 않으므로 취침 30분에서 1시간 전에 약간 마시는 것이 좋다. 소량의 위스키나 브랜디 같은 것이 좋다. 반주는 숙면에 도움을 주지 않는다. 반주를 해도 잠잘 무렵에는 술이 깨어 버리기 때문이다. 물을 많이 탄 술, 맥주는 가능하면 피하는 것이 좋다. 모처럼 잠들어도 수분이 많아서 밤중에 화장실을 가게 된다. 한번 눈뜨면 좀처럼 잠이 안 오게 된다.

마. 자극이 강한 책은 읽지 않도록

잠이 오지 않을 때 독서하는 사람이 많은데 너무 재미있기나 자극이 강한 책은 숙면을 방해한다. 빨리 잠들려면 전문서나 사전 같은 것, 될 수 있는 한 두껍고 글씨가 작은 책이 효과적이다.

바. 과식이나 배고픔도 숙면의 적이다

잠자기 직전에 과식하는 것은 절대 피해야 한다. 또 배고픔도 편안한 잠을 방해하므로 빈 속으로 빨리 잠들려면 따뜻한 우유를 마시는 것이 좋다. 우유는 위에 부담을 주지 않고 칼슘 성분이 신경을 안정시켜 준다.

사. 취침 전 자기 나름의 취침 의식을 행한다

일상 생활 가운데 걱정거리나 짜증스러움은 숙면을 방해한다. 바꾸어 말하면 그런 것을 해소하는 것이 숙면으로 연결된다는 뜻이다. 예컨대 문단속을 확인한다. 가스 스위치를 점검한다. 자명종을 준비한다. 조용한 음악을 듣는다든가 하여 취침 전에 자기 나름의 의식을 습관화해 두는 것도 불면 해소에 도움이 된다.

아. 뒤통수를 마사지한다

뒤통수에서 목줄기로, 그리고 어깨에 걸쳐서 엄지손가락으로 압박한다. 혈행이 좋아지고 신경이 홀가분해진다.

제27장

약이 되는 식품

대부분의 사람들은 건강한 몸으로 자기의 생을 즐겁게 살기를 원한다. 그 비결을 찾기 위해 사람들은 오랜 역사를 두고 많은 노력을 해왔고 그 경험이 쌓인 것이 구전되어 우리가 대하고 있는 식품들이 질병을 예방하고 건강·강장식품으로서 사용되고 있다.

다음에 제시되는 식품들은 우리가 일상 섭취하고 있는 식품으로서 각 식품의 유효 성분, 효력 있는 병, 이용법에 관한 것이다.

식 품	효 능	유효성분	효력 있는 병	이용법	주 의
팥	영양보혈	비타민 B, 비타민A, 철	각기, 빈혈, 냉증, 신장병, 당뇨병, 두병, 허약체질	팥밥	흰설탕을 넣지 말고 흑설탕이나 봉밀을 넣을 것
순 무	미용, 혈관 정화	비타민C, 팩틴	주근깨, 동맥경화증	갈아서 생식	—
호 박	췌장기능 조정 영양	카로틴, 철, 칼슘, 비타민B₁, 비타민B₂	당뇨병, 기생충, 불면증인후질단독, 신장병, 간장병, 천식	끓여 먹는다.	동짓날에 먹으면 중풍이 예방된다는 말이 전해짐
양배추	항궤양, 지혈, 이뇨, 해독, 항균, 영양, 소화	비타민A(카로틴)B₁, B₂, C, E, K, 칼슘, 철, 아미노산, 소화효소	위궤양, 십이지장궤양, 결핵, 고혈압, 동상, 간경변, 당뇨병, 담석, 저혈압, 허약체질, 냉증, 노이로제	생것으로, 청즙으로 또는 김치로 담근다.	끓이면 비타민C는 소멸, 다른 비타민도 감소, 효소는 전부소실
오 이	이뇨	비타민B, C, 카로틴, 칼륨, 나트륨, 칼슘	각기, 고혈압, 저혈압, 신장병, 류머티스	생식, 김치	비타민C를 파괴하는 효소를 함유하고 있으므로 비타민C를 함유한 식품을 같이 넣으면 손실
검정깨	발모, 강장, 강정	지방, 단백질, 칼슘, 철, 비타민B₁, B₂, E 요드	빈혈, 허약체질, 백발, 탈모, 결핵, 위궤양, 신장병, 심장병, 두통, 간장병, 불감증, 당뇨병, 노이로제	뿌려 먹는다.	검정깨를 매일 현미밥에 뿌려 먹으면 효과가 증가한다.

식 품	효 능	유효성분	효력 있는 병	이용법	주 의
검정콩	보혈.강장.강정	비타민B₁.B₂.단백질.철	빈혈.당뇨병.심장병.신장병.고혈압.위궤양.음위.불감증.유즙분비.천식.식욕부진	끓인다.밥짓는다.	검정콩에 다시마를 넣어 끓인 것을 반찬으로 하면 효과가 좋다.
우 엉	배변	섬유	변비.맹장염.신장병.천식.류머티스.고혈압	끓인다.	껍질을 벗기지 말고 액을 짜서 작은 잔으로 1/3 정도를 맹장염의 발병 후 즉시 마실것
고구마	배설	전분.칼륨.섬유.카로틴.인.비타민C	변비	굽거나 튀기거나 찐다.	비타민C는 찌거나 구워도 그렇게 감소하지는 않는다.
토 란	배설.하열.진통	전분.단백질.지방.비타민A.B.C.철.칼슘.소화효소	변비.천식(외용)관절염.이하선염.늑막염.복막염.편도선염.타신골좌(관절을 삠).류머티스.맹장염 초기	찌거나 끓이거나 튀긴다.갈아서는 외용	
표고버섯	해열.제암.강정	에르고스테린(비타민D의 모체)구루타민산.비타민B₁.B₂.인.철.칼륨	발열.고혈압.심장병.암의 예방.미용	끓인다.끓여 액을 마신다.	
감 자	항궤양.산혈중화	전분.비타민C.칼륨.인.철.칼슘	위궤양.십이지장궤양.설사.고혈압.알레르기.체질.유아의 소화불량.천식.신장병.화상	생즙.수프.찐다.삶는다.굽는다.갈아서 외용	

식 품	효 능	유효성분	효력 있는 병	이용법	주 의
겨 자	식욕부진. 살균. 이뇨. 防腐	유화청부칠(辛味). 비타민 B1. B2. C. 니코틴산	생선의 중독예방		
파 래	항궤양. 해독	비타민A. B2. 니코틴산. 칼슘. 인. 철	위궤양. 십이지장궤양. 간장병	굽거나 말린다.	미네랄은 흡수가 좋아 약 80%에 이른다.
다시마	홀몬분비촉진. 건뇌. 강장회춘. 해독. 制癌	요드. 칼슘. 비타민B1. B2. B6. A. 니코틴산. 글루타민산. 칼륨	악성빈혈. 결핵. 신경성류머티스. 심장병. 간장병. 허약체질. 백발. 동맥경화. 고혈압. 변비	국	상식하면 혈액이 약알칼리가 되고 혈압. 당뇨병 등 성인병을 예방한다.
김	식욕부진. 항궤양. 해독	비타민A. B1. B2. C. K. 칼슘. 철. 인	위궤양. 십이지장궤양. 간장병. 고혈압. 허약체질. 식욕부진	구워서 또는 말려서 먹는다.	
톳	혈액정화. 양모회춘	칼슘. 요드. 칼륨. 나트륨. 마그네슘. 인. 단백질	빈혈. 고혈압. 결핵. 동맥경화. 심장병. 신장병. 당뇨병	기름에 튀기거나 무친다.	
미 역	혈액정화. 미용회춘. 강장	요드. 칼슘. 나트륨. 인. 철. 비타민B1. B2. A. 니코틴산	빈혈. 결핵. 심장병. 동맥경화. 고혈압. 당뇨병. 심장병. 변비. 백발	초무침. 국	혈액의 산성화를 방지하므로 상식하면 고혈압. 당뇨병이 예방된다.
딸 기	미용	비타민C. 구연산. 철. 동	여드름. 주근깨. 류머티스	생식	
무화과	노폐물 제거. 미용	포도당. 과당. 피신(단백질 분해효소)	변비	생식	변비에는 매일 2~3개씩 먹으면 좋다.
감	배설	비타민C. K. B1. B2. A. 칼륨. 철. 동	신장병. 복수	생식	과식하면 배가 차서 설사한다. 류머티스. 신경통. 부인병

식 품	효 능	유효성분	효력 있는 병	이용법	주 의
토마토	영양. 소화. 보혈. 강장	비타민A. 비타민B1. 나이아신. B6. C. 루틴. 구루타민산. 아미노산. 구연산. 사과산. 철. 효소	결핵. 냉증. 빈혈. 허약체질. 각기. 위약. 간장병. 고혈압	생식. 주스	생토마토액은 유아의 소화불량증에 좋다.
가 지	다식은 건강에 해가 된다.	영양분이 부족	(천식. 냉증. 부인병. 인후카타르. 허약체질은 다식금물) 결핵. 빈혈. 천식	삶는다.	꽃받침은 약효가 있다. 끓인 즙은 맹장염. 버섯 생선 중독. 구중. 혀의 염증에 효과가 있다.
부 추	위액분비 촉진. 혈액소화. 장상보온	비타민A. B1. B2. C. 아리신 (냄새나는 물질)	허약체질. 위약. 간장병. 냉증. 야맹증. 환염. 십이지장충	갈아서 생식. 기름에 튀긴다.	
당 근	강장. 장정. 피로회복	비타민A. B1. B2. C. E. K. 아미노산	허약체질. 빈혈. 변비. 심장병. 고혈압. 간장병. 당뇨병. 결핵. 천식. 류머티스. 저혈압		
당근잎	영양. 강장. 미용. 혈행	비타민C. 칼슘. 비타민A. B1. B2. E. K	허약체질. 빈혈. 변비. 심장병	청즙	
마 늘	강장. 강정. 살균. 항균	비타민B1. C. 아라신(B1의 효과를 높인다) 겔마늄	위경련. 토혈. 카리에스. 감기. 냉증. 불면증. 결핵. 천식. 허약체질. 식욕부진. 회충. 암	간즙. 생식. 외용	갈아서 종이에 펴 관절에 붙이면 류머티스에 좋다.
연뿌리	강장. 기침을 없게 한다.	단백질. 비타민B1. B2. 니코틴산	심장병. 폐결핵. 천식. 게중독. 두통. 고혈압. 저혈압. 류머티스. 야뇨증. 불면증. 동맥경화. 신경통. 신장병		매일 3粒을 한정해서 계속 먹으면 선병질적인 허약체질을 개선할 수 있다.

식 품	효 능	유효성분	효력 있는 병	이용법	주 의
생 강	發汁		감기. 기침. 발열. 설사. 신경통. 위장카타르. 탈모. 견통. 동상. 손발이 틈	갈아서 복용. 또는 외용	
샐러리	건위. 강장. 진정. 보혈. 신진대사 촉진. 강정	비타민B1. B2. 메티오닌. 나트륨	류머티스. 월경불순. 불감증. 빈혈. 결핵. 천식. 두통. 당뇨병. 불면증. 고혈압. 노이로제	생식	하스타민이 들어 있으므로 알레르기 체질에게는 좋지 않다.
무	식욕증진. 위건 분비 촉진	비타민C. 디아스타제. 아밀라제. 에스테리제 (소화효소). 유청화아닐칼슘	위산결핍증. 담석증. 요독증. 구토. 고혈압. 저혈압. 동맥경화증. 천식. 냉증	외용(갈아서)	간즙을 화상. 견통타신. 습진. 치통에 양효
무잎	영양. 강장. 보혈	비타민A. B1. B2. C. K. 칼슘. 철. 아미노산	허약체질. 빈혈	김치	마른잎을 목욕탕에 넣으면 몸이 따스해지고 냉증. 신경통에 유효
콩	영양. 강장. 보온	단백질. 지방. 비타민A. B1. B2. 니코틴산. 인. 칼슘. 철	결핵. 허약체질. 냉증. 간장병. 관절염. 노이로제	삶거나 콩밥	
양 파	강정. 진정. 소화액분비촉진. 항알레르기. 설사 중지	유화아릴(자극성 냄새) 비타민A. B1. B2. C. 칼슘. 인	불면증. 알레르기 체질. 노이로제. 결핵. 천식. 류머티스. 담석. 기관지염. 당뇨병	갈거나 기름에 튀기거나 생식	갈든가 썰어서 1회에 반회. 1일 2회 먹으면 위장을 강화하고 노이로제. 불면증에 효과
상 추	보혈	비타민C	빈혈. 당뇨병. 불면증	생식	
고 추	보온. 혈행 촉진	비타민A. C	냉증(습포). 늑막염. 복막염		
옥수수	이뇨	비타민A. E (황색부분)	신장. 각기. 수종	찌거나 굽는다	

제28장

오장육부의 증상을 보고
조기 진단하는 방법

제28장 오장육부의 증상을 보고 조기 진단하는 방법

1. 오장의 기가 발병할 때 일으키는 증상

① 간에 발병하면 잘 지껄인다.
② 심장에 발병하면 트림이 난다.
③ 비장(지라)에 발병하면 가슴앓이가 생긴다.
④ 폐에 발병하면 기침이 난다.
⑤ 신(콩팥)에 발병하면 하품이 난다.

2. 육부의 기가 발병할 때 잘 일으키는 증상

① 담(쓸개)에 발병하면 성을 잘 낸다.
② 위에 발병하면 딸꾹질이 난다.
③ 대장·소장에 발병하면 설사를 한다.
④ 방광의 괄약이 안 되면 오줌을 싸게 된다.
⑤ 하초의 기능이 나쁘면 부종이 생긴다.

3. 오장의 정기가 어느 한 곳에 집중하게 되면 병적인 정신상태가 된다

① 간에 모이면 근심하기 쉽다.
② 심장에 모이면 기뻐하기 쉽다.
③ 비장(지라)에 모이면 두려워하기 쉽다.
④ 폐에 모이면 슬퍼하기 쉽다.
⑤ 신(콩팥)에 모이면 무서워하기 쉽다.

4. 오미의 식품은 친화성을 가지고 장에 주입되는 부분이 정해져 있다

① 신맛은 간과 근육으로 가기 때문에 간의 질환일 경우에는 신맛을 제한해야 한다. (다식하면 소변불통이 되기 쉬우니 적절하게 먹는다.)
② 쓴맛은 심장과 피로 가기 때문에 심장의 질환일 경우에는 쓴맛을 제한해야 한다. (다식하면 구역질)
③ 단맛은 비장과 피부로 가기 때문에 비장(지라)의 질환일 경우 단맛을 제한해야 한다. (너무 다식하면 심장부에 번민이 생긴다.)
④ 매운맛은 폐와 기로 가기 때문에 폐의 질환일 경우 매운맛을 제한해야 한다. (너무 다식하면 심장부에 공허감이 생긴다.)
⑤ 짠맛은 신장과 뼈로 가기 때문에 신장(콩팥)의 질환일 경우 짠맛을 제한해야 한다. (너무 많이 다식하면 입과 목이 마른다.)
⑥ 산뜻한 맛은 위로 들어가기 때문에 위질환은 식사할 때 산뜻한 맛과 물을 제한해야 한다.

* 황제내경을 보면 음식물을 다섯 가지로 구분하여 오맛으로 분류

분류＼맛	신맛	쓴맛	단맛	매운맛	짠맛
오곡류	참깨	보리	쌀	기장	콩
과일류	자 두	살 구	대 추	복숭아	밤
가축류	개	양	소	닭	돼 지
나물류	부 추	톳나물	아 욱	파	콩 잎
색으로 구분한음식	청 색	적 색	황 색	백 색	흑 색

5. 장부의 발병시 오행의 법칙에 따라 먹으면 좋은 것

① 간병일 때는 참깨·자두·부추와 같은 신맛을 먹어야 한다.

② 심장병일 때는 보리·양·살구·톳나물과 같은 쓴맛의 음식을 먹어야 한다.

③ 비(지라)병일 때는 쌀·소·대추·아욱과 같은 단맛의 음식을 먹어야 한다.

④ 폐병일 때는 기장·닭·복숭아·파와 같은 매운맛의 음식을 먹어야 한다.

신장병일 때는 콩·돼지·밤·콩잎과 같은 짠맛의 음식을 먹어야 한다.

6. 발병시에 음식물에 주의해야 할 것은

① 간병에는 매운맛

② 심병에는 짠맛
③ **비병에는 쓴맛**
④ 폐병에는 신맛
⑤ 신병에는 단맛을 피해야 하는데, 이것을 오금(五禁)이라 한다.

7. 계절에 따라 주의해야 할 사항

① 봄철에는 간(肝)의 기(氣)가 성하므로 신맛의 것을 과도하게 섭취하여 간을 다시 보하는 일을 삼가하고, 힘써 단맛의 쌀·소·대추·아욱을 취하여 강해질 우려가 있는 비기를 보해야 한다.

② 여름철은 심기가 성하므로 쓴맛의 것을 과도하게 섭취하여 심을 과도로 보하는 일을 삼가하고 힘써 신맛의 참깨·개·자두·부추를 취하여 부족하기 쉬운 간기를 보해야 한다.

③ 긴 여름에는 비의 기가 성하므로 단맛의 것을 과도하게 섭취하여 비를 과도로 보하는 일을 삼가하고 힘써 짠맛의 콩·돼지·밤·콩잎을 취하여 비에 질 우려가 있는 신기를 보해야 한다.

④ 가을철에는 폐의 기가 성하므로 매운맛을 과도하게 섭취하여 폐를 과다시 보하는 일을 삼가하고 힘써 쓴맛의 보리·양·살구·나물을 취하여 보해 주면 폐가 너무 실해지는 것을 견제하여 평형을 유지하게 된다.

⑤ 겨울철은 신의 기가 성하므로 짠맛의 것을 과도하게 섭취하여 신을 과다시 보하는 일을 삼가하고 힘써 매운맛의 기장·닭·복숭아·파를 취하여 폐기를 보호해 주어야 건강하게 된다.

8. 싫은 것이 오장에 충당되면 분비물이 나온다.

① 간은 바람을 싫어하기 때문에 바람을 많이 쏘이면 눈물이 난다.
② 심장은 열을 싫어하기 때문에 열이 많은 곳에 있으면 땀이 난다.
③ 비장은 습기를 싫어하기 때문에 습기가 많으면 군침이 난다.
④ 폐는 찬 것을 싫어하기 때문에 폐가 차가우면 콧물이 난다.
⑤ 신장은 건조한 것을 싫어하기 때문에 신장이 건조하면 침이 나온다.

9. 과로할 때 손상되기 쉬운 부분

① 오래 걷게 되면 근육이 손상된다.
② 오래 보게 되면 피가 탁해진다.
③ 오래 앉아 있으면 살이 손상된다.
④ 오래 누워 있으면 뼈가 손상된다.

10. 눈을 관찰하여 조기 진단하는 방법

① 눈이 붉은 사람은 심장에 병이 있다.
② 눈이 흰 사람은 폐에 병이 있다.
③ 눈이 푸른 사람은 간에 병이 있다.
④ 눈이 노란 사람은 비장(지라)에 병이 있다.

⑤ 눈이 검은 사람은 신장(콩팥)에 병이 있는 증거다.
⑥ 눈이 황색을 띠고 있는 사람은 가슴에 병이 있다.

11. 음양오행의 설명

음양은 곧 상대적이다.

동양철학의 용어로서 모든 사물을 음양으로 표현하여 음은 소극적이고, 찬 것, 겨울, 가을, 비활동적인 것, 어둠, 밤, 오장, 혈, 내측, 음경, 수축되는 것 등을 표현한다.

양은 적극적이고, 더운 것, 여름, 봄, 활동적인 것, 밝은 것, 낮, 육부, 기, 외측 등을 말한다.

오행은 목(木), 화(火), 토(土), 금(金), 수(水)의 모든 사물을 오행에 배당시켜 상호협조 작용과 억제작용 두 가지의 작용이 있다.

협조 작용은 木生火, 火生土, 土生金, 金生水, 水生木으로 항상 상호협조 작용 관계이다.

억제 작용은 木克土, 土克水, 水克火, 火克金, 金克木으로 항상 상대방을 감시하고 억제하는 작용을 한다.

한방에서는 협조 작용을 상생(相生)이라 하고 억제 작용을 상극(相克)이라 한다.

이해하기 쉽게 자동차의 예를 들어 본다면, 액셀레더를 밟아 잘 달리기만 하면 목적지를 빨리 갈 수 있는 것은 아니다. 적절한 곳에서 브레이크를 밟아 적절한 속도를 유지시키는 것이 중요하듯이 우리의 몸도 음양의 속도를 100으로 정한다면 50대 50을 유지하는 것이 건강의 비결이라 할 수 있다.

12. 기(氣)를 측정하는 방법

　자연의 피조만물과 멀어질수록 병은 가까워지고, 자연의 피조만물과 가까워질수록 병에서 멀어진다.
　자연은 인간에게 음양의 기를 충족시킬 수 있도록 만들어 주셨다. 나의 기가 현재 어느 정도인가 기분에 따라 다르게 나타나지만 한쪽 손바닥을 펴서 만원권을 펴 손 위에 올려놓으면 양끝 부분이 위로 점점 올라가는 속도에 따라 기를 측정한다.
　기가 부족한 사람이나 너무 왕성한 사람 모두가 적절하게 자연과 더불어 관리를 하기란 상당한 노력이 필요하다.
　그러나 필자가 시험한 결과 음양의 조화가 잘 형성된 맥반석을 항상 몸에 지니고 있으면 많은 도움이 될 것이라고 본다.

13. 신경통이나 견비통을 치료하는 방법

　견비통(어깨통)이나 신경통은 음식 찌꺼기인 젖산이 쌓여 생기는데 신맛이 나는 과일이나 양조식초에 함유되어 있는 유기산을 많이 섭취하면 젖산이 연소되어 에너지로 바뀐다.
　그리고 근육관절통은 젖산 외에 요산과다로 생긴다. 요산은 바늘끝 같이 날카롭게 생겼기 때문에 통증을 유발하는 것이다. 요산은 성인 남자의 피 속에 3.4~0.8mg/dl, 성인 여성에겐 1.7~5.1mg/dl 정도 들어 있는데 류머티즘 환자나 통풍(요산성 관절염) 환자의 경우엔 요산치가 매우 높다.
　이상의 병을 치료하려면 유기산이든 음식을 많이 섭취하거나 알로에를 복용하면 젖산이나 요산치가 현저히 떨어진다. 반대로 육류를 많이 먹거나 과대한 운동을 계속하면 요산치가 올라간다.

이런 환자들은 목욕을 날마다 땀이 흐를 정도로 하면 그 수치를 떨어뜨릴 수 있다. 지나친 운동을 하거나 과로했을 때 목욕을 하면 몸이 거뜬해지는 이유가 여기에 있다. 물론 필자가 늘 주장하는 대로 육식을 줄이고 몸에 맞는 음식으로 현미, 채소, 과일, 해조류 등 자연식을 겸하면 그 효능은 매우 높아진다.

● 참고문헌

1) 고달삼. ≪건강체질 만들기≫(태웅출판사. 1994)
2) 이명복. ≪체질을 알면 건강이 보인다 Ⅰ. Ⅱ≫(대광출판사. 1994)
3) 유태종. ≪음식궁합≫(도서출판 둥지. 1995)
4) 이진우. ≪성공하려면 건강을 잡아라≫(꿈이 있는 집. 1994)
5) 설영상. ≪사상체질 바르게 압시다≫(태웅출판사. 1994)
6) 박금실. ≪체질을 알면 건강이 보인다 Ⅲ≫(대광출판사. 1994)
7) 김종길. ≪마늘건강보감≫(도서출판 서로. 1994)
8) 홍원식. ≪황제내경소문편. 영추편 해석≫(고문사)

체질관리 건강비법

·

초판 인쇄 · 1996년 4월 15일
초판 발행 · 1996년 4월 20일
2쇄 · 1997년 6월 20일
3쇄 · 1998년 12월 20일

지은 이 · 조명묵
펴낸이 · 임종대/펴낸곳 · 미래문화사

등록 번호 · 제3-44호
등록 일자 · 1976년 10월 19일

주소 · 서울시 용산구 효창동 5-421 ⊕140-120
전화 · 715-4507, 713-6647
팩시밀리 · 713-4805
ⓒ1996, 미래문화사

값 15,000원

ISBN 89-7299-117-2 13510

· 잘못 만들어진 책은 바꾸어 드립니다.
· 저자와의 협의하에 인지는 생략합니다.